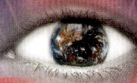

Rosina Sonnenschmidt

Die Sinnesorgane –
Wunderwerk der Kommunikation

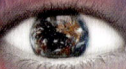

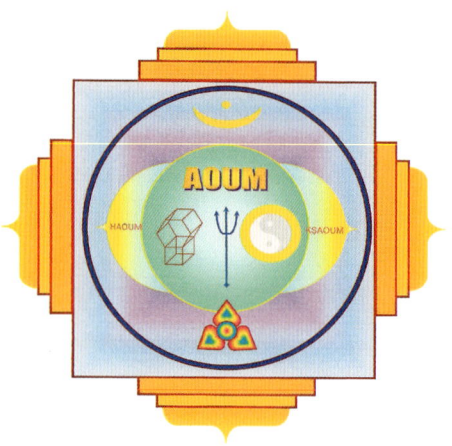

Rosina Sonnenschmidt

Die Sinnesorgane – Wunderwerk der Kommunikation

Nr. 10

Narayana-Verlag

Rosina Sonnenschmidt

Nr. 10 • Die Sinnesorgane – Wunderwerk
der Kommunikation

978-3-941706-10-1

1. Auflage 2011
2. Auflage 2011
3. Auflage 2020
4. Auflage 2022

© 2011 Narayana Verlag GmbH
Blumenplatz 2, 79400 Kandern,
Tel.: +49 7626 974970-0
E-Mail: info@narayana-verlag.de,
Homepage: www.narayana-verlag.de

Layout/Satz: www.apanoua.de, Christian Korn

Papier: Arctic The Volume White

INHALTSVERZEICHNIS

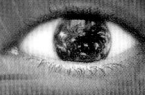

Diese Schriftenreihe ist der reinen Freude an der Heilkunst und der Begeisterung für die Weisheit des Organismus als Abbild von Naturgesetzen entsprungen. Folglich war für mich die „Physiologie des LEBENDIGEN Organismus" kein Lernfach, um Prüfungsfragen zu beantworten, sondern das großzügige Angebot der Natur, bei ihr in die Lehre zu gehen. Der menschliche Organismus ist ein schwingendes, klingendes, rhythmisch pulsierendes Ganzes; seine Synergien, Kreisläufe, Transformationsschwellen und Selbstheilungsprogramme sind überwältigend. Sie lösen in mir immer wieder Demut und freudige Bemühung aus, in der Therapie seinem Vorbild nahe zu kommen. Physiologie und Pathophysiologie sind für mich spirituelle Themen, denn sie lehren die Gesetzmäßigkeiten des Gesundseins, Krankwerdens und Heilwerdens. Da wir als Menschen in Raum und Zeit inkarniert sind, können wir krank werden und dank dem unerschöpflichen Heilungsangebot der Natur finden wir auch Wege, wieder heil und ganz zu werden, wobei wir uns allerdings auf allen Seinsebenen verändern. Denken, Fühlen und Handeln können in die Krankheit führen. Heilung bedeutet eine positive Veränderung im Denken, Fühlen und Handeln zum eigenen Wohl.

Im Laufe der Jahrzehnte, in denen ich mich mit den verschiedensten Richtungen der Heilkunde und Medizinsysteme befasste, wurde mir klar, wie wichtig das Verständnis von Zusammenhängen aufgrund einer Entsprechungslehre ist:

Wie draußen (große Natur), so drinnen (im Organismus)

Wir oben (kosmische Gesetze), so unten (irdische Naturgesetze)

Wir kennen diese Aussagen als die hermetischen Gesetze. Sie lassen sich leicht aufsagen, aber zur Anwendung fehlen uns die nötigen Bilder. Daher wandte ich mich der ausgereiften Entsprechungslehre der Chinesischen Medizin zu, weil sie die Organsysteme nicht versachlicht, sondern in ihnen physische, emotionale und mentale Ausdrucksformen erkennt und ihre innere Vernetzung beachtet. In jeder Zelle ist das übergeordnete Bewusstsein des Menschen lebendig, das sich in dem Maße entwickelt, wie der Mensch sich an den kosmischen und irdischen Ordnungsprinzipien orientiert oder auch nicht. Die einzelnen Organsysteme drücken einzelne Aspekte des Menschseins aus und diese können mal mit negativen Vorzeichen temporär bei einer Krankheit hervortreten. Aber sie beinhalten auch die Lösung, das heißt das Heilungspotenzial. Die Entsprechungslehre macht kreative Assoziationen möglich, wodurch man schnell begreift, worum es bei einer Krankheit geht. Um ein Beispiel zu nennen: Der Magen als Hohlorgan gehört zum Erdelement. Erde und Magen stehen für Urheimat, Mitte, Verbundenheit, Bindungsfähigkeit und Zufriedenheit, im Krankheitsfall für Unzufriedenheit, Frustration, Angeberei, Täuschung und Lüge. Zwei wesentliche Erkenntnisse können wir schon aus diesen wenigen Angaben ziehen, die in Asien seit Jahrtausenden ganz selbstverständlich durch die Entsprechungslehre eingeflossen sind:

1. Das Bewusstsein einer Krankheit manifestiert sich immer an dem passenden Organort nach dem Resonanzprinzip.
2. Die Manifestation einer Krankheit ist bereits die Lösung. Der Heilungsprozess zielt auf die positiven Potenziale des Organsystems.

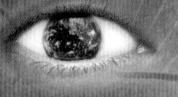

Um bei dem Beispiel zu bleiben: Der Magenkranke lernt in seinem Heilungsprozess wieder genau das, was ihm/ihr besonders am Herzen liegt und seine Lebensmaxime ausdrückt: wieder ganz bei sich in seiner Mitte zu sein, eine gute Erdung und das Gefühl von Zufriedenheit zu spüren.

Obgleich ich nicht mehr akupunktiere, sondern als Homöopathin arbeite, dient mir dennoch die Chinesische Entsprechungslehre als Basis für die Diagnose und für eine ganzheitliche Behandlung. Sie bietet etwas sehr Wesentliches neben allen Assoziationsmöglichkeiten: ein spirituelles Menschen- und Weltbild. Ein solches empfinde ich als wichtig, damit wir von Ganzheitlichkeit sprechen können. Erstaunlicherweise löst ausgerechnet das bei so genannten „genuinen" oder „klassischen" Homöopathen Widerstand aus. Im Laufe der Kulturgeschichte wurde immer im Nachhinein eine Epoche oder ein Schöpfungswerk als klassisch bezeichnet, wenn man die Entwicklung als abgeschlossen betrachtete und eine Weiterentwicklung befürchtete. So sprechen wir vom „Klassischen griechischen Altertum", vom „Klassischen Ballett" von „Klassischer Musik" oder von „Klassischer Homöopathie". Das Adjektiv „klassisch" will einen Zustand beschreiben. Da es aber in der Natur nur eine einzige Konstante gibt, nämlich ständige Bewegung und Entwicklung, betrachte ich die Bewegungseinschränkung durch den Zusatz „Klassisch" als krampfhaften Versuch, etwas sykotisch zu konservieren, was vollkommen gegen die Naturgesetze verstößt. Es ist bezeichnend, dass zu allen Zeiten die „Klassiker" versuchten, die schöpferische Kraft abzubremsen aus Angst, ihr mentales Konstrukt könnte zerfallen. Es ist ihnen, wie die Kulturgeschichte zeigt, noch nie gelungen. Daher benötige ich einen langen Atem um abwarten zu können, wann diese Tatsache auch in die Elfenbeintürme der „Klassischen" oder „Genuinen" oder „Reinen" Homöopathen dringt. Derweil wende ich mein Bewusstsein auf die reiche, kreative, naturgegebene Entwicklung im Energiefeld der ganzheitlich denkenden, fühlenden und handelnden Homöopathen. In der Homöopathie wie in allen genialen Errungenschaften des menschlichen Bewusstseins geht es einzig darum, den GEIST zu begreifen, der die Homöopathie wie alle Errungenschaften unserer Kultur hervorbrachte. Und der war nie klassisch!

Diese Schriftenreihe ist ein Versuch, aus dem Korsett des Konjunktivs, „was sein könnte, wenn….wäre" auszubrechen und zu schildern, was möglich ist. Denn ich habe den Inhalt der Bände nicht erdacht, sondern in der Praxis erlebt und die Art der Inhaltvermittlung in den Seminaren für Heilpraktiker und Ärzte verwirklicht. Dabei habe ich seit vielen Jahren eine weitere Beobachtung gemacht.

Es besteht unter den Therapeuten ein teils bewusstes, teils unterbewusstes Bedürfnis nach erweiterter Wahrnehmung.

Seit nunmehr 16 Jahren erleben wir einen großen Zuwachs an Therapeuten in unserer Medial- und Heilerschulung. Es ist beeindruckend, wie fortschreitend selbstverständlich die natürlichen Gaben der Hellsinne in der eigenen Arbeit umgesetzt werden. Die Therapeuten kommen schon mit einem Grundtalent der erweiterten Wahrnehmung, gelangen zur Sicherheit, dass es sich um natürliche Fähigkeiten handelt und dass diese ebenso geschult werden müssen, um abrufbar zu sein wie bei

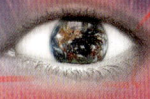

einem Künstler. Sie lernen, durch das äußere Erscheinungsbild eines Patienten hindurch auf die positiven Potenziale zu schauen. Das verändert gewaltig das Bewusstsein, denn wir sind ja daran gewöhnt, die pathologische Brille aufzusetzen und auf das zu schauen, was nicht ist, was nicht mehr geht und was jemand nicht hat. Es ist keine große Kunst, viele Fakten zu lernen, doch entsteht daraus auch eine Art Mangelbewusstsein, aus dem heraus heilend zu wirken schwierig ist. Die Therapie ist jedoch im Begriff, sich mehr und mehr zur Heilkunst zu entwickeln, weil immer mehr Kollegen und Kolleginnen zu folgenden Erkenntnissen kommen:

- Positive Potenziale sind die Quelle, aus der der Patient die Möglichkeiten der Selbstheilung schöpft.
- Durch die Wahrnehmung der Potenziale werden die Therapeuten deutlich mehr heilungs- und lösungsorientiert. Das wirkt auf sie selbst positiv zurück.
- Die Fähigkeit, durch das äußere Erscheinungsbild eines Kranken hindurch dessen positiven Potenziale wahrnehmen zu können, entwickelt einen Blick für die Ursache von Krankheiten und schärft die physischen Sinne, so dass sich ein ganzheitliches Denken, Fühlen und Handeln ganz von selbst einstellt.

Ich bin also durchaus nicht allein mit diesen Erfahrungen, die einhellig lehren: zuerst muss bei uns selbst als Therapeuten ein Bewusstseinswandel stattfinden, dann verhalten sich auch die Patienten anders. Wer ganzheitlich wahrnimmt, seine physischen und seine Hellsinne einsetzt, bewirkt auch mehr Heilung, erlebt auch den Wandel vom Aktionismus zum Geschehenlassen. Wer über die Patien-

ten klagt, die sich bedienen lassen, vom Konsumbewusstsein geprägt hohe Erwartungen an den Therapeuten stellen und dem Motto folgen „Symptom + Medikament = Symptom ex = Heilung" muss sich angesichts der geistigen Entwicklung in der Ganzheitsmedizin fragen, welches Resonanzfeld er oder sie dafür (noch) bereit hält.

Ein weiterer Grund, diese Schriftenreihe ins Leben zu rufen, ist rein pragmatischer Art. Ich fand es immer mühsam, die Forschungen und Erkenntnisse zur Beziehung Organ-Konflikt teils in der Chinesischen Medizin, teils in den verstreuten Publikationen der Neurobiologie zusammen zu suchen. Darum habe ich bewusst die Organsysteme einzeln besprochen und dadurch genügend Raum geschaffen für die ausführliche Darstellung, welche Konflikte sich an welchen Organsystemen manifestieren. Denn auch bei uns im Westen ist mittlerweile klar: Es ist nie Zufall, wo und wie sich chronische Krankheiten zeigen. Die Erfahrung lehrt, dass auch die Patienten genauer die Hintergründe ihrer Erkrankung verstehen wollen und viel williger sind, an ihrem Heilungsprozess aktiv mitzuarbeiten, wenn sie leibhaftig erfahren, worum es geht. Das wird in der miasmatischen, ganzheitlichen Behandlung beherzigt.

Weitere Erkenntnisse wurden mir durch Beobachtung von Krankheits- und Heilungsverläufen zuteil:

- Die Heilung des Patienten findet zu Hause statt. In der Praxis mögen Heilungsimpulse dem Patienten nahebringen, was möglich ist. Aber in seiner gewohnten Umgebung mit den alten Denk- und Verhaltensmustern braucht er/sie Anregun-

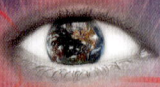

gen, um neu denken, fühlen und handeln zu lernen. Darum reicht es in den meisten Fällen nicht, Arzneien zu verschreiben und den Patienten seinen Gewohnheiten zu überlassen.

- Es liegt ein tiefer Sinn darin, wo sich im Organsystem eine Krankheit manifestiert.
- Alle Organsysteme schwingen im gesunden Zustand wie in einem Musikstück harmonisch zusammen, weil sie Synergien bilden und harmonikalen Gesetzen folgen.
- Wie in einem mehrstimmigen Musikstück haben die zu einem Organ gehörigen Zellverbände auch eine eigene „Stimme", das heißt eine Eigenschwingung, Motilität bzw. Rhythmik.
- Die Zusammengehörigkeit von zellulärer Eigenschwingung (Organ), Emotion und Gedankenmuster bilden ein menschliches Thema oder Potenzial. Dieses kann sich zu einem Konflikt wandeln oder zu einer Lösung, kann krank machen oder heilen.
- Genau dort, wo der Konflikt ist, ist auch die Lösung vorhanden. Sie zu verwirklichen ist der eigentliche Heilungsprozess. Somit reicht es nicht, eine Lösung theoretisch zu kennen, sie muss erlebt und durchlebt werden, damit sie wirklich wird.
- Der Organismus verfügt über höchst intelligente Selbstregulationen. Daraus entstehen Heilungsversuche, die ich als biologische Lösungen betrachte. Eine biologische Lösung bringt jedoch noch keine Heilung. Nur eine intelligente, vom ganzen Bewusstsein vollzogene Lösung bewirkt Heilung auf der mentalen, emotionalen und körperlichen Ebene.
- Jede chronische Krankheit beginnt mit einem harmlosen menschlichen Thema – meistens hat es im realen und übertragenen Sinne mit der Haut zu tun – , das jedoch weder mental noch emotional gelöst wird, sich dadurch immer mehr vergrößert und verfestigt und allmählich in die entsprechende zelluläre Manifestation sinkt. Hierbei bedient sich das menschliche Energiesystem sinnvoller Kompensationsstrategien, um zu überleben.
- Meine Aufgabe als Therapeutin sehe ich darin, für die Reise der Heilung von der schwerwiegendsten Krankheitsmanifestation aus schrittweise physisch, emotional und mental Impulse zu setzen, damit sich das gesamte Energiesystem auf eine immer leichtere Ebenen bewegt, bis die Krankheit es über die Haut verlässt.
- Da der Patient durch Wiederholung bestimmter Denk- und Verhaltensmuster krank geworden ist, ist das auch der Weg zur Heilung: sinnvolle Übungen und Rituale, die das ganze Sein des Patienten erfassen und die leicht durchzuführen sind.

Aufbau und Inhalt der einzelnen Schriften sind so angelegt, dass sowohl Therapeuten als auch Laien davon profitieren. Inhaltlich werden immer folgende Themen besprochen:

- Das Organsystem aus physiologischer und spiritueller Sicht
- Die mit einem Organsystem verbundenen Krankheiten
- Die emotional-mentale Thematik eines Organsystems
- Organbezogene Konflikte und ihre Lösung
- Miasmatische, organotrope und konstitutionelle Homöopathie

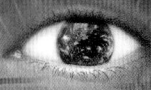

- Ernährungsratschläge
- Naturheilkundliche Therapien
- Rhythmische Übungen (Atem, Drüsen-anregung)

Die Gewichtung der einzelnen Themen kann ganz unterschiedlich sein, aber sie bilden immer einen beweglichen, dogmafreien, flexiblen geistigen „Organismus", der, so hoffe ich, Kollegen und Kolleginnen weiterhin zu eigenen Ideen und Taten inspiriert. Denn das ist der tiefere Sinn meiner Lehrtätigkeit. So geht es also nicht um eine der üblichen Darstellungen der Physiologie des Organismus, denn das kann jeder in Fachbüchern nachlesen. Mein Bemühen liegt darin, die Organsysteme als lebendige Wesen mit Charakterzügen, Konflikt- und Lösungspotenzialen aus der Verdinglichung zu lösen und sie in einen größeren Zusammenhang zu stellen. Dabei erlaube ich mir alle Freiheit kreativer Betrachtungsweisen und Assoziationen, weil es mir das Staunen über das Wunderwerk der Natur bewahrt und den spirituellen Zugang zum Körper verschafft.

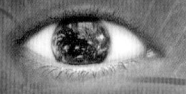

Tastsinn, Geruchssinn, Geschmackssinn, Hörsinn und Sehsinn bilden das Thema dieses Bandes. Stand in Band 9 die Verarbeitung von Eindrücken mit der atemberaubenden Schnelligkeit von Gehirn und Nervensystem im Vordergrund, so sind es hier die „Werkzeuge" der Wahrnehmung. Das sind die fünf physischen Sinne. Sie bilden in der Heilkunde keine Einheit, erst recht nicht in der Physiologie. Sie verteilen sich auf spezielle Disziplinen. Die Augenheilkunde steht für sich, in der Hals-Nasen-Ohrheilkunde sind Hör- und Geruchssinn untergebracht, Tastsinn und Geschmackssinn irren durch alle möglichen Fachbereiche.

Die intuitiven oder sensitiven Entsprechungen der fünf Sinne sind nirgends in medizinischen Fachbüchern zu finden, weil die westliche Medizin auf der Anatomie von Leichen basiert. Leichen haben kein Energiefeld, keine Meridiane, keine Schwingungen. Daher müssen wir das Wissen über die „feinstoffliche Anatomie" des morphogenetischen Feldes, das über die Bildekräfte für die materielle Existenz eines Körpers verfügt, aus anderen Wissensgebieten beziehen. Nicht der materielle Körper strahlt ein Energiefeld ab, sondern das Energiefeld eines Menschen zeigt sich unter anderem in Gestalt eines sichtbaren, hörbaren, spürbaren Körpers, der der Raum- und Zeitbegrenzung unterworfen ist. Was ihn lebendig macht, ist die unsterbliche Lebenskraft; was nach dem physischen Tod übrig bleibt, ist Bewusstsein. Solange Leben angesagt ist, findet ein unablässiger Austausch zwischen Außen und Innen statt. Die Welt der Erscheinungen dringt durch die äußeren Sinnesorgane zu uns herein. Wir verarbeiten sie und verwenden sie zum geistigen Wachstum.

Das Einzigartige unseres Daseins, unserer „enthüllten Seinsform", wie der Atomphysiker David Pribram es ausdrückt, ist das Vermögen, mit den inneren Sinnen die äußeren Erscheinungen zu durchdringen. Im Sprachgebrauch heißt es auch, „hinter die Dinge zu schauen" oder „etwas zu durchschauen". Dazu besitzen wir die so genannten „Hellsinne". Es ist kein Zufall, dass in fast allen Sprachen von Hellsehen, Hellfühlen, Hellhören usw. die Rede ist, um etwas sehr Wesentliches hervorzuheben: die inneren oder intuitiven oder sensitiven Sinne erhellen unser Bewusstsein. Es fällt Licht auf eine Sache, wenn wir mit den inneren Augen sehen, den inneren Ohren hören. Es wird mehr sichtbar, hörbar, spürbar, wenn die Hellsinne am Werk sind. Sie lassen sich nicht täuschen, während kein Sinn so leicht zu täuschen ist wie die physischen Augen. Wir sehen draußen nur, was unserem Bewusstsein entspricht. Die fünf physischen Sinne agieren immer durch den Bewusstseinsfilter. Die fünf intuitiven Sinne agieren ohne Filter, ganz unmittelbar in einem Nu.

Diese Tatsachen treten in den Hintergrund, sobald wir zur Schule und zu den späteren Lernfabriken der so genannten „Fortbildung" gehen. In der Tat bilden wir uns fort = weg von den Hellsinnen. Das geht eine Weile gut; es scheint wichtig und richtig zu sein, alles messen, wiegen und beweisen zu können. Doch die Hellsinne sind natürliche Gaben und lassen sich nicht wegrationalisieren und wegleugnen. Irgendwann stellt sich jeder Mensch die Frage: Ist das, was ich tagtäglich erlebe, alles, was das Leben ausmacht? Ist das, was ich anfassen, klassifizieren, fühlen, sehen, hören kann, die einzige Realität? Gibt es andere Realitäten? Gibt es etwas hinter den Dingen? Die

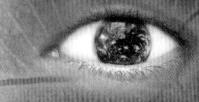

Antworten darauf finden wir nicht mit den physischen Sinnen, auch nicht durch den Einsatz des Intellekts. Folglich begeben sich viele Menschen auf einen Weg nach innen und aktivieren dabei wieder ihre Hellsinne. Viele suchen eine Schulungsmöglichkeit, um sie genau so zuverlässig einzusetzen wie die physischen Sinne. Es beginnt die spirituelle Suche. Sie ist nichts anderes als das tief in jedem Menschen schlummernde Bedürfnis, durch die Welt der Erscheinungen, des Vergänglichen und Sterblichen hindurch auf das zu „schauen", was immer DA IST. Dadurch ist geistiges Wachstum möglich. Die physischen Sinne brauchen wir für das physische Wachstum, die Hellsinne für die Erweiterung des Bewusstseins. Das ist der Weg nach innen, nachdem wir ausgiebig nach außen gegangen sind. Auch für den Weg nach innen brauchen wir Sinneswahrnehmungen und besitzen dafür die Hellsinne.

Wer auch immer eine erweiterte Wahrnehmung anstrebt, kommt zu dem gleichen Schluss: Der Einsatz der Hellsinne schärft die physischen Sinne. Dafür gibt es keinen Umkehrschluss. Wer sich nur auf seine physischen Sinne verlässt, ist bald in einem engen, materialistischen Weltbild gefangen. Diese Welt entspricht einem Zwei-Eurostück im Ozean der Wahrnehmungsmöglichkeiten der Hellsinne. Dennoch messen wir der kleinen rationalen Welt lange Zeit im Leben größte Bedeutung bei, verlassen hier und da mal das kleine Inselchen, um zu schauen, was es sonst noch gibt. Aber die Freiheit des Geistes beginnt mit den ersten Schwimmübungen hinaus in den Ozean. Diese Übungen basieren alle auf dem Loslassen, darauf, sich fallen zu lassen – in unendlichem Vertrauen in die eigenen Wahrnehmungen und auf das Wissen aus ers-

ter Hand. Die eigene Erfahrung ist die einzige gültige Realität. Alles andere wie erklärbares Wissen ist letztlich leeres Stroh, Wissen aus zweiter Hand, übernommen von anderen, ohne es selbst ERLEBT zu haben. Wer seine Erfahrung als allgemein gültige Realität mit Sendungsbewusstsein und Missionseifer nach außen trägt, hat das nicht verstanden. Unsere Alltagswelt ist voll von Behauptungen, was richtig, die eine Wahrheit oder gültige Realität ist. Diese Untugend ist auch in der Heilkunde verbreitet, so dass sich um jede „Eine Wahrheit" ein Mäuerchen gebildet hat. Von einem erhöhten Standort aus entbehrt diese Verhaltensweise nicht einer gewissen Komik. Sie ist menschlich und kann – das ist die erfreuliche Nachricht – überwunden werden. Werden die Mauern abgebaut, weitet sich die Sicht und wird es hell!

Betrachten wir die Weisheitslehren, die über Jahrtausende von Menschen übermittelt wurden, erkennen wir in ihnen den Ozean, die Überwindung des Zwei-Eurostücks, die ungeheuren Möglichkeiten der Bewusstseinserweiterung. Intellektuelles Wissen und der Einsatz der fünf physischen Sinne kommen und gehen, verändern sich ständig, wenn eine Theorie in die Praxis umgesetzt wird. Weisheit ist die Essenz praktischer Erfahrung durch die Erweiterung des Bewusstseins, den Einsatz der Hellsinne und überdauert Zeit und Raum. Zum Menschsein gehören beide Wahrnehmungsmöglichkeiten.

Dieser Band hat aus den dargelegten Gedankengängen bewusst die Nummer 10 erhalten. Die Eins steht für die Ein-heit der physischen und intuitiven Sinne, die Null für das kreisförmige Bewusstsein, das daraus hervorgeht. Es ermöglicht uns, das Universum Mensch,

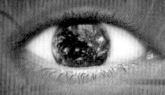

das in Gestalt eines Patienten vor uns sitzt, möglichst in seiner Gesamtheit zu erfassen. Was uns der Patient zeigt und erzählt, was wir selbst hörend, sehend, riechend, fühlend, schmeckend wahrnehmen, ergibt zusammen ein Muster, in dem wir eine Krankheit erkennen. So gelangen wir zu einer ganzheitlichen Diagnose. Aus dem Fundus unserer Heilungsangebote wählen wir Impulse, die die Kraft, Tiefen- und Breitenwirkung haben, um aus der Disharmonie und Lebensarrhythmie des Krankheitsmusters wieder Harmonie und Lebensrhythmus werden zu lassen. Die Hellsinne erlauben uns, tiefer und umfassender einen Patienten wahrzunehmen. Wir dringen zur Quelle vor, aus der der Patient schöpft, um sein Leben (wieder) zu bewältigen und Selbstheilungskräfte zu mobilisieren. Das sind seine positiven Potenziale, seine Gaben, Fähigkeiten, Talente und Qualitäten. Allein schon sie wahrzunehmen, ist ein Heilungsakt! Könnten wir sonst wagen, von „Krankheit als Weg" oder „Krankheit als Chance" zu sprechen? Solche Äußerungen bedingen, dass wir an übergeordnete Qualitäten eines Menschen glauben. Besser, wir nehmen sie bewusst wahr und regen sie bewusst an. Nicht nur durch ein paar Kügelchen Materie mit ein wenig mentaler Information, Massage oder ein paar Nadeln, sondern durch die Resonanz mit dem höheren Selbst im Patienten. So wichtig es ist zu erkennen, was krank, schwach, disharmonisch, desolat und destruktiv ist, regen wir doch die Lebenskraft am schnellsten an, wenn wir in der Lage sind, zuerst auf das zu schauen, was nicht krank ist. Das Kranke in einem Menschen hat nicht die Kraft, Gesundheit hervorzubringen. Aber die positiven Potenziale eines Menschen sind die Quelle, aus der heraus er unsere Heilungsimpulse zum Zweck des Heil-

werdens bezieht. Wir sind Zulieferer zu den Selbstheilungskräften, nicht deren Erzeuger.

So zu denken, zu fühlen und zu handeln, ist noch ungewohnt, gewinnt aber von Jahr zu Jahr immer mehr Kollegen, die das Gesagte aus eigener Erfahrung bestätigen. Ganzheitlichkeit beginnt mit ganzheitlicher Wahrnehmung. Wie aber soll sie praktiziert werden, wenn wir das Wissen über den Organismus nur eingleisig lernen und keine Synergien? Die Nase handeln wir beim Atemsystem ab, die Zunge beim Verdauungssystem, Auge und Ohr bei den Sinnesorganen, ganz so, als hätten wir nur zwei wichtige Sinne. Der Tastsinn teilt sich seine Aufmerksamkeit zwischen Haut und Nervensystem. Wie soll eine ganzheitliche Wahrnehmung funktionieren, wenn die Sinne auf verschiedene Felder verteilt werden? Was ist der Wert einer Diagnose, wenn das Mit-Gefühl nicht geschult wird, wenn nicht alle Sinne tätig sind? Wir leiten unser Wissen von Leichen ab und schaffen den Sprung zum lebendigen, ständig in Wandlung begriffenen Menschen nicht.

In die Hauptkapitel habe ich so genannte „Auragrafe" von homöopathischen Arzneimitteln eingestreut. Vor Jahren machte ich ein Experiment mit über 100 Arzneien, indem ich die energetische Ausstrahlung verschiedener Mittel und Potenzen in Farben umsetzte, ohne beim Malen zu wissen, um welche Arznei es sich handelte. Solch ein Aura-Bild nennt man „Auragraf", ein Begriff aus der Medialschulung. Durch die Erstellung der Auragrafe lernte ich noch viel deutlicher das innere Wesen einer Arznei kennen als durch das Studium des Symptombildes. Die Farben schwingen, schwirren, strahlen und pulsieren in verschiedenen Formen. Das (mit Pastellkreide) gemal-

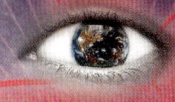

te Bild kann nur bedingt etwas von der Lebendigkeit der Arzneienergie widergeben, aber es vermittelt dennoch interessante Botschaften, deren wichtigste ist: ein Arzneiwesen ist ein lebendiger Energieorganismus, der rhythmisch atmet und sich rhythmisch bewegt. Das war für mich die größte Entdeckung.

Die ausgewählten Arzneiwesen und ihre Auragrafe sind die jeweils wichtigsten für jedes Sinnesorgan.

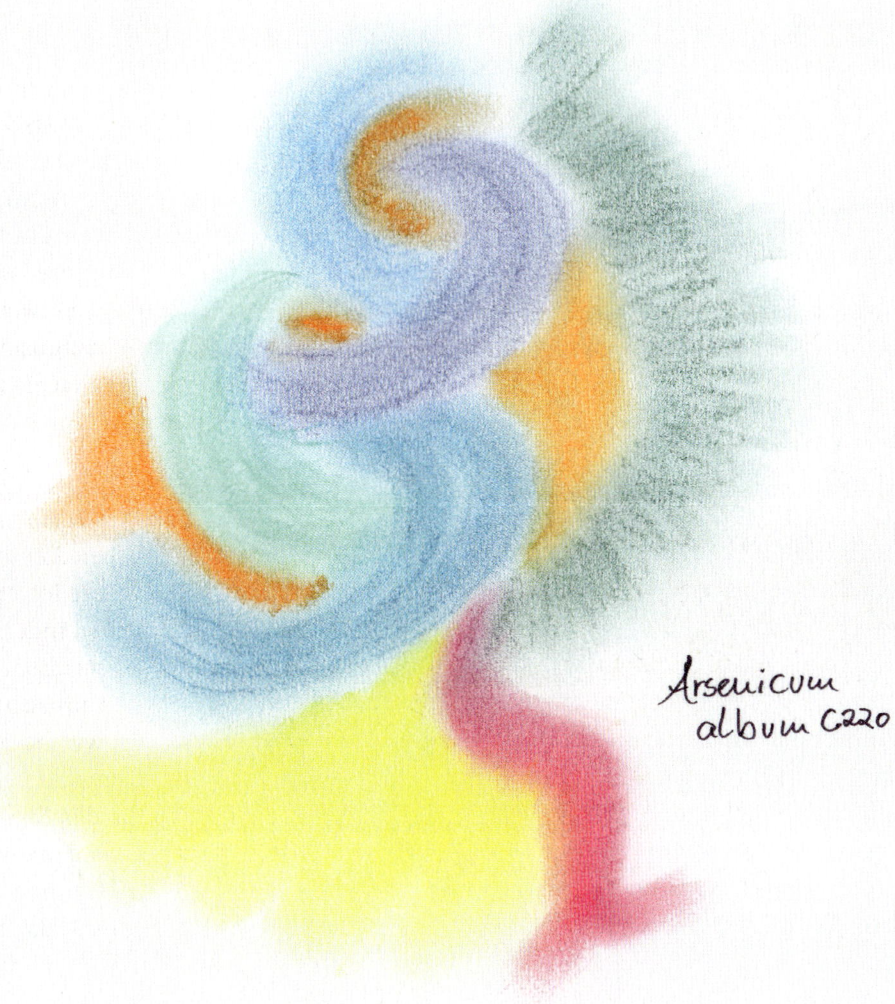

Arsenicum
album C220

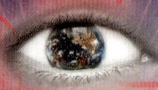

1. Der Geschmackssinn

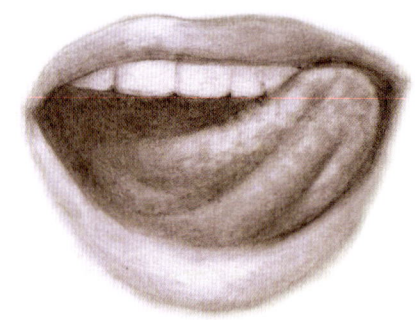

Ich beginne mit dem Geschmackssinn, weil er in unserem Zeitgeist am meisten leidet. Er braucht zur Entfaltung die längste Zeit. Es tönt zwar durch Jahrtausende spiritueller Schulungswege: „Zeit hat man nicht, Zeit macht man", doch hat seit dem 19. Jahrhundert der Slogan der Industrialisierung „Zeit ist Geld" gesiegt. Sehen, Hören, Riechen und Fühlen sind schnellere Sinneswahrnehmungen. Schmecken heißt differenzieren und analysieren. Dazu dienen Speichel und Zunge, sinnvollerweise auch eine gründliche Kaubewegung, so dass der Speisebrocken verdünnt und im gesamten Mundraum bewegt werden kann. Gehen wir über den rein physiologischen Vorgang des Schmeckens hinaus, erschließen wir verschiedene Betrachtungsebenen des alltäglichen Lebens, erkennen aber auch größere Zusammenhänge. Abb. 1 vermittelt einen Überblick, worum es beim Geschmackssinn geht.

Interessant, wie vielschichtig der Begriff „Geschmack" verwendbar ist. Geschmacklosigkeit kann der Verlust des physischen Sinnes bedeuten, aber auch eine menschliche Untugend. Schmecken benötigt Speichel. Speichel verdünnt den Eindruck, der in unseren Mund gelangt, sei es feste oder flüssige Nahrung oder sei es ein emotionaler oder mentaler Eindruck, den wir aufnehmen. Der Speichel verhilft uns dazu, das zu analysieren, was im Mund ist. Besteht aber unser Leben aus ständiger

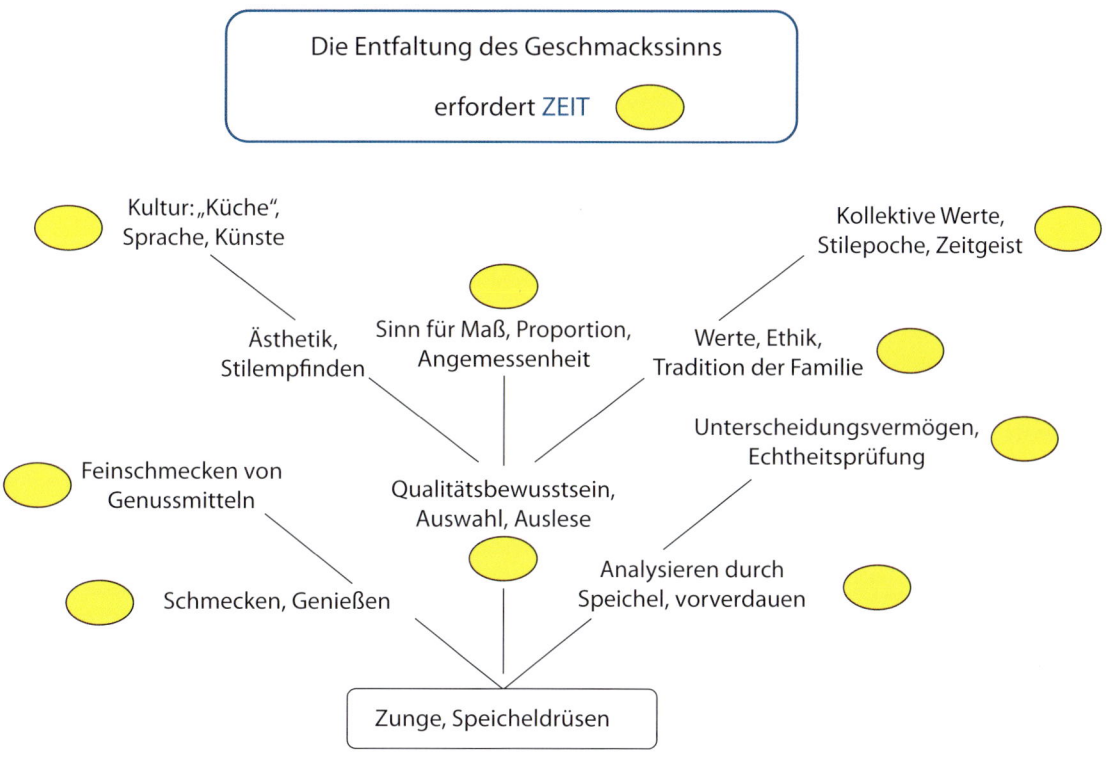

Abb. 1 Die Vernetzung des Geschmackssinn

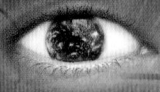

Analyse, Fakten- und Apparategläubigkeit, kommt es nicht zum nächsten notwendigen Entwicklungsschritt: Schlucken und Verdauen. Stattdessen bleibt es beim Theoretisieren, Zerlegen und Analysieren. Wo viel Theorie im Spiel ist, taucht das siamesische Zwillingspaar Hoffnung-Angst auf: Die Hoffnung, die Praxis möge nicht allzu viel Unheil anrichten, es werde schon irgendwie gelingen und die Angst, vermischt mit schlechtem Gewissen, es könnte aus der Theorie etwas Unvorhergesehenes hervorgehen. Siehe Atombombenabwurf, Genforschung, Handysucht und die vielen Dinge, die wir auf den Markt bringen, ohne die Praxis zu kennen.

Paracelsus und viele andere Praktiker aus der Heilkunde wiesen und weisen auf das Naturgesetz hin, dass aus der Praxis die Theorie folgt. Doch ist die Heilkunde seit 150 Jahren an die Wirtschaft und damit an Konsum und Profit gekoppelt. Daher heißt die Devise: Erst Geld mit einem Heilmittel machen und dann hoffen, dass es Heilung bewirkt. Wir haben uns so sehr daran gewöhnt, dass uns die Absurdität dieses Verhaltens nicht mehr sonderlich auffällt. Wir studieren ellenlange Beipackzettel über Nebenwirkungen, um zu wissen, was schlimmstenfalls bei Einnahme des Medikaments passieren kann. Um das Maß voll zu machen, wird nicht wie in der Homöopathie die Arznei am gesunden Menschen geprüft, sondern an Labortieren, die zu Tausenden sterben müssen, weil Pharmaforscher überzeugt sind, Rattenbewusstsein lässt sich 1:1 auf Menschenbewusstsein übertragen und im selben Atemzug den Tieren jegliches Bewusstsein absprechen. Tierautomat – Menschenautomat. Da braucht man in der Tat viel mehr Glauben an diese über 150 Jahre eingeimpften Gedankengänge, als an die Wirkungsweise der Homöopathie.

Was hat das mit dem Geschmackssinn zu tun? Viel! Der Geschmack erlaubt, materielle, aber auch geistige Nahrung zu analysieren. Durch den Speichel wird die Nahrung verdünnt und durch diese Verdünnung lösen sich die Geschmacksnuancen heraus. Was vorher wie ein zusammenhängendes Stück aussah, wird nun in seine Einzelteile zerlegt. Dieser Prozess des Durchkauens und Einspeichelns löst automatisch Konzentrationsfähigkeit und Forschergeist aus, denn man möchte wissen, was das genau ist, das sich einem da offenbart. Gleichzeitig findet ein Wandlungsprozess statt. Der Speichel dient nicht nur dem Verflüssigen eines Nahrungsbrockens, er enthält auch Enzyme (Amylase). Da die Speichelflüssigkeit, wie alle Drüsensekrete, letztlich dem Blutserum entstammt, enthält sie auch Mineralstoffe. Ein Teil davon lagert sich an den Zähnen als Zahnstein ab. Wenn nicht genügend gekaut wird, nicht genügend Speichel für die Vorverdauung im Mund produziert wird, gibt es nicht genügend Enzyme, die die Speisereste in den Zahnzwischenräumen auflösen. Diesen Punkt übersehen wir häufig, wenn bei der Zahnpflege die zu schnelle und zu häufige Zahnsteinbildung beklagt wird. Mehr Kauen bringt mehr Speichel, mehr Speichel bringt gesündere Zähne, denn gutes Kauen ist ein Verdauungsprozess, der eine Übersäuerung verhindert. Sicher ist es wichtig, durch regelmäßige Zahnsteinentfernung der Parodontose vorzubeugen. Aber noch wichtiger ist die Entwicklung einer Esskultur, durch die Zähne, Zunge, Speichel ihrer Aufgabe nachkommen und sich ein guter Geschmackssinn entwickeln kann, der, wie schon mehrfach gesagt, auf vielen verschiedenen Ebenen von Bedeutung ist.

Über viele Jahre habe ich beobachtet, dass Patienten zeitgleich zu ihrer Entwicklung von Esskultur und Geschmack einen besseren Geschmack in der Wahl ihrer Kleidung, der Farbzusammenstellung und schließlich ihrer Wohnung entwickeln. Nie musste ich Ratschläge erteilen oder auf den Zusammenhang hinweisen. Andererseits kann ich auch das Maß an Lebensfreude bzw. an Krankheiten daran erkennen, wie sich jemand kleidet, wie sein Lebensraum gestaltet ist. Kommt jemand, Mann oder Frau, in die Praxis und ist geschmackvoll gekleidet, äußert sich das auch im Benehmen, in der Herzensbildung (nicht Schulbildung!) und in der Sprache. Sie vermitteln einen Sinn für Proportionen und Verhältnismäßigkeit. In solch einem Fall kann ich darauf bauen, dass die Person über stabile Immunkräfte verfügt, denn der Geschmack ist ein instinktiver und intuitiver Sinn. Für einen Heilungsprozess ist das eine gute Voraussetzung.

Wir sagen, über Geschmack lasse sich streiten. Das stimmt, wenn man etwas Instinktives oder Intuitives standardisieren will. Mit dem Geschmackssinn verhält es sich wie mit dem Qualitätsgefühl. Nur bedingt sind sie erlernbar, sie benötigen ein untrügliches Gefühl für Stimmigkeit und Echtheit. Das ist eine sehr persönliche Erfahrung, die nicht auf andere übertragbar ist. Dem einen steht diese Farbe, diese Kleidung, dem anderen nicht. Der Geschmackssinn hat viel mit Gefallen zu tun. Was dem einen gefällt, muss dem anderen durchaus nicht gefallen. Geschmack finden wir in der Esskultur, in der Bildenden Kunst, in der Tanzkultur und in der Musik. Diese Zusammenhänge könnten nicht besser in ihren Dimensionen aufgezeigt werden als in der Komödie „Wie es euch gefällt" von William Shakespeare. Geschmack an etwas zu finden bedeutet auch, einen Standpunkt einzunehmen und nicht als „Mode-Junky" heute dies, morgen das als das Nonplusultra zu begehren. Wie jeder Lebensausdruck kann sich auch der „gute Geschmack" im Laufe des Lebens ändern. Aber immer entspringt er der Fülle. Ein Sinn für Verhältnis und Proportion ist die Basis.

Tiefer als Gefallen an etwas zu finden, ist ein Gefühl für Ästhetik und Stil. Wir sprechen zum Beispiel von einem Lebensstil, den jemand führt: der eine rustikal, der andere modern, wieder jemand anderer ist ökologisch orientiert – wie auch immer. Ein Lebensstil äußert sich in vielerlei Verhaltensweisen, die zu einem Menschen passen. Das heißt, sein Denken, Fühlen und Handeln ergibt ein ausgewogenes Muster und das bietet dem Menschen einen inneren Halt. Immer wenn etwas stimmig ist, stimmen auch die Verhältnisse zu einander. Ästhetik und Stilempfinden siedeln wir meist in den Schönen Künsten an. Doch zeigt sich ein Gefühl für Ästhetik gerade in den Kleinigkeiten des alltäglichen Lebens und betrifft weniger das Was als das WIE. Wie jemand sein Lebensumfeld gestaltet, sein Leben ausrichtet, offenbart, was ihm/ihr im Leben wichtig ist, wie jemand denkt und fühlt. Das hängt nicht vom materiellen Reichtum ab, sondern wiederum vom Gefühl für Maß und Proportion. Wie auch immer sich diese Ebene des Geschmackssinns ausdrückt, immer geht es um Ruhepole im Lebensumfeld, wo sich Energie sammelt und von wo aus Energie ausströmt. Hierbei sind wir auch der Schönheit auf der Spur, die, genau wie die Ästhetik, unabhängig von materiellem Wert und Reichtum ist. Es ist auch nicht nötig, um den „Goldenen

Schnitt" zu wissen, wenn wir einen Lebensstil, eine Ästhetik in unserem Alltag pflegen. Allein das Gefühl für Proportion und Maß, vielleicht ein „Augenfänger" in Gestalt einer Vase mit Zweig oder eines Gemäldes, das die Aufmerksamkeit auf sich zieht, kann das Gefühl für Stimmigkeit, für Eingestimmt-Sein auslösen. In solch einer Umgebung fühlt man sich wohl, aufgebaut, ja, sogar energetisiert.

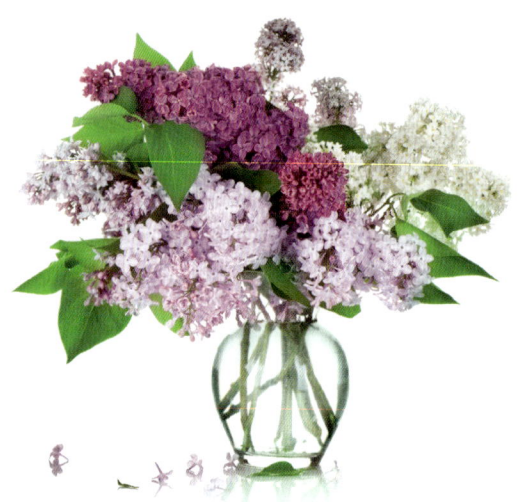

Abb. 2 Eine Vase als Ruhepol

Mag ein Raum wie zum Beispiel ein Büro, eine Praxis oder ein Seminarraum noch so sehr vor Aktionismus vibrieren, er wird zu einem Energieraum, sobald darin Ruhepole geschaffen werden, so dass man Raum und Zeit vergisst, sobald man seine Aufmerksamkeit darauf richtet. Das ist das ganze Geheimnis des Geschmackssinns: die nicht messbare ZEIT, die offenbar wird, wenn man sich ganz in etwas vertieft. Ob es sich um einen Weinkenner handelt, einen Koch oder um ein Kunstwerk. Schmecken, Betrachten und auf sich wirken lassen öffnen das ZEIT-Fenster jenseits der

kleinen Zeit, die nach Stunden, Minuten und Sekunden zählt. Wenn es um Genuss geht, spielt Zeit keine Rolle. Darum stehen Genießen und Konsumieren auch diametral einander gegenüber. Der Konsum fordert Schnelligkeit, da ja Zeitmaß in Geldmaß gerechnet wird. Geschmack erschafft die Zeit, um wirksam zu werden.

Mit Geschmack wird heute leider selten die Sprache verbunden. Dabei liegt das nahe, denn die Zunge ist das wichtigste „Werkzeug" der Sprache. Richten wir unsere Aufmerksamkeit darauf, entgeht uns nicht, dass mit fortschreitendem Verlust von Maß, Proportion und Geschmack der Umgang mit der Sprache leidet. Wer sich von Fastfood ernährt, alles wahllos ohne zu kauen in sich hineinschlingt, mag vielleicht noch fähig sein, ganze Sätze zu sprechen. Aber wie oft können wir erleben, dass das Gefühl dafür, WIE etwas gesagt wird, verloren geht und WANN etwas passend ist, gesagt zu werden! Sprachgefühl, Wortwahl, Artikulation im Schreiben und Sprechen sind nicht nur rhetorische Parameter. Sie drücken das Bewusstsein, den geistigen Geschmack des Schreibenden oder Sprechenden aus.

Auch diesbezüglich habe ich interessante Beobachtungen über Jahre gemacht. Menschen, die gerne kochen und genießen, haben einen vielfältigen Sprachausdruck, sind oft der Poesie zugetan und lieben eine geschmackvolle Einrichtung. Menschen mit einer Vorliebe für das geschriebene und gesprochene Wort, finden leicht einen für sie passenden Lebensstil, eine zuträgliche „Küche", haben oft ein ausgezeichnetes Augenmaß für Proportionen. Sich auszudrücken, in Worte zu kleiden, was man fühlt und denkt, Worte zu finden für eine schwierige Situation, sind Qualitäten

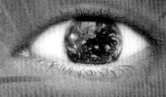

des Geschmackssinns. Was Wunder, dass diese Qualitäten auch mit einem Sinn für Kunst einhergehen. Nicht jeder ist ausübender Künstler, aber etwas Schöpferisches zur Entfaltung des Selbstausdrucks zu tun, schult den Geschmack im physischen wie übertragenen Sinne. Hier ruht einer der Gründe, warum ich Patienten von Anfang an anrege, einen Weg des Selbstausdrucks zu finden, da dies die Seele oder das Höhere Selbst nährt. Einen guten Geschmack zu entwickeln hat etwas zutiefst Heilendes, da er Lebensordnungen ins Bewusstsein rückt.

Der Geschmackssinn spielt auch eine tragende Rolle in der Ausprägung eines Zeitgeistes, einer Kulturepoche. Darin erreicht er seinen größten Maßstab. Die Voraussetzung dazu bildet das Verhalten eines Kollektivs. Schauen wir in Abb. 1 auf die rechte Seite. Dort steht „Werte, Ethik, Tradition der Familie". Mit den vormaligen Gilden und Zünften, späteren Dynastien bestimmter sozialer Schichten und Berufsgruppen verbindet sich zwar ein umgrenztes Betätigungsfeld, aber auch ein Verhaltenskodex, möglicherweise eine Moralvorstellung, vor allem aber ein geistiges Prinzip, eine „Geisteshaltung", ein Bewusstsein. Viele solcher kollektiver Bewusstseinsformen bilden eine Feldstärke oder eine „geistige Strömung", die die Kraft entwickelt, scheinbar plötzlich ein ganzes Volk zu ergreifen – im Guten wie im Schlechten. Im großen Maßstab der Kulturgeschichte sieht man immer wieder das gleiche Schöpfungsprinzip: die Ansammlung (Addition) gleichgeschalteter Bewusstseinsformen, die einen Potenzialraum füllen, dann die Entladung des geistigen Potenzialraums durch die Manifestation. Das ist die Verwirklichung eines kollektiven Geistes nach dem Ähnlichkeitsprinzip. Der Ansammlung folgt die Potenzierung. Schon allein hierbei wird

deutlich, dass die Homöopathie ein Naturgesetz, nämlich das Schöpfungsprinzip, widerspiegelt.

Denken wir nur zum Beispiel an die beiden Epochen, in denen Samuel Hahnemann lebte: im Rokoko und im Bürgertum der ersten Industrialisierungsphase[1]. Was im Rokoko à la mode war, bezog sich durchaus nicht nur auf die Kleidermode. Von Frankreich aus wurde ganz Europa von der französischen Sprache, der Erziehung, dem galanten Verhaltenskodex, dem Musikgeschmack, dem Geschmack der bildenden Künste (hauptsächlich der erotischen Kupferstiche) und der Kleidermode durchdrungen. Wer zeitgemäß, modern oder wie wir heute sagen „up to date" sein wollte, sprach Französisch. Aber nicht etwa nur die Alltagssprache. Im Rokoko schuf man eine neue Sprache der Erotik, die Sprache der Doppeldeutigkeit, die ein süffisantes Lächeln auf das Gesicht zauberte. Wer als Deutscher, Engländer oder Italiener Französisch sprach, musste die neue gezierte und affektierte Sprache von der Amtssprache unterscheiden lernen. Das führte zu einem unsäglichen Kauderwelsch aus Deutschfranzösisch, Englischfranzösisch oder Italienischfranzösisch. Zumindest wurde jede europäische Sprache aber „französisiert". So wie wir heute jede Menge Anglizismen in unserer Sprache verwenden, waren es im 18. Und 19.Jh. unzählige französische Wörter, die bis in die Dialekte hinein einflossen. Denken wir nur als Beispiel an das „Pötäterle" (von peut-être = vielleicht) im Schwäbischen, das Wesen der frühen Zündhölzer beschreibend: manchmal brennt es, manchmal nicht. Solche Sätze wie „nemme se Ihr Gigger us minem Jardin, der frisst mei

1 Zur Kulturgeschichte siehe ausführlich mein Buch „Miasmen und Kultur".

ganz Légume" (Nehmen Sie Ihren Hahn aus meinem Garten, der frisst das ganze Gemüse auf) oder „Jez hen mer a schees Bassledong ghet!" (Jetzt haben wir eine schöne Kurzweil = passer le temps gehabt) sind keine Seltenheit im schwäbischen Dialekt.

Der Rokoko-Zeitgeist brachte Licht und Schatten hervor, Genies wie Haydn, Mozart, Hahnemann und die kranke Psora mit „Wollust und Faulheit um jeden Preis", der eine ganze Ära in Gestalt des Absolutismus in den Abgrund stürzte. Nach der französischen Revolution 1789 überschritt ganz Europa die Schwelle vom Rokoko zum Bürgerlichen Zeitalter. Wie die Geschichte lehrt, blieb der französische Geschmack und Lebensstil noch eine Generation im frühen 19. Jh. erhalten und brachte Napoleon Bonaparte hervor. Bis auf den heutigen Tag finden wir in unserer Hoch- und Dialektsprache eingedeutschte französische Wörter. Nur, dass damit heute im Zeitalter der High-Tec-Anglizismen kein Verhaltenskodex verbunden ist.

Der kleine Exkurs in den großen Maßstab der Kulturgeschichte zeigt, welche Dimensionen der Geschmackssinn annehmen kann und wie bedeutsam dabei die Sprache ist. Sie ist maßgeblich am Lebensstil und an der Manifestation kollektiver Werte beteiligt und bestimmt den Zeitgeist. Das ist auch nicht weiter verwunderlich, ist doch die Sprache DAS Kommunikationsmittel von uns Menschen, das Gedanken und Gefühle transportiert. Hierzu abschließend eine amüsante Begebenheit. Ein französischer Kabarettist zog sich die Empörung der Medien zu, als er in einem Sketch die Entstehung der französischen Sprache persiflierte: „Im Rokoko waren alle so vom Sex geschwächt, dass sie nur noch verhaucht, den Mund in Kussform, banale Worte flüstern

konnten". Wie jede Persiflage – ein Begriff des Rokoko! – hat auch diese einen wahren Kern.

1.1 Der physische Geschmackssinn

Nachdem wir die vielen verschiedenen Schichten und Dimensionen des Geschmackssinns betrachtet haben, beginnen wir jetzt wieder an der Basis, beim physischen Geschmackssinn. Die Verwandlung von Materie in Energie beginnt im Mund beim Kauen und der Speichelproduktion. Der nächste Schritt ist das Schlucken des Speisebreis und bedeutet: Ich habe etwas geprüft, es tut mir gut. Verdauen heißt: Ich ziehe einen physisch-psychisch-mentalen Gewinn aus der Erfahrung. Ausscheiden heißt: Ich habe geprüft, was mich wachsen und im Leben vorankommen lässt und was ich loslassen kann. Diese Vorgänge können wir auf allen Ebenen unseres Menschseins betrachten.

Verweilen wir in der Mundhöhle, wo Zunge und Speichel den Geschmackssinn hervorbringen. Wie schon gesagt, enthält der Speichel Mineralstoffe und Enzyme. Seine Produktion ist offensichtlich so wichtig, dass wir im Mund verschiedene Quellen benötigen:

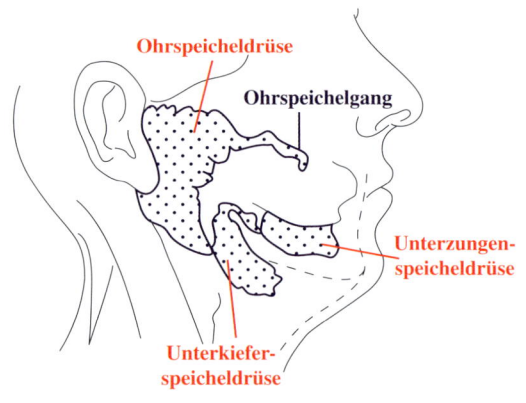

Abb. 3 Die Speicheldrüsen

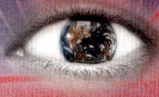

Je nach Nahrung benötigen wir einen halben bis zwei Liter Speichel pro Tag. In einem Milliliter sind beim gesunden Menschen ungefähr 1 Milliarde (!) Mikroorganismen – Bakterien, Pilze, Viren – enthalten. Sie schaden nicht, solange das Säure-Basengleichgewicht erhalten bleibt. Ist aber zu wenig Speichel vorhanden oder/und der Speichel zu sauer, kippt das Mundraummilieu, indem zu wenig Verdauungselemente (Amylase) und Mineralstoffe produziert werden. Der durch und durch kranke Kreislauf der Verdauungs- und Ausscheidungsstörungen vom Mund bis zum After, den wir heute bei chronisch Kranken zu beklagen haben, beginnt beim mangelnden Kauen. Wird nämlich genügend gekaut, springt der Speichel förmlich aus den Drüsen. Mehr noch: Besteht eine Esskultur, eine Freude bei der Zubereitung von Speisen, bei der Gestaltung des Tisches, kennen wir den Effekt: es läuft einem das Wasser im Munde zusammen! In der Tat isst das Auge mit, aber auch die Nase. Ziehen köstliche Essensdüfte an der Nase vorbei, beginnen die Drüsen bereits Speichel abzusondern und warten auf ihren Einsatz bei der Nahrungsaufnahme. Sind wir noch einigermaßen natürlich empfindende Menschen, löst eine leckere Speise den wichtigsten Laut des Geschmackssinns hervor: Mmmmh oder Aaaah. Es liegt ein Lächeln auf dem Gesicht, ein Wohlgefühl ergreift den ganzen Menschen. Er nimmt sich Zeit zu kauen und zu schmecken und will die Komposition der Gewürze herausfinden oder die Ingredienzien einer ungewöhnlichen Speisenzubereitung.

Auch das Gegenteil kennen wir. Wir verziehen das Gesicht, wenn etwas nicht schmeckt und spucken es aus. Wohl dem, der noch über die diese instinktiven Reaktionen verfügt!

Die Zunge durchmischt den Speisebrei. Sie ist der beweglichste Muskel unseres Organismus.

Ich habe in Abb. 4 die wichtigsten Geschmacksrichtungen eingezeichnet. Wir sehen, dass wir mit der Zungenspitze Süßes und Salziges unterscheiden können. Sie ist der berührungsempfindlichste Teil des gesamten Körpers. Selbst winzige Speisebrocken, die in den Zähnen hängen bleiben, werden von der Zungenspitze als große Brocken empfunden. Sie ruht nicht eher, bis sie diese Reste hinausbefördert hat oder der Mensch zur Zahnseide oder zum Zahnstocher greift.

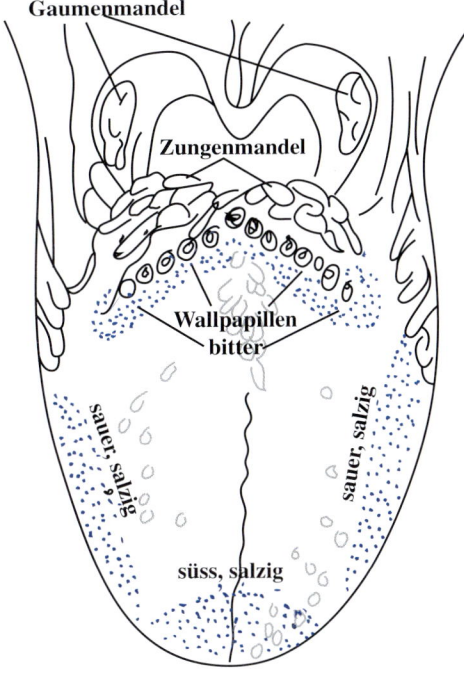

Abb. 4 Die Zunge

Die Geschmacksknospen sind unregelmäßig über die Zunge verteilt und können je nach Training enorm differenziert Geschmacksrichtungen von Nahrung und Getränken „erschmecken". Die Zunge besteht aus quergestreifter Muskulatur und ist im gesunden Zustand von

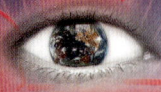

Schleimhaut überzogen. Als Bewegungsorgan dient sie der Bewegung eines Bissens und dank der Geschmacksknospen der groben Prüfung von Zuträglichkeit der Nahrung. Ihre zweite Bewegungsfunktion ist die Lautbildung beim Sprechen. Als Sinnesorgan überprüft sie die Beschaffenheit, Güte und den Geschmack der Speise. Hier tun sich über den physischen Geschmackssinn hinaus die geistigen Dimensionen auf: Wie geht jemand mit Eindrücken um? Schließlich erfüllt die Zunge auch noch eine dritte Funktion als Abwehrorgan. Die Rachenseite bzw. der Zungengrund enthält reichlich lymphatisches Gewebe in Gestalt der Zungenmandeln (siehe Abb. 4). Das ist von großer Bedeutung! Die zerkleinerte und durchgespeichelte, somit verdünnte Nahrung wird von der Zunge in Richtung Rachen geschoben. Dort passiert sie diese Prüfstation immunkompetenter Zellen. Jede kleinste Irritation bringt den Speisebrei wieder in die vordere Mundhöhle, wenn jemand über gesunde Instinkte verfügt. Gibt es keine „Beanstandung" der Immunzellen, wird der Schluckakt ausgelöst.

1.2 Irritationen des Geschmackssinns

Wer als Therapeut und Therapeutin bis hierhin aufmerksam die Aspekte des Geschmackssinns gelesen hat, erinnert sich an ebenso viele Aspekte chronischer Krankheiten, bei denen der Geschmackssinn geschwächt und getrübt oder verloren gegangen ist. Es ist schon angeklungen, dass mit dem Verlust des Geschmackssinns die Lebensfreude schwindet, somit auch die Lebenskraft. Wenn alles schal und fade schmeckt, wenn einem egal ist, was er/sie isst, schwinden die Farben und wird es düster im Bewusstsein. Die Frage ist, was die Ursachen dieses kranken Zustandes sind.

Die Kehrseite des Genusses ist zuerst die Steigerung der (Hab-)Gier, dann folgt die Sucht. Die erste Zigarette schmeckt scheußlich, es wird einem schlecht, aber es ist „in" zu rauchen, deshalb wird der Geschmackssinn von der Willenskraft übertönt. Das Tabakrauchen als Genuss kann sich schnell in Nikotinsucht verwandeln, wenn der wichtigste Faktor des Geschmackssinns fehlt: die Zeit, die Muße, der Ruhepol, um dem Genießen Raum-Zeit zu gewähren. Genussmittel wie Tabak, Kaffee, Tee, Wein, Schokolade entfalten ihre Heilkraft nur, wenn sie tatsächlich mit Zeit und in Maßen genossen werden und nicht konsumiert. Das Maß ergibt sich dadurch, dass in einem Tagesablauf die Ruhepole die Ausnahme bilden, hingegen die Tätigkeit/Arbeit die Regel vorgeben. Durch den Genuss wird die Zeit gedehnt und entfaltet eine Qualität.

Zweifellos ist der Übergang vom Genuss zur Sucht fließend und an dem bedingten Reflex zu erkennen: Ich kann nur, wenn…. Mehr noch, der ganze Tag wird von dem Suchtmittel bestimmt. Ist Sucht im Spiel, muss jemand etwas haben, wodurch sich Abhängigkeit einstellt. Als Folge davon überwiegt das Materialistische das Geistige und verliert sich allmählich der Geschmackssinn. Wer 10 Tassen Kaffee pro Tag in sich hineinschüttet, 20 Zigaretten raucht oder 2 Schachteln Pralinen beim Fernsehen vertilgt, leidet unter dem Konsumzwang und fühlt sich wie in einem Hamsterrad. Der schnelle Konsum hat eine zentripetale Kraft, immer noch mehr, noch schneller etwas haben zu müssen. Alles reduziert sich auf das Stoffliche und dessen Affekt oder besser: Effekt wie ein energetischer Kick, ein kurzfristiger Stressabbau oder ein emotionales Bedürfnis.

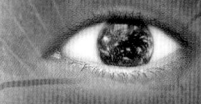

Damit der Bogen vom Geschmackssinn über die Gier zur Sucht möglich wird, muss die Zunge getäuscht werden.

Viele unzuträgliche Stoffe schmecken schlecht, aber nicht alle: Millionen Menschen sterben jährlich an den Folgen übermäßigen Genusses wohlschmeckender alkoholischer Getränke.

H. Lippert, D. Herbold,
W. Lippert-Burmester
Anatomie

Denaturierte Nahrung, Fertignahrung, Konservennahrung muss durch Geschmacksverstärker, Farbstoffe, Transfettsäuren, Konservierungsmittel und Zuckerzusatz vom faden und billigen „Fraß" zur ansehnlichen Speise hochstilisiert werden. Die Nahrung muss so aussehen wie natürliche und so ähnlich schmecken. Das reicht dem Konsumenten. Reichen die Zusätze nicht, müssen sie erhöht werden – noch mehr Nitritsalze, noch mehr Glutamat, noch mehr…, noch mehr. Die Spiralbewegung, aus wertloser Zellulose immer mehr künstliche Massennahrungsmittel zu erzeugen, ruft die Chemieindustrie auf den Plan, die auf dem Verlust des Geschmackssinns aufbaut. Fastfood muss weich sein, damit es leicht geschluckt werden kann. Kauen ist nicht gefragt, sondern schlucken und den Magen schnell füllen. Das ist der eine Weg, den Geschmack auf allen Ebenen zu irritieren, zu schwächen und zu lähmen.

Medikamentenkonsum ist das nächste Kapitel der Geschmacksirritationen. Daran ändert auch nichts die zum Zwecke der Gleitfähigkeit hergestellte Zuckerglasur über bitteren Pillen. Die Tabletten und Kapseln sollen nicht zerkaut werden, weil sie entweder in der Mundschleimhaut Schaden anrichten oder unangenehm schmecken. Die Devise lautet: Einfach schlucken! Zu Risiken und Nebenwirkungen fragen Sie Ihren Arzt und/oder Apotheker, falls Ihnen das Lesen der kleingedruckten und mehrseitigen Beipackzettel zu lästig ist. Appetit und Geschmackssinn schwinden in dem Maß des Tablettenkonsums. Eine geradezu tragikomische Situation wird herauf beschworen, wenn Kollegen meinen Rat befolgen und ihre Patienten bitten, zur Erstanamnese alles mitzubringen, was sie täglich, turnusmäßig oder immer wieder mal für oder gegen etwas oder vorsichtshalber schlucken. Was auf dem Tisch an isolierten Stoffen landet, ist durchaus nicht identisch mit dem, was den Patienten bewusst ist. So selbstverständlich ist die permanente Substituierung mit irgendwelchen schluckfreundlichen Stoffen! Angesichts der Menge „für die Gesundheit" und gegen alle möglichen unerwünschten Erscheinungen wie Schmerzen, Wetterfühligkeit, Hunger, Durst, Sucht, dickes Blut, geschwollene Beine oder schlechte Laune, zerfällt selbst bei einem Schulhomöopathen der Glaubenssatz, Kaffee, ein Pfefferminztablettchen oder ein Aromaöl könne die Wirkung der Homöopathie behelligen. Der Alkohol- und Nikotinsüchtige hat ja längst sein künstliches Menthol in den Mund genommen, um den mühelos wahrnehmbaren Geruch aus Mund, Haut und Kleidern zu übertünchen. Er bildet sich ein, niemand würde es merken.

Nebenbei bemerkt, ist es auffällig, dass Schulhomöopathen geflissentlich die Nikotinsucht Hahnemanns ignorieren, nur weil er im Organon nicht vor dem Rauchen warnt. Wie auch? Der Süchtige bagatellisiert immer die eigene Sucht und projiziert sie auf andere. Zu Hahnemanns Zeit war der Kaffeekonsum noch neu – und teuer! Egal, welche Sucht vorliegt, sie hindert nicht die Wirkung von Homöopathie, wenn der Patient willens ist, das Heilungsprinzip zu begreifen und auch zu befolgen: Änderung im Denken, Fühlen und Handeln. Heilung bedeutet auf der Geschmacksebene, wieder genau hinzuschmecken, Zeit für die Analyse mittels Speichel einzuräumen und in sich hinein zu fühlen: Tut mir das gut? Schmeckt es mir? Ich habe schon Patienten erlebt, deren Heilung darin bestand, vom Suchtraucher zum Genussraucher zu werden, vom Kaffeesüchtigen zum Kaffeegenießer. Bei Genussmitteln aller Art geht es in meinem Therapieverständnis nicht um entweder – oder, schwarz oder weiß, schlecht oder gut, sondern um das Maß und die Zeit, die man für den Genuss erschafft. Dann erwacht beim Patienten das Gefühl für Ästhetik, er/sie riecht auf einmal, wie muffig Kleidung und Wohnung stinken, welch ein ekelhafter Geschmack morgens im Mund ist. Weder in meiner Praxis noch in der vieler Kollegen, die ein ganzheitliches Behandlungskonzept anwenden, wurde jemals – angesichts der hochgradigen Verseuchung durch Medikamente, Drogen und Süchte bei Patienten – eine abgeschwächte Wirkung der Homöopathie erlebt. Herzerfrischend war diesbezüglich auch die Reaktion der japanischen Homöopathen: „Wir sparen uns dem Umweg über so unnütze Fragen, was Homöopathie beeinflussen könnte. Wir haben andere Probleme infolge der Atombombenverseuchung und können uns solche Glaubenssätze nicht leisten. Darum haben wir in Japan und England den Begriff „Klassische Homöopathie" durch „Holistische Homöopathie" ersetzt", so entschied Dr. Torako Yui, die Gründerin der Japanischen Kaiserlichen Homöopathiegesellschaft.

Im Reigen der Irritationen des Geschmackssinns darf die konventionelle Krebsbehandlung mit Chemo- und Strahlentherapie nicht fehlen. Das ist insofern fatal, als die krebskranke Person Hunger- und Appetitgefühl verliert, kachektisch wird, eine wertvolle und regelmäßige Ernährung aber lebensnotwendig ist. Statt den Geschmackssinn zu fördern, empfiehlt die Biologische Krebstherapie jede Menge isolierter und hochdosierter Vitamine, Aminosäuren, Enzyme und Mineralstoffe, so dass die ohnehin geschwächte Leber durch den Überfluss an Ammoniakbildung überfordert ist. Das Problem sind nicht die isolierten Stoffe an sich, sondern die hohe Dosierung und die Dauersubstituierung. Es fehlt das Maß, es lockt das Geschäft mit der Angst. Wer keinen Geschmack mehr hat, lässt alles mit sich machen und ist manipulierbar. Krebspatienten, die ihren Geschmackssinn behalten oder durch eine ganzheitliche Behandlung wieder erlangen, sind wesentlich weniger „pflegeleicht", nehmen einen Standpunkt ein und sind entscheidungsfreudiger. Darin äußert sich Immunkraft und darauf lässt sich eine Therapie gut aufbauen. Jeder kann diese einfachen Zusammenhänge bei seiner Klientel Krebskranker nachprüfen und wird zu den gleichen Erkenntnissen kommen.

Damit deutlich wird, was alles physisch mit dem Geschmackssinn gekoppelt ist, wenden wir uns der ostasiatischen Entsprechungslehre zu, die für die ganzheitliche Behandlung von Geschmacksstörungen hilfreich ist.

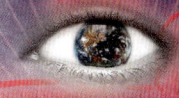

1.3 Der Geschmackssinn in der Entsprechungslehre

Niemand muss tief in die chinesische, koreanische oder japanische Medizin eintauchen, um mit deren Entsprechungslehre zu arbeiten. Sie ist die pragmatische Umsetzung der hermetischen Gesetze und behandelt die Organsysteme als lebendige, fühlende Organismen, die sich zu einem großen Ganzen des Körpers zusammenfügen. Über Jahrtausende wurde erkannt, dass sich das Wesen der Orga-

ne oder Organ-Funktionskreise auf verschiedenen Seinsebenen des Menschen, ich betone: des lebendigen Menschen, ausdrückt. In einer Entsprechungslehre existiert nur ein kreisförmiges, rhythmisches und zyklisches Denken, kein lineares. Da sich in die Homöopathie ein lineares Denken von „Symptom – Mittel – Symptom – Mittel" usw. eingeschlichen hat, ist eine Entsprechungslehre notwendig. Im Folgenden stelle ich eine Tabelle der Haupt-Geschmacksrichtungen und ihre physisch-psychischen Entsprechungen vor:

Tabelle 1 Der Geschmackssinn und seine Entsprechungen

Geschmack	Funktionskreis	Körperöffnung	Sinnesorgan
Sauer	Leber-Galle	Augen	Augen
Bitter	Herz-Dünndarm, Kreislauf/ Perikard-Dreifach-Erwärmer	Ohren	Zunge
Süß	Magen-Milz/Pankreas	Mund	Tastsinn
Scharf, pikant	Lunge-Dickdarm	Nase	Nase
Salzig	Niere-Blase	Genitalien, After	Ohren

Wir sehen, alle wichtigen Organsysteme und Sinne sind mit dem Geschmack verbunden, weil er über 5 physische Nuancen verfügt. Wird eine Geschmacksrichtung zu sehr betont, leiden die anderen darunter und gerät das geschmackliche Gleichgewicht aus den Fugen:

- Zuviel Saures verhindert den Umbau der Säuren in Basen, versäuert Blut und Gewebe und behelligt den Leberstoffwechsel.
- Zuviel Bitteres wird kaum genossen. Aber es gibt „Gesundheitsapostel", die damit übertreiben und eine ungesunde, fahle Gesichtsfarbe entwickeln. Haare und Haut werden spröde; der ganze Mensch sieht

ungesund, alt und faltig aus. Herzrasen und Kreislaufschwäche stellen sich ein.

- Zuviel Süßes ist weit verbreitet, versäuert Magen, Därme, Blut und Gewebe. Fettsucht und Übergewicht sind typische Folgen.
- Zuviel scharfe, pikante Speisen überfordern Atemorgane, Verdauung und Stuhlausscheidung, lebt man nicht gerade in einem tropischen Klima. Die Schärfe fördert zwar die Schweißbildung und damit die Ausscheidung über die Haut. Aber sie kann zur Dehydrierung der Schleimhäute führen, wenn nicht genügend Flüssigkeit aufgenommen wird.

- Zuviel Salziges ist ebenfalls weit verbreitet und behelligt die Nierentätigkeit. Bluthochdruck aufgrund eines Übermaßes an salziger Nahrung ist allgemein bekannt. Auch die Gefahr der Dehydrierung der Schleimhäute besteht.

Heilung des Geschmackssinns bedeutet, alle Geschmacksrichtungen werden geschmeckt und in der Nahrung auch bedacht. Dazu lernt der Patient, wieder gründlich zu kauen und einzuspeicheln, mit einem Wort: eine Esskultur zu entwickeln. Er lernt aber auch, seinen Schatz an Heilungsmitteln wahrzunehmen, den er zu Hause hat und nicht als solchen erkennt: die Gewürze. Die Speisen zu würzen, fördert den Geschmack, die Bekömmlichkeit, Verdauung und Ausscheidung und nicht zuletzt die Fantasie. Einfach nur Salz und Pfeffer in die Speise zu geben, ist langweilig und fantasielos, zumal in der Regel zu stark gesalzen wird. Als Hausaufgabe bekommen Patienten zum Beispiel die Anregung, einmal die Mahlzeit so zu würzen, dass sie wenig bis gar kein Salz benötigt.

Die einfachste Art, seine Geschmacksnerven zu trainieren und zu veredeln und das Thema „Eigengeschmack" physisch-psychisch-mental zu verwirklichen, ist, für eine Weile einmal dampfgegartes Gemüse und/oder Obst als Heilnahrung zu genießen. Es ist unglaublich, wie intensiv selbst so fade erscheinendes Gemüse wie Zucchini, Gurken, Kürbis oder Rüben schmecken. Ein Dampfgarer arbeitet ohne Druck; der Dampf gleitet nur durch seine Auftriebskraft durch das Gemüse oder Obst, das weder gesalzen noch gesüßt werden muss.

In zweiter Linie wird an dem Thema des Geschmacks mit seinen verschiedenen Aspekten (siehe Abb. 1) gearbeitet. Dazu gilt es zu ergründen, was im Leben des Patienten zum Verlust von Maß und Proportion, von Sprachgefühl und Ästhetik geführt hat. Heilung bedeutet, Geschmack allgemein und dann einen eigenen Geschmack zu entwickeln. In diesem Prozess spielt das oben erwähnte Training durch dampfgegartes Gemüse und Obst eine bedeutende Vermittlerrolle, ganz abgesehen davon, dass diese basische Ernährung für den gesamten Körper heilsam ist.

1.4 Störungen des Geschmackssinns und ihre Heilung

Über die häufigsten Störungen des Geschmackssinns haben wir bereits gesprochen. Die Symptomatik erfasst den Mundraum, die Zunge, die Speichelbildung und eine Menge Vergleichs- oder Als-ob-Symptome. Letzteres bedeutet, jemand leidet zum Beispiel unter Geschmacksstörungen, weil etwas wie Banane schmeckt, aber weder Banane ist, noch Bananenaroma enthält. Oder jemand hat einen metallischen Geschmack, ohne Metall mit der Zunge berührt zu haben. Oder jemand hat einen fauligen Geschmack, ohne etwas Faules im Mund zu haben. Wir hören vom Patienten: „Es schmeckt wie…." oder „Es ist, als ob ich …. im Mund hätte/gegessen hätte". Manche Patienten sind hierbei sehr präzise und können ihre Geschmacksempfindung genau beschreiben, andere verfügen nicht über genügend Vorstellungskraft und können nicht auf ein differenziertes Geschmacksgedächtnis zurückgreifen. Sie sagen beispielsweise: „Ich habe morgens immer so einen komischen/ekligen/unangenehmen Geschmack im Mund." Eines ist jedoch den meisten Beschreibungen gemeinsam: die Morgenzeit. Schwerkranke empfinden aber auch tagsüber einen üblen Geschmack,

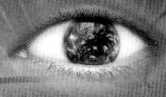

egal was sie trinken oder essen. Unangenehme Geschmacksempfindungen gehen mit ebensolchem Mundgeruch einher, der allerdings von Außenstehenden meist noch intensiver wahrgenommen wird als vom Patienten selbst.

Die Frage ist, ob wir Symptome sammeln, um im homöopathischen Sinne ein Simile dazu zu finden oder ob wir nach der Ursache fragen, die so viele verschiedene gestörte Geschmackssymptome hervorzubringen vermag. Beide Wege sind gangbar. Nach meiner Erfahrung ist es angebracht, beide Wege beschreiten zu können, um flexibel auf die individuellen Gegebenheiten beim Patienten zu reagieren. Es ist ein Geschenk, dass wir über Repertorien verfügen, in denen jede Nuance zum Thema „Geschmack allgemein" aufgeführt ist. Dadurch finden wir relativ leicht das passende Mittel zum passenden Symptom. Wenn die Arznei nicht hilft, den Geschmackssinn zu normalisieren, ist es angebracht, sozusagen „unter" die Symptomatik auf die miasmatische Ursache zu schauen. Meistens bringt es nichts, weitere Mittel zu wählen, wenn nicht eines darunter ist, das die aktive Miasmawurzel erfasst. Deshalb bevorzuge ich den direkten Weg meines ganzheitlichen Behandlungskonzepts, indem ich gemäß der Entsprechungslehre Assoziationsketten herstelle und zunächst grundsätzliche Fragen zum Geschmackssinn stelle, die sich an einer „Gesundheitsdiagnose" orientieren. Das bedeutet, dass ich Folgendes für mich geklärt habe:

- Wie äußert sich ein gesunder physischer Geschmackssinn? Durch gründliches Kauen, genügend Speichelproduktion, dadruch, Mahlzeiten in Ruhe einnehmen, genießen zu können.
- Wie äußert sich ein gesunder emotionalmentaler Geschmackssinn? Durch ein Ge-

fühl für Maß, Proportion, Ästhetik, Farben und Farbkombination, Lebensfreude, Lebensstil, durch Unterscheidungsvermögen und differenzierten Sprachausdruck.

Aufgrund dieser Geschmacksmatrix frage ich diese Parameter ab und gewinne dabei einen ganzheitlichen Eindruck von der Persönlichkeit des Patienten. Das bedeutet, dass ich hinter die Kulissen der vordergründigen Symptomatik schaue, die dem Patienten bewusst ist und die er/sie nicht (mehr) im Zusammenhang mit anderen Lebensäußerungen seines Alltags sieht. Vieles muss auch gar nicht erfragt werden, denn Auftreten, Kleidung, Farbwahl, Wortwahl, Sprachausdruck, energetische Ausstrahlung liefern bereits viele Informationen über den Zustand des Geschmackssinns, ehe der Patient sich dessen bewusst ist. Patienten sind verständlicherweise immer auf ihre Symptome fixiert, während mich primär die Herkunft der Vielfalt der Symptome interessiert, wenn es sich um ein chronisches Geschehen handelt.

Als kreative Homöopathen gelangen wir durch Assoziationsketten auf direktem Weg ans Ziel. Nehmen wir ein Beispiel. Jemand sagt: „Ich habe einen Geschmack wie von rohen Erbsen im Mund, meistens morgens." Anstatt gleich das Repertorium zu befragen und *Zincum metallcum* C 30 zu verordnen, könnte sich folgender Dialog ergeben:

Seit wann haben Sie diesen Erbsengeschmack im Mund? *Seit letztem Jahr taucht er immer wieder morgens auf.* Ist das unangenehm? *Ja.* Was verbinden Sie denn mit Erbsen? *Ein Gemüse, ein Sommergemüse.* Mögen Sie denn Erbsen? *Nicht besonders.* Gibt es eine Erinnerung in Ihrem Leben, die mit Erbsen, Sommer in irgendeiner Weise zu tun hat? *Ja, letz-*

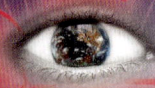

tes Jahr ist meine Großmutter gestorben. Im Sommer? *Ja.* Gibt es einen Zusammenhang zwischen Oma und Erbsen? *Oh ja! Sie hat immer Erbsen im Garten gehabt und sie roh gegessen, aber auch fürs Kochen rausgepuhlt aus den Schoten. Oma sagte immer, Erbsen seien gesund, aber man müsse sie roh essen.* Ist Ihre Großmutter alt geworden? *Ja, sie ist an Altersschwäche gestorben.* Haben Sie den Tod Ihrer Großmutter inzwischen verkraftet? *Nicht so richtig.* Haben Sie sich Zeit zum Trauern genommen? *Ach nein, da war so viel los, ich bin gar nicht richtig dazu gekommen. Mir hängt das immer noch nach, dass ich nicht bei ihr sein konnte, um Abschied zu nehmen.* Können Sie sich vorstellen, dass Ihre Großmutter durch den Erbsengeschmack zu Ihnen spricht und Ihnen versichert, dass alles seine Richtigkeit hatte? *So habe ich das noch nie gesehen.*

Ungewöhnliche Geschmacksempfindungen haben immer eine emotional geladene und unerledigte Geschichte, die wir ergründen sollten. Im vorliegenden Beispiel interessiert mich weniger das Detail der rohen Erbsen als vielmehr die ungenügende Trauerarbeit. Hier würde ich zuerst durch *Natrium muriaticum* oder *Ignatia*, eventuell je nach Schwere des Kummers auch *Aurum* verordnen und Hilfen für die Trauerarbeit empfehlen:

> *Setzen Sie sich an einen ruhigen Ort, vielleicht auf den Sessel, auf dem die Großmutter gerne saß und sprechen Sie laut mit Ihrer Großmutter. Was bekümmert Sie, was hätten Sie gerne noch der Oma gesagt? Lauschen Sie, spüren Sie, was sich atmosphärisch um Sie herum verändert. Trauen Sie Ihrer sensitiven Wahrnehmung.*

Mag sein, dass die Zeit, wann der Erbsengeschmack auftaucht, mit dem Todeszeitpunkt übereinstimmt. Mag sein, dass die Erbsen mich zu einem ganz anderen Thema leiten, zur Frage der Nervenbelastung, da Erbsen ein sehr starkes Nervenheilmittel sind und jemand instinktiv über eine Geschmackseingebung die Botschaft erhält, was sie/er in der Ernährung beachten sollte. Mag sein, dass die Erbsen zum Thema der „Erbsenzählerei" führen, zur Krämerseele, zu Geiz und engstirnigem Denken. Oder die Erbsen erinnern an Murmeln und daran knüpfen sich Ereignisse aus der Kindheit. Der Kreativität sind keine Grenzen gesetzt, um solch einen instinktiven Sinn wie den Geschmackssinn in alle Richtungen hin zu ergründen. Dadurch gelangen wir in tiefere Schichten der Symptomatik und schließlich dringen wir zur Ursache vor. Das Beispiel – ersetzbar durch viele andere Geschmacksirritationen – mag dazu anregen, kreativ und assoziativ bei der homöopathischen Anamnese zu sein. Sind wir es nicht, stoßen wir schnell an unsere Grenzen. Dazu möchte ich ein eindrückliches Erlebnis schildern:

Eine 67-jährige Patientin kam wegen eines fauligen Mundgeschmacks und Mundgeruchs. Als überzeugte Vegetarierin, die gewissenhaft kaute, genügend Speichel produzierte und ganz für die Gesundheit lebte, war ihr dieses Symptom sehr unangenehm. Sie hatte mehrere Homöopathen aufgesucht und eine Reise durch die Materia medica zu diesem Thema hinter sich, ohne dass sich auch nur für einen Tag etwas positiv verändert hätte. Das bedeutete, die bewährten Arzneien wie *Anacardium*, *Pulsatilla*, *Carbo vegetabilis*, *Capsicum*, *Nux vomica*, *Psorinum*, *Sulphur* oder *Staphisagria* hatten ihren Dienst versagt, obgleich sie perfekt auf den fauligen Geschmack passten. Es

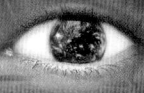

gab auch Kollegen, die am strengen Vegetarismus ansetzten und einen Zusammenhang zwischen sykotischer Fixierung und emotionaler Abwehr gegen Fleisch erkannten und Mittel wie *Pyrogenium, Sepia, Muriaticum acidum* und *Natrium muriaticum* erwogen. Als ich die lange Mittelliste las, kam ich zu dem simplen Schluss: Ich hätte keine bessere Arzneiwahl treffen können. Alles passte zum Symptom und passte dennoch nicht.

Aufgrund der langen Vorgeschichte lag es nahe, nach dem aktiven Miasma zu forschen. Meine Assoziationskette begann mit der Feststellung, dass morgens der üble Geschmack auftauchte trotz vorbildlicher Zahnpflege, Zungenabschabung und Mundspülung mit einem biologischen Mundwasser. Morgendlicher übler Geschmack und Mundgeruch weist auf eine Störung der Lebertätigkeit. Wie kann sich bei einem Menschen, der sich rundum gesund ernährt und gesund lebt, eine solche Störung ergeben? Antwort: Durch eine alte Krankheit, die sowohl die Leber behelligte, als auch nicht richtig ausheilte. Das Rätsel war schnell gelöst: Die Patientin hatte als Kind Diphtherie, eine syphilitische Krankheit. Um abzuklären, ob eine skrofulöse Diathese vorliegt, fragte ich nach Kopfgrind, geschwollenen Halsdrüsen, Haut- und Augensymptomen. Auch das bejahte die Patientin, als Kind gehabt zu haben. Dann fragte ich nach dem Speichelfluss, den die Patientin als normal bezeichnete. Aber sie bestätigte, dass beim Mittagsschlaf manchmal Speichel aus dem Mund fließe, sie auch nachts schon mal aufgewacht sei und einen ekelhaft stinkenden Speichel auf ihrem Kopfkissen entdeckt habe.

Nun folgte die Assoziation, dass die Skrofulose durch ihre Verschmelzung von Tuberkulinie und Psora wie die Tuberkulinie selbst eine Entsprechung in der Syphilinie hat. Diese Symptome reichten mir, um erstens die Therapie auf der syphilitischen Ebene zu beginnen, zweitens eine Mercurius-Verbindung zu erwägen und drittens die alte Arzneikrankheit in Gestalt der Diphtherie einzubeziehen, die früher konventionell mit vielen Injektionen behandelt worden war. Der Organismus der Patientin hatte aufgrund der gesunden Lebensweise die unerledigten Anteile des skrofulösen Miasmas an die Peripherie kompensiert und erschien dort als besagter fauliger Geschmack und Geruch.

Zwei Arzneien zog ich in Betracht:

Mercurius sulphocyanatus (merc-s-cy) mit seinem Bezug zur Skrofulose und zum Hals und: Diphtherie, extreme Röte, widerlicher metallischer Geschmack im Mund, ständiger Speichelfluss.

Mercurius iodatus ruber (merc-i-r) mit seinem Bezug zur Skrofulose und Syphilinie und zum Rachen: Diphtherie, widerlicher fauliger Geschmack und Mundgeruch bei alten Leuten.

Ich entschied mich für *Syphilinum C30* und *Mercurius iodatus ruber C30* im wöchentlichen Wechsel, ließ das Konstitutionsmittel der Patientin, *Silicea C1000* als einmalige Gabe folgen und schloss die 10-wöchige Therapie mit einer Gabe *Sulphur C200* ab. Dadurch war die Skrofulose vollkommen ausgeheilt. Der faulige Geschmack und Geruch war schon nach drei Wochen in einen normalen Geschmack und Geruch verwandelt. Aber eine miasmatische Therapie zielt darauf ab, dass die chronische Krankheit den Körper über die Haut verlässt und nicht beendet wird, nur weil ein Symptom verschwindet.

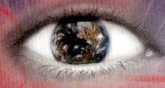

1.5 Die homöopathische Behandlung von Geschmacksstörungen

Die vorausgehenden Beispiele mögen genügen, um meine Denk- und Arbeitsweise zu vermitteln. Ich gedenke auch nicht, die vielen Vergleichssymptome mit ihren bewährten Arzneien aufzulisten, denn dafür steht einem das Repertorium zur Verfügung. Mein Anliegen in diesem wie in jedem Band der Organreihe ist die Befruchtung der homöopathischen Behandlung durch ganzheitliches Denken und das Aufdecken von Entsprechungen und Zusammenhängen. Daher beschränke ich mich auf ein paar Symptome, die zu aufschlussreichen Assoziationen und ganzheitlichem Denken anregen.

Wie in Kapitel 1 ausführlich dargelegt und durch Abb. 1 illustriert, ist der Verlust des Geschmackssinns gravierend und unmittelbar mit dem Verlust vom Geschmack am Leben verbunden. Wie immer stelle ich nur die hochwertigen Arzneien vor:

1.5.1 Der fade Geschmack

Arzneien: Anac, alum, aur, bapt, merc, nat-m, puls, sulph

Thema/Konflikt: Negatives, nach außen gerichtetes, materialistisches Denken (muss alles analysieren), unerledigte Schuldgefühle, nachtragend, unversöhnlich, mangelndes Selbstwertgefühl, Verlust von Farbgefühl, Proportion.

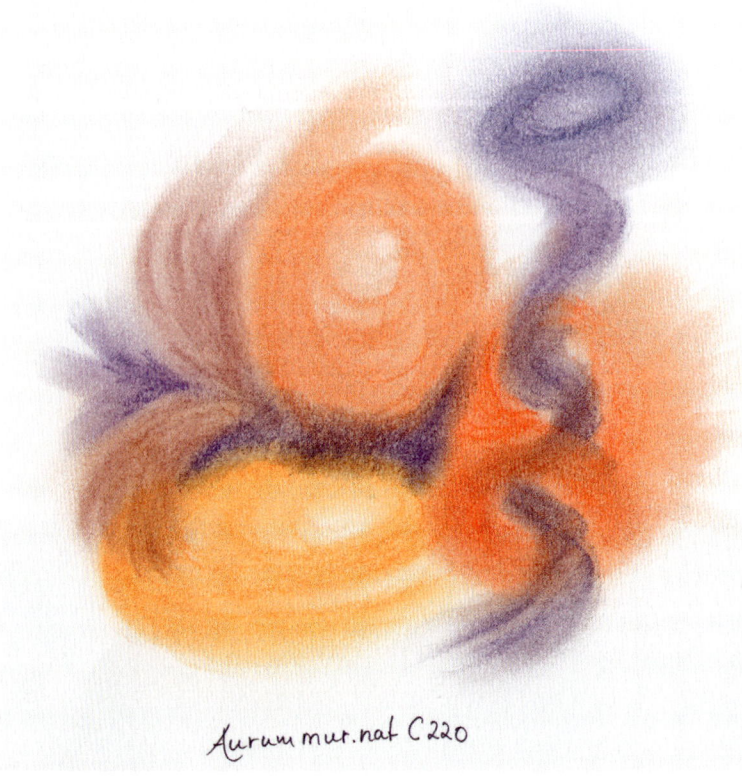

Aurum mur.nat C 220

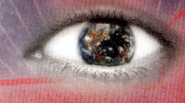

Lösungen: Gründliches Kauen, Speise würzen, Nahrung dankbar annehmen, prüfen: was tut mir gut? Schöpferischer Selbstausdruck, zwölfmal am Tag innehalten, sich spüren, bewusst auf den Atemstrom achten. Gedanken zum Thema „Geschmack" aufschreiben und reflektieren.

Fortschrittliche Küchen in Altenheimen und Krankenhäusern haben begriffen, dass gewürzte Speisen Heilnahrung für alte und kranke Menschen sind. Es gibt keinen Grund, fade schmeckende Speisen ausgerechnet denen anzubieten, die vereinsamt leben, leiden, keinen Ausblick und keine Ziele mehr im Leben sehen.

Auch in den meisten Großküchen für Universitäten, Konzerne oder Industrieanlagen reduziert sich die Würzung der Speisen auf zu viel Salz und Pfeffer. Dazu kommen Geschmacksverstärker und Transfettsäuren (karzinogen!), die den Geschmackssinn täuschen.

Der fade Geschmack und seine acht Hauptarzneien gehen über das physische Empfinden weit hinaus. Wir erkennen unschwer wichtige Konstitutionsmittel aus der Materia medica, aber auch, dass der fade Geschmack ein Thema in allen miasmatischen Schichten sein kann. Je fader der Geschmack wird, umso gravierender werden die Gemütsverstimmungen. Hier sind besonders *Alumina, Anacardium, Aurum, Natrium muriaticum* und *Mercurius* zu nennen, die graduell von der leichten über die schwere Depression bis hin zur Gleichgültigkeit reichen. Bedenken wir den Zusammenhang zwischen Geschmackssinn und Speichelbildung, zeigt sich besonders bei *Baptisia* und *Mercurius* eine Auffälligkeit:

Die tuberkuline *Baptisia*-Persona produziert einen widerlichen Körpergeruch und das Gefühl, alles schmecke fad und sei fade im Leben, weil zu wenig Speichel produziert wird. Das geht auf einen latenten Wassermangel zurück.

Die syphilitische *Mercurius*-Persona produziert viel Speichel, obgleich es nachts weder etwas zu essen, noch zu verdauen gibt. Hier liegt meistens ein ungelöster psychischer Konflikt vor, an dem der Patient unterbewusst im Schlaf „herumkaut" – meist noch durch Zähneknirschen begleitet. Tagsüber klagt der Patient über den faden Geschmack, einerlei, welche Speise er/sie zu sich nimmt und produziert bisweilen auch noch zu wenig Speichel.

1.5.2 Geschmacklosigkeit

Arzneien: Alum, chin, hell, nat-m, puls, verat, zinc

Thema/Konflikt: Keinen Geschmack am Leben haben, Undankbarkeit für die eigenen Potenziale, Neid, erlittene Geschmacklosigkeit(en), sich selbst geschmacklos verhalten, verbale Störungen.

Lösungen: Gründliches Kauen, Nahrung dankbar annehmen, prüfen: was tut mir gut? Essen geschmackvoll anrichten, es sich schön machen bei der Arbeit, in der Wohnung = Ästhetik aktivieren. Poesie anregen durch eigene schöngeistige Worte zum Thema „Geschmack". Versöhnungsarbeit mit sich und denen, die sich geschmacklos verhielten = meist familiensystemische Arbeit erforderlich.

Geschmacklosigkeit ist nicht mit dem Verlust des Geschmackssinns zu verwechseln. Der Patient weiß und schmeckt, dass er Kaffee, Tee, Bier oder Wein trinkt, Salzkartoffeln, Butterbrot oder Gemüsesuppe isst und Zigaretten, Pfeife oder Zigarren raucht. Aber es fehlt die Differenzierung, die Analyse, das Herausschmecken dessen, was im Mund bzw. auf der Zunge ist. Bei einer Erkältung oder Grippe leidet der Geschmackssinn. Das ist nachvollziehbar, weil der Organismus ganz auf die Abwehr von Bakterien und Viren ausgerichtet ist und in dieser Stressphase alles „abschaltet", was nicht unbedingt zum Überleben notwendig ist. Doch bei den sieben Hauptarzneien des Themas „Geschmacklosigkeit" geht es um tiefer reichende Verletzungen der Würde und des Selbstwerts, meist durch verbale Äußerungen. Geschmacklosigkeiten, vor allem wenn sie mit Bloßstellung vor anderen einher gehen, können einen Menschen traumatisieren, weil er sich ohnmächtig und kampfunfähig fühlt.

Doch müssen wir die Situation in der Behandlung differenzierter betrachten. Was hindert den Menschen daran, sofort eine verbale Geschmacklosigkeit zu erkennen, zu durchschauen und sie von sich zu weisen? Wieso entsteht eine so heftige Resonanz? Warum manifestiert sich das Erlebnis auf der Zunge? Diesen Fragen nachzugehen, heißt heikle Punkte bei den Patienten selbst anzurühren. Die *Alumina*-Persona zeichnet sich durch Trockenheit in jeder Hinsicht aus: trockene Schleimhäute, trockener Humor, trockene Sprache. Im Wesen verdrießlich und hoch sykotisch, neigt sie zu Fixierungen und wie *Natrium muriaticum* zu negativen Meinungsäußerungen und Nörgeleien. Sie können beide gut andere kritisieren und sind dabei nicht zimperlich mit harten Worten. Der Übergang zur geschmacklosen Sprache ist schnell erreicht. Man lese hierzu Buchrezensionen, besonders von Homöopathen über andere Homöopathen und man begegnet vielen Geschmacklosigkeiten. *Alumina, Natrium*, aber auch *Zincum* teilen, aus der eigenen Schwäche kommend, heftig aus, ertragen aber selbst keine Kritik. Ganz im Gegenteil – sie kollabieren, kratzt man ein wenig

an der sykotischen Fassade. Sie reagieren auf das, was sie selbst produzieren. Volkstümlich ausgedrückt und für Patienten leichter verständlich: So wie man in den Wald hinein ruft, so schallt es zurück. Somit stelle ich dem Patienten die Frage: „Was ist Ihr Anteil an der Geschmacklosigkeit, die Ihnen widerfahren ist?" Natürlich sagt jeder spontan, damit habe sie/er nichts zu tun. Der Organismus ist jedoch weise und lügt nie. Dort, wo sich ein Krankheitssymptom manifestiert, sind Konflikt und Lösung beisammen – hier auf der Zunge beim Geschmackssinn.

Geschmackloses Verhalten und Reden aus dem Affekt heraus sind typisch für *Pulsatilla, Veratrum album* und *Helleborus niger*. Gedankenlosigkeit und Schnodderigkeit, ein liebloser Umgang mit sich und anderen, schlechte Manieren, miserable Kinderstube – das sind unangenehme Erscheinungen. Aber die Verletzungen dringen nicht so tief in ein Energiesystem, als wenn Boshaftigkeit, Neid und Missgunst die treibenden Kräfte geschmackloser Äußerungen und Verhaltensweisen sind.

Heilung impliziert immer auch Schattenarbeit, das heißt hier, seiner eigenen Neigung zu Geschmacklosigkeiten inne zu werden, seine „Zunge besser im Zaum zu halten" und seinen Geschmackssinn zu kultivieren.

1.5.3 Verlust des Geschmackssinns

Arzneien: anac, ars, bell, nat-m, phos, puls, sil, zinc

Thema/Konflikt: Erkältungs- und Grippeerkrankungen, Chemo-, Strahlentherapie, Medikamentenabusus, Suchterkrankungen, Erfrierungen, Dauerstress, traumatische Erfahrungen.

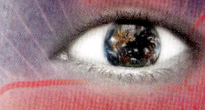
Lösungen: Miasmatische Behandlung, Heilnahrung, Esskultur, rhythmische Atem- und Drüsenübungen, schöpferischer Selbstausdruck.

Anhand der Arzneien *Anacardium, Natrium* und *Pulsatilla* ermessen wir, wie weit gefächert ihr Bezug zum Geschmackssinn ist und wie dramatisch die Störung des Geschmackssinns werden kann. Im Vordergrund steht bei den acht Hauptarzneien, dass sich Konflikte tief in das Energiesystem eingegraben haben und durchaus nicht nur der Geschmackssinn betroffen ist. Bei *Arsenicum album* kommt meist der Verlust des Geruchssinns noch hinzu. *Belladonna* lässt ebenfalls Geschmack- <u>und</u> Geruchssinn erlahmen, wenn das Fieber zu hoch ist. Liegen solch schwere Krankheiten vor, versteht es sich von selbst, dass keine separate Behandlung des Geschmackssinns in Frage kommt, sondern ein ganzheitliches Konzept notwendig ist. Da aber das Wiedererwachen des Geschmackssinns die „Lebensgeister" mobilisiert, tun wir gut daran, ihn durch die angeführten Mittel im Bewusstsein zu bewahren. Die acht Arzneien haben eine große Wirkungstiefe und Wirkungsbreite. Daher wirken sie miasmatisch, konstitutionell und organotrop auf den Geschmackssinn.

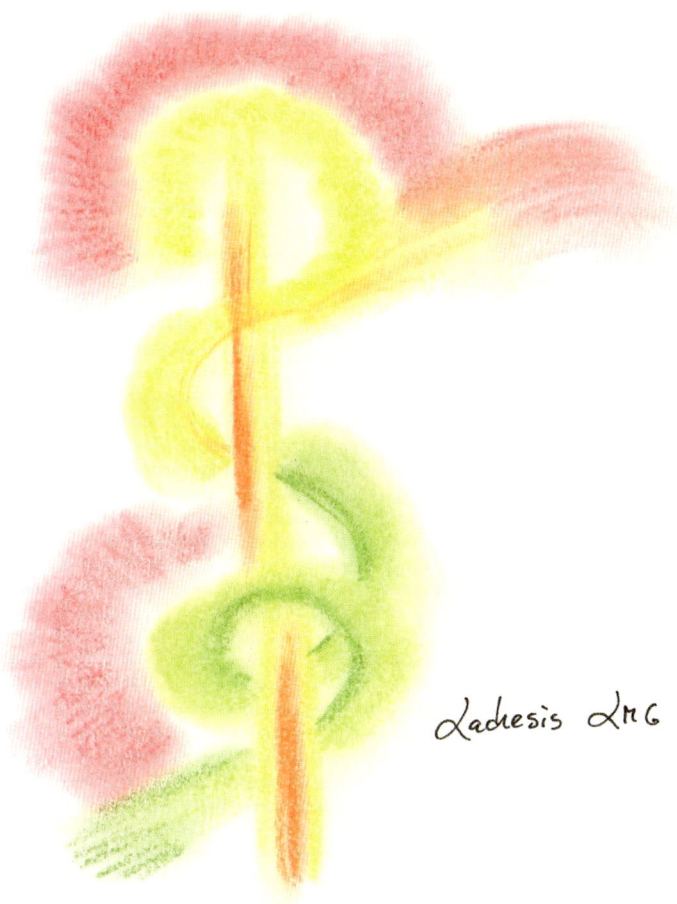

Lachesis LM6

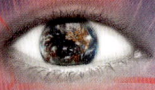

2. Der Geruchssinn

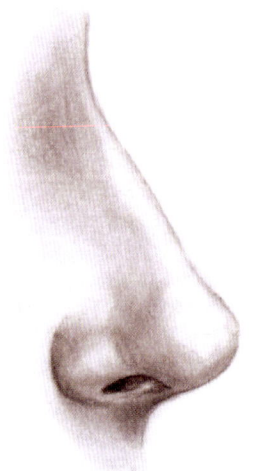

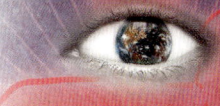

In unserer Zeit ist der visuelle Sinn vollkommen überreizt, das Gehör durch Dauerlärm geschwächt und die anderen drei Sinne leiden, obgleich sie für die Lebensfähigkeit so wichtig sind. Wenn Menschen sich und andere nicht mehr fühlen, werden sie kalt und gefühllos, wie wir sagen. Irritation, Verlust von Lebensfreude und Orientierung entstehen, wenn Menschen nicht mehr schmecken und riechen. Besonders bei Verlust des Geruchssinns verliert ein Mensch seine Urinstinkte und läuft sogar Gefahr, seine Menschlichkeit einzubüßen. Buch und Film „Das Parfüm" von Patrick Süßkind lassen erahnen, wie weit die Degeneration eines Menschen gehen kann, wenn er sich nicht mehr riecht, nicht mehr wahrnimmt. Im größeren Maßstab bieten meine Ausführungen zum Zeitalter des Rokoko in „Miasmen und Kultur"[2] ein Gefühl für das Wesen der Psora, welche Gefahr in der kollektiven Schwächung des Geruchssinns lauert, wie aber auch die (erstmalige) Befreiung der Sexualität mit dem Geruchssinn zusammenhängt und kulturelle Höhepunkte erbrachte.

Die Nase, der Sitz des Geruchssinns, ist die prominenteste Struktur-Funktion des Kopfes. Ihre Form und Größe prägt das Gesicht und trägt sehr stark zur Charakteristik einer Persönlichkeit bei. Sie spielt in allen Medizinsystemen, die je Menschen hervorbrachten, eine dominante Rolle in der Diagnose. In der Chinesischen Medizin ist sie der „Öffner" des Funktionskreises Lunge – Dickdarm. In der westlichen Naturheilkunde und Pathophysiognomik, vor allem aber in der Schüßler-Therapie, ist die Nase durch Farbe, Formveränderung und Hautbeschaffenheit Wegweiser zu inneren Krankheiten. Die Schüßler-Salze erleben erfreulicherweise eine Renaissance. Die Schüßler-Antlitzdiagnose beinhaltet noch

2 Siehe im Literaturverzeichnis

andere Zeichen im Gesicht. Aber die Nase steht zu Recht im Zentrum – wie sie es auch im Gesicht tut.

In der miasmatisch-homöopathischen Behandlung bietet die Nase mit ihrer Sekretvielfalt – Konsistenz, Farbe – die wichtigsten Informationen dazu, welches Miasma im Organismus aktiv ist. Auch im Heilungsprozess lesen wir am Nasensekret ab, auf welcher Heilungsebene sich ein Patient befindet. Ich möchte sogar sagen: Über die Nase und ihre Sekrete steigen wir am leichtesten in die Miasmatik ein.

Mit dem Riechorgan verbinden wir Instinkt, Intuition und Emotionen und drücken es treffend in der Umgangssprache aus:

- Jemand hat einen guten Riecher.
- Jemand verlässt sich auf seine Nase.
- „Immer der Nase nach!"
- Jemanden nicht gut riechen können.
- Der/die ist eine Schniefnase.
- Schnuppern: es liegt was in der Luft.
- Zu einem Schnupperkurs gehen.

Die Nase braucht zwar einige Zeit, bis sie gemäß dem Krankheits- oder Heilungsgrad entsprechende Sekrete bildet, aber nichts zeigt so deutlich das Prozesshafte, den Wandel, die Krankheits- und Heilungsrichtung. Gerüche lösen dagegen spontan Bilder und Gefühle aus. Es riecht irgendwo nach Vanille oder Zimt und schon ist man wie vor 40 Jahren bei Oma in der Küche, wo sie Zimtsterne buk. Es zieht ein frisches Zitronenaroma durchs Zimmer und sofort fühlt man sich besser. Jemand stinkt nach Schweiß und schon mag man ihn nicht und wendet sich ab. Geruch, Gefühl und Urteil können sich im Nu verbinden und verbünden zu einer Meinung. Gerüche nehmen auch im menschlichen Sexualleben einen bedeutsamen

Platz ein. Manche mögen es eher „animalisch", andere ziehen zarte erotische Düfte als Stimulans vor. Das stärkste Spermium ist nicht das schnellste, sondern dasjenige, das am besten den Maiglöckchenduft des reifen Ovars riecht.

Bei Gerüchen und Düften sind wir Menschen heikel. Jemandem ein Parfüm zu schenken, ist meist zum Scheitern verurteilt, weil es sehr persönlich ist, welchen Duft man an sich, an seiner Haut liebt. Zur Kleidermode gehören Düfte, zur Wellness und Körperpflege ebenfalls. Die Aromatherapie hat sich aus dem modernen Zweig der Naturheilkunde, der Medical Wellness und aus der biologischen Kosmetik entwickelt, hat aber alte Wurzeln vor allem im Orient und in Asien. In Indien ist es undenkbar, ein gutes Parfüm zu kaufen, ohne dem Parfümeur sein Geburtsdatum zu geben, damit er den astrologisch passenden Duft auswählen kann. In der japanischen Kunst des Shoyeido, die heute wiederbelebt ist, werden „Riechwettbewerbe" mit kostbaren Räucherstäbchen ausgefochten: Wer kann die meisten Düfte identifizieren, wenn man mit geschlossenen Augen kurz an einem Stäbchen schnuppert?

Räucherwerk und Räucherrituale sind wieder modern und ein Zeichen, dass wir uns wieder an unsere Urinstinkte erinnern – trotz Internet, Handywahn und Fastfood. Die Nase wird

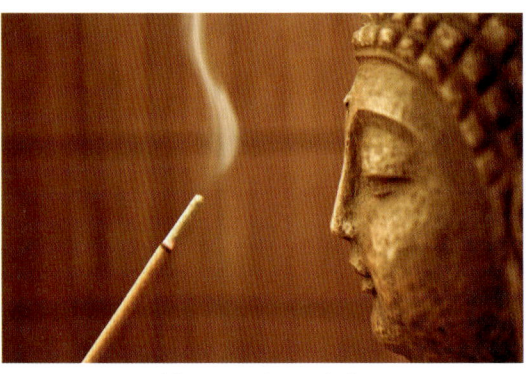
Abb. 5 Räucherstäbchen

durch allerlei Trends, Wohlgerüche zu erzeugen und im Leben einzusetzen, verwöhnt. Was braucht man dazu? Eine freie Nase, durch die die Luft beim Einatmen strömen kann. Riechen ist von der Luft, vom Atmen abhängig. Der Geruchssinn wird am meisten geschwächt durch mangelhafte Atmung, sei es, dass die Nase dauernd verstopft, sei es, dass der Atem zu hektisch ist. Riechen erfordert langsames Einatmen. Der Verlust des Geruchssinns ist immer mit einer schweren Krankheit verbunden und irritiert den Patienten noch mehr, als wenn er/sie den Geschmackssinn verliert. Die Nase ist ein sowohl instinktives als auch geistiges Orientierungsinstrument. Ahnung, Intuition, Ideenreichtum, Schöpferkraft basieren auf einem intakten Geruchssinn. Sein Verlust löst die Unfähigkeit aus, Gefahr einzuschätzen.

Diesbezüglich habe ich über Jahre interessante Zusammenhänge kennen gelernt: Krebspatienten, die durch Chemo- und Strahlentherapie einen stark geschwächten Geruchssinn bis hin zum Geruchsverlust erlitten, verloren das Gefühl für Verhältnismäßigkeiten und dadurch das Gefühl für die Schwere ihrer Erkrankung. Von dieser Klientel hörte ich des Öfteren Ideen, mit Aromatherapie, Edelsteintherapie, Handauflegen, Aura-Reading oder sonst einer sanften Behandlung den Krebs zu „besiegen". Nicht, dass diese Therapien unnütz wären, aber bei Krebs geht es um Leben und Tod, um eine ganzheitliche Therapie mit sehr viel Eigenleistung bei der Konfliktlösung und nicht um Kosmetik.

Solche Vorstellungen, mit Wellness-Behandlungen eine schwere chronische Krankheit anzugehen, habe ich nie aus dem Mund von Krebspatienten gehört, die durch keine konventionelle Therapie gegangen sind. Sie konnten sich besser einschätzen und klar erkennen, dass sie eine

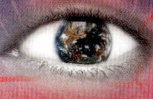

radikale Krankheit haben und somit auch eine radikale Änderung im Leben angesagt ist. Die beiden wichtigsten Instinkte, Geruchs- und Geschmackssinn sind nicht getrübt und vermitteln unterbewusst, was für das eigene System zuträglich ist und was nicht. Diese Patienten finden ihren Weg, finden die für sie richtige Therapie und erleben Heilung. Mit ihnen zu arbeiten, bereitet große Freude trotz aller Schwierigkeiten und Krisen, weil sie ihre Sinne beieinander haben und der gesunde Menschenverstand aktiv ist. Er ist maßgeblich von der „guten Nase" abhängig.

Ist der Geruchssinn auf irgendeine Weise verbildet, geschwächt oder nicht mehr vorhanden, nützen keine Düfte, sondern konsequente Atemübungen und das volle Programm der Entsäuerung und Entgiftung, bis Nase und Kopf wieder frei sind für die fünf Stationen eines Heilungsprozesses:

- Anschauen
- Akzeptieren
- Verändern
- Loslassen
- Neubeginn

Sobald der „Riecher", was für einen gut ist, worauf man sich einlässt und was Heilung für einen bedeutet, wieder intakt ist, geht es mit der Heilung hurtig voran. Dann ist auch der Augenblick gekommen, über Düfte wie in der Aromatherapie die Sinne zu beleben, die Lebensfreude mit ästhetischen Attributen anzuregen.

2.1 Der Geruchssinn in der Chinesischen Entsprechungslehre

Wie erwähnt, ist die Nase der „Öffner" des chinesischen Metall-Elements mit dem Funktionskreis Lunge-Dickdarm. Der Bezug zum Atmen ist leicht nachzuvollziehen. Hingegen wird die Entsprechung Nase – Dickdarm erst deutlicher, wenn wir die typischen Gerüche der chinesischen Diagnostik ins Blickfeld rücken.

➢ Der ranzige, widerliche Geruch gehört zum Funktionskreis Leber-Galle und zeugt von einer gravierenden Stoffwechselstörung. Er weicht trotz guter Körperpflege nicht und dringt aus allen Poren. Die höchste Steigerung der Leberstoffwechselstörung mündet in Geruchlosigkeit, das heißt, der Mensch riecht nichts und riecht nach nichts. Das geschieht selten, wenn aber, entladen sich beim Menschen gleichzeitig extrem sadistische Verhaltensweisen. Miasmatisch gesehen bewegt sich die Dynamik schleichend von der Sykose in die Syphilinie.

➢ Der verbrannte, versengte Geruch gehört zum Funktionskreis Herz-Dünndarm und Pericard = Kreislauf-Sexus-Dreifach-Erwärmer. Er zeugt von einer Überhitzung des Organismus durch Trockenheit und Entzündungsbereitschaft. Er geht, meist unerkannt, Infarkterkrankungen voraus. Miasmatisch gesehen bewegt sich die Dynamik von der Sykose rasant in die Syphilinie.

➢ Der ekelhaft süße, leichenhafte Geruch gehört zum Funktionskreis Milz/Pankreas-Magen und dringt zunächst aus dem Mund, dann aus allen Poren durch Gärungsprozesse im Verdauungssystem. Die miasmatische Dynamik ist sykotisch: chronisch, lange im Verborgenen unerkannt.

➢ Der faulige Geruch gehört zum Funktionskreis Lunge-Dickdarm, leicht zu erkennen an den schleichenden Blähungen, die nach faulen Eiern stinken. Er zeugt vom Kon-

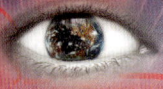

sum von zu viel tierischem Eiweiß und einer gestörten Darmflora durch zu viele Fäulnisbakterien. Auch der Atem stinkt faulig. Miasmatisch gesehen bewegt sich die Dynamik in der Tuberkulinie, kann aber rasant in die Syphilinie bzw. Karzinogenie abstürzen.

➢ Der Uringeruch gehört zum Funktionskreis Niere-Blase und zeugt von einer Unterversorgung der Nieren durch zu wenig Wassertrinken – typisch bei alten Menschen, aber auch allgemein durch Störungen im Wasserhaushalt = zu wenig oder zu viel trinken von Flüssigkeit. Miasmatisch gesehen bewegt sich die Dynamik innerhalb der Sykose durch die Störung ihrer beiden Elemente Wasser und Erde. Entweder gibt es Staus durch zu viel Wasser = überwässerte Nieren durch zu viel Trinken (primäre Sykose) oder Entzündungen, Schmerzen und Austrocknung entstehen durch Verschlackung der Flüssigkeiten (Blut, Lymphe, Sekrete), erhöhte Viskosität, Gefäßablagerungen (sekundäre und tertiäre Sykose).

Diese Symptome sind uns vertraut. Erkennen wir ihre Zusammenhänge, fällt es uns deutlich leichter,

1. einen Kranken ganzheitlich zu erfassen,
2. den Schweregrad einer Erkrankung zu erkennen,
3. Körper-, Gemüts- und Verhaltenssymptome als Einheit zu erkennen.

Die Entsprechungen schulen auch unsere ganzheitliche Wahrnehmung als moderne Therapeuten, die wir hauptsächlich visuell ausgebildet und ausgerichtet sind. Der Sehsinn lässt sich jedoch leicht täuschen, der Geruchssinn nicht, da er mit Instinkt und Intuition ausgestattet ist. Besonders der physische und intuitive Geruchssinn führt uns in der Anamnese und Diagnose geradewegs zur Ursache bzw. miasmatischen Basis einer chronischen Erkrankung, noch ehe ein Wort über Färbung und Konsistenz der Sekrete gefallen ist. Warum? Weil die Sekrete den Geruch verursachen. Mag sein, dass sie nicht mehr abgehustet oder ausgeschneuzt werden können, aber sie riechen aus den Körperöffnungen, aus der Haut und aus den Kleidern! Das hat nichts mit medialen Fähigkeiten zu tun, sondern mit einem gut entwickelten Geruchssinn oder sagen wir: Spürsinn, der die Qualität des Fühlens und Spürens ausdrückt, die in der Wahrnehmung einer Patientenpersönlichkeit so wichtig ist.

2.2 Die Nase, das Riechorgan

Die Nase besteht im Wesentlichen aus Knorpeln und Muskeln, während der knöcherne Anteil, das Nasenbein, nur sehr kurz ist, verbunden mit Stirn und Stirnfortsatz, dem Oberkiefer. Die Nase als zentrales Atemorgan ist hohl. Die Nasenscheidewand, teils knorpelig, teils knöchern (Siebbein, Pflugscharbein) trennt die beiden Nasenhöhlen voneinander. Oberkiefer, Siebbein und Gaumenbein grenzen rechts und links die Nasenhöhlen von der Kieferhöhle ab und der knöcherne Gaumen trennt die Nasenhöhlen von der Mundhöhle. Die Nase nimmt also nach vorne einen klar abgegrenzten Raum ein, ist aber nach hinten offen, indem die Nasenhöhle in den Nasenrachenraum übergeht.

Was sind die Aufgaben der Nasenhöhlen?

Die Nasenhöhlen haben die Atemluft für die unteren Luftwege vorzubereiten, sie

● *anzuwärmen: Der Körper lässt die Atemluft durch einen „Warmwas-*

serheizkörper" strömen. Die Rippen des „Heizkörpers" sind die Nasenmuscheln, das „Warmwasser" ist das Blut.

- *anzufeuchten: Die Nasenmuscheln sind mit gefäßreicher, ständig feuchter Schleimhaut bedeckt.*

- *zu reinigen: die Deckzellen der Schleimhaut sind mit feinen Flimmerhärchen besetzt. Sie bewegen auf der feuchten Schleimhaut niedergeschlagene Staubteilchen in Richtung Rachen. Der Rachen ist außerdem reich mit lymphatischem Gewebe zur Bakterienabwehr ausgerüstet.*

- *chemisch zu prüfen (durch den Geruchssinn): Viele schädliche Gase riechen übel. Ihre Einatmung wird deshalb vermieden.*

     H. Lippert, D. Herbold, W. Lippert-Burmester; Anatomie ebenda

Dieser klaren und bildhaften Beschreibung ist nicht viel hinzuzufügen. Die Beschaffenheit der Nasenschleimhaut erinnert lebhaft an die der Bronchien und erklärt nicht allein das hermetische Gesetz „wie innen, so außen, wie oben, so unten", sondern auch, warum die Chinesen die Nase als Öffner der Lunge verstehen. Für jeden professionellen Redner, Sprecher, Schauspieler, Sänger und Sportler ist die erstgenannte Aufgabe der Nasenhöhlen, die Atemluft, genauer: die Einatmluft zu erwärmen, von zentraler Bedeutung. Nichts ist schlimmer als kalte Luft in die unteren Luftwege der Lungen und Bronchien zu atmen, da die gesamte Stimmgebung und Tonerzeugung behelligt wird. Heiserkeit, Verschleimung, Erkältung der Atemorgane sind die gefürchteten Folgen. Liegt noch eine tuberkuline oder skrofulöse Diathese vor, stellen sich hartnäckige Katarrhe

ein. Ein- und Ausatmen sollten als Regelfall durch die Nase erfolgen. Wird das Atemsystem wie bei Sängern, Bläsern und Sportlern zur Höchstleistung gefordert, müssen diese Musiker lernen, bewusst durch Mund und Nase gleichzeitig einzuatmen und nicht nur durch den Mund! Nur so wird die Atemluft ausreichend erwärmt. Die Mundöffnung ist zu groß, um beim Einatmen die Luft zu erwärmen. Die Nase ist nicht nur wesentlich kleiner, sie hat auch eine innere Struktur, die die Erwärmung und Befeuchtung perfekt ermöglicht. Aus der Nasenseitenwand treten drei Wölbungen hervor, die so genannten „Nasenmuscheln". Sie gliedern die Innennase in drei „Gänge":

- In den unteren Nasengang.

- In den mittleren Nasengang. In ihn münden die Kieferhöhle, Stirnhöhle und die vorderen Siebbeinzellen.

- In den oberen Nasengang. In ihn münden die hinteren Siebbeinzellen und darüber die Keilbeinhöhle.

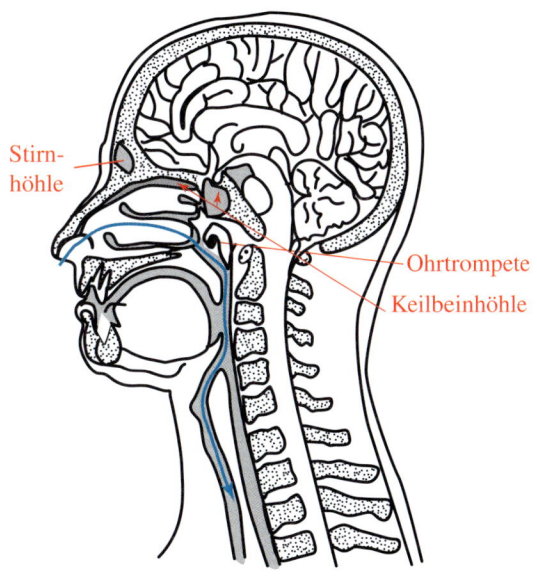

Abb. 6 Der Atemweg durch die Nase

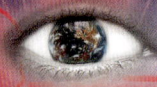

So wie die Nase sind auch die Nasenneben-höhlen luftgefüllte und mit Nasenschleimhaut ausgekleidete Hohlräume. Zu ihnen zählen die Stirnhöhle, Kieferhöhle, Keilbeinhöhle und die Siebbeinzellen. Diese Nasennebenhöhlen unterstützen die Nase bei der Anwärmung und Befeuchtung der Atemluft. Darüber hinaus dienen alle Kopfhöhlen der Gewichtsersparnis des Schädels und als Resonanzräume für die Sprech- und Singstimme. Sind die Nasennebenhöhlen nicht frei, weil die Schleimhaut angeschwollen ist, wird die Mündung in die Nasenhöhle verschlossen. Das Sekret kann nicht abfließen und es kommt zu den äußerst langwierigen Stirnhöhlen- und Kieferhöhlenentzündungen.

2.3 Die Nasensekrete und ihre miasmatische Spur

In einer ganzheitlichen Behandlung sind wir auf ein vernetztes, assoziatives Denken und auf ein Wahrnehmen mit allen Sinnen angewiesen. Das gleicht einer Spurensuche, die zur Ursache führt. Wir müssen aber auch die Spuren zuordnen können. Die Nasensekrete sind der einfachste Weg, die Spur zu inneren Körperprozessen zu finden, das aktive Miasma zu erkennen und den Heilungsweg zu verfolgen. Gewöhnlich ordnen wir die Nasensekrete nur den Erkrankungen der oberen Luftwege zu wie bei der Rhinitis und Sinusitis. Auch bei Erkältung und Grippe sind sie unter anderen Symptomen vertreten. Leider ist auch die medizinische Ausbildung innerhalb der Naturheilkunde so angelegt, dass wir in Schubladen denken und nicht ganzheitlich. In der Homöopathie ist es nicht anders. Man sammelt Unmengen von Symptomen zwecks Findung des Simillimums, aber hat keine Entsprechungs-

lehre entwickelt, um das Muster von Symptomen in der Beziehung Organ – Konflikt zu erkennen. Lieber hat man Computerprogramme für das lineare Denken entwickelt. Darum prüfen wir nicht die Nasensekrete bei Depression, Arthrose, Durchfall, Diabetes oder Krebs. Natürlich ist es noch besser, auch nach den Ohrsekreten, dem Sputum, Speichel und Ausfluss zu fragen. Doch können diese Sekrete spärlich ausfallen oder nicht sichtbar sein, was aber auch ein wichtiger diagnostischer Hinweis ist.

Die Nase als Atemorgan ist dagegen immer mit Sekret versehen und bei ihr wird dieses auch am leichtesten sichtbar. Die Nase „läuft" bei kaltem Wetter, bei scharf gewürztem Essen. Sie ist auch als erste Körperinstanz bei Erkältung betroffen, indem die Nasenschleimhäute anschwellen. Das Sekret ist über die Nase wesentlich leichter auszuschneuzen als bei einer Bronchitis das Sputum auszuspucken. Die Nase zeigt einem besonders in der miasmatischen Behandlung, wo „es langgeht"; wir können der Wegweisung der Nase durchaus trauen!

Abb. 7 dient dem Verständnis, wie eine Krankheit immer tiefer in den Organismus hineinsinkt und wie bei der Heilung der umgekehrte Weg sichtbar wird. Vor allem Letzteres ist bedeutsam, da wir in der Regel nicht als erstes etwas über die Selbstheilungsprogramme des Organismus lernen, sondern lauter Fakten des Krankwerdens. Schließlich hängen wir noch einen klingenden Namen eines toten Forschers als Etikett über das Krankheitsbild, und schon verschwindet der lebendige Mensch gänzlich.

In der Miasmatik nehmen wir die Etikette weg und schauen auf den lebendigen Menschen vor uns, dessen Organismus alles weiß, alles

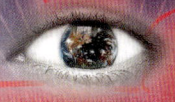

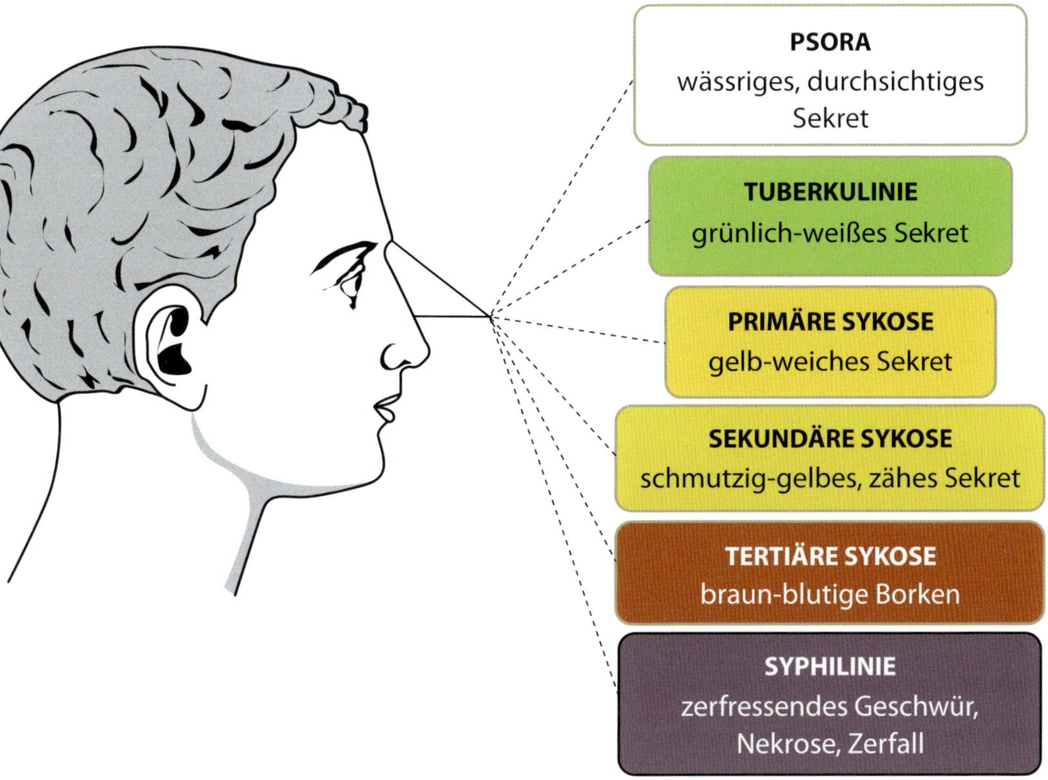

| PSORA |
| wässriges, durchsichtiges Sekret |

TUBERKULINIE
grünlich-weißes Sekret

PRIMÄRE SYKOSE
gelb-weiches Sekret

SEKUNDÄRE SYKOSE
schmutzig-gelbes, zähes Sekret

TERTIÄRE SYKOSE
braun-blutige Borken

SYPHILINIE
zerfressendes Geschwür, Nekrose, Zerfall

Abb. 7 Die Nasensekrete und ihre miasmatische Zuordnung

kann und uns eindeutige Geschichten erzählt, nämlich die vom Heilen. Hätte die Natur nicht vorgesorgt mit pragmatischen und synergetischen Selbstheilungsprogrammen, es gäbe unsere Spezies schon lange nicht mehr. Was liegt also näher, als bei der Natur des Organismus in die Lehre zu gehen? Jeden Tag aufs Neue! Es gibt täglich Neues zu entdecken, was unseren Sinnen entgangen ist und was unser vernetztes Denken schult. So entwickelt sich eine „gute Nase", ein „guter Riecher" für Zusammenhänge.

Gehen wir die Stationen des Krank- und Heilwerdens anhand der Nasensekrete und ihrer Begleiterscheinungen einzeln durch:

- Die Psora äußert sich durch Schwäche und Verschleimung. So harmlos beginnt jede Krankheit. Verschleimung beginnt in der Nase und in den Nasennebenhöhlen. Die Nase läuft und versucht durch Mehrproduktion von wässrigem Sekret die Fremdstoffe zu verdünnen und aus dem Körper zu schwemmen. Deshalb können Schwitzen, leichtes Fiebern, Appetitlosigkeit, Müdigkeit die physiologische Immunabwehr unterstützen. Der Patient fühlt sich rundum krank, gereizt und missmutig. Wird auf dieser Ebene der Organismus durch ausleitende Maßnahmen unterstützt, heilt die psorische Basis

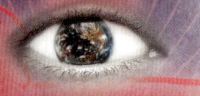

schnell aus und der Patient kommt wieder in seine Kraft. Wird die aktive Psora durch allopathische Maßnahmen unterdrückt, sinkt die Krankheit tiefer.

- Sie erreicht meistens zuerst die tuberkuline Ebene, indem die Nasennebenhöhlen und die unteren Luftwege (Bronchitis) Lokalkrankheiten entwickeln. Nicht nur die Luftwege, auch am anderen Ende des Körpers, in Dünn- und Dickdarm tauchen Symptome auf. Der Nasenschleim fließt noch reichlich, auch das Sputum kann ausgehustet werden. Doch der Verschleimungsgrad schreitet fort, der Körper ruft eine stärkere physiologische Immunabwehr auf den Plan durch lokales Schwitzen (Brust, Kopf) und höheres Fieber. Der Stoffwechsel arbeitet auf Hochtouren, die Fremdstoffe werden in die Ausscheidungsorgane abgegeben und überlasten vor allem den Dickdarm. Entkräftende und entwässernde Durchfälle sind die Folge. Wird jetzt der Organismus durch ausleitende Maßnahmen der Naturheilkunde unterstützt und für eine leichte Heilnahrung gesorgt, verwandeln sich die grünlichen Sekrete der Bronchitis in glasige, das Fieber sinkt, die Nase läuft und bildet wieder wässrige Sekrete. Die psorische Heilungsebene wird erreicht. Durch ein psorisches Heilmittel wie *Sulphur* verlässt die Krankheit den Organismus über die Haut. Wird die Tuberkulinie mit ihren Lokalkrankheiten unterdrückt, entstehen entweder rasante Abstürze in die Syphilinie, weil das Immunsystem zu sehr geschwächt ist, oder die Krankheit sinkt langsam tiefer – das kleinere Übel!

- Die Krankheit erreicht dank eines noch gut funktionierenden Immunsystems die primäre Sykose. Die Nasensekrete sind gelb, weich und reichlich. Sie sind nicht wundmachend. Der Organismus arbeitet allerdings auf Hochtouren, um Fremdstoffe loszuwerden. Da das nicht mehr über das Nasensekret allein zu schaffen ist, bildet er Ödeme, Wasseransammlungen, um wiederum Schlackenstoffe zu verdünnen und leichter ausscheidbar zu machen. Im Idealfall kommen Schwitzwallungen hinzu. Aber erste Zeichen von Verstopfung zeigen, dass der Darm überfordert ist. Der Patient sieht verquollen aus. Werden jetzt ausleitende Maßnahmen der Naturheilkunde, reichliches Wassertrinken verordnet, verflüssigt sich das Nasensekret insofern, als im undurchsichtigen weißlichen Sekret nur noch kleine gelbe weiche Klümpchen auftauchen. Dann wird das Sekret grün-hellgelb, mitunter grünlich-flüssig (tuberkulin) oder gleich wässrig (psorisch). Die Ausscheidungsorgane arbeiten und der Organismus ist bereit, über die Haut die Krankheit loszulassen. Tritt keine Heilung in Kraft, bleibt dem Organismus nur die Wahl der Konservierung.

- Die Krankheit sinkt in die sekundäre Sykose, in der alles Flüssige eingedickt und überall abgelagert wird, wo sich Raum bietet: in den Nasennebenhöhlen, in den tiefen Bronchien, im Fettgewebe, an den Gelenken und an den Gefäßwänden. Die Sekrete sind wundmachend, zäh und fadenziehend, von schmutziger Farbe, von unangenehmem Geruch und nur unter Schmerzen nach außen zu bringen. Diese Symptome sind Zeichen von Entzündung, da ihnen auf dieser sykotischen Ebene Feuchtigkeit entzogen wird. Die Konservierung der Sekrete hat für den Organismus den Vorteil der Ablagerung, um die wichtigsten Funktionen aufrecht zu erhalten. Soll Heilung geschehen, müssen naturheilkundliche Maßnahmen, schleimbildende Nahrungsmittel (Leinsamen, Schlüpfrige Ulmenrinde, Okraschoten, Haferschleim usw.) zunächst die Sekrete verflüssigen und transportfähig machen. Sie färben sich von zäh-schmutzig-braungelb zu weich-gelb (primäre Sykose). Je nach Immunlage kann sich der Organismus gleich in die psorische Ebene bewegen und produziert wässrige und klare Nasensekrete. Oder der Organismus braucht noch ein spezielles Training des Immunsystems durch eine tuberkuline Erkältung und gelangt auf diese Weise in die notwendige Vagotonie, um dann schließlich auch die psorische Ebene zu erreichen. Wird dem Organismus nicht geholfen, kompensiert er durch weiteren Feuchtigkeitsentzug. Bis zur sekundären Sykose sprechen wir in der Homöopathie von der „harnsauren Diathese". In der Tat: ohne Versäuerung, Verschleimung und Belastung durch Fremdstoffe entsteht keine chronische Krankheit, gleich, welches Etikett wir ihr aufkleben.

- Dann ist die Krankheit in die tertiäre Sykose gesunken, wo die Schleimhäute eintrocknen, Borken und Krusten in der Nase bilden, die nicht mehr ausgeschneuzt werden können. Auch im übrigen Organismus nehmen Symptome von Trockenheit zu, wodurch der Patient eine faltige Haut, eine graue Gesichtshaut und ein ausgezehrtes Aussehen erhält. Werden die schmutzigbraunen Borken aus der Nase entfernt, kommt es zu lokal blutenden Wunden, oft auch von Schmerzen begleitet, wenn immer an derselben Stelle die trockene Schleimhaut aufreißt. Es gibt somit nicht nur das tuberkuline Nasenbluten aufgrund

zu dünnen Blutes, sondern auch eines der tertiären Sykose aufgrund brüchiger Gefäße. Da der Organismus in dieser Sykose-Ebene der „lithämischen Diathese" entspricht, kommt es zu Ablagerungen in den Hohlorganen, zur Sklerotisierung. Wird ein solchermaßen leidender Mensch ganzheitlich behandelt, Heilnahrung, Entsäuerung und Homöopathie eingesetzt, die diese tiefe sykotische Ebene erreicht, ist eines der verlässlichen Heilungszeichen das Auftauchen von Nasensekret. Es mag am Anfang noch zäh sein, verändert dann aber zügig Konsistenz und Farbe. Dem braungelben Sekret folgt gelbes, eventuell grünes, dann wässriges.

- Wird auch diese Ebene unterdrückt, bleibt dem Organismus keine andere Wahl: Gewebe geht unter, atrophische, nekrotische Prozesse setzen ein, es wird ein Teil geopfert, damit das Ganze überlebt. Damit betreten wir die tiefste Krankheitsebene, die Syphilinie. In diesem Fall fehlt nicht nur das Nasensekret, es werden Knorpel und Knochen angegriffen und zerfallen. Je weiter dieser fortgeschrittene Zustand anhält, umso mehr geht es um Leben und Tod. Wird auf dieser destruktiven Ebene ganzheitliche Heilung angestrebt, können vielleicht zerstörte Gewebe nicht mehr aufgebaut werden, doch kann die Krankheit zum Stillstand kommen. Dann wird sich zeigen, wie stark das Immunsystem ist, um Heilung zu bewirken. Auch hier ist das sicherste Zeichen die Wiederkehr von Sekretbildung, die erfahrungsgemäß alle Stufen der Viskosität und Farben durchläuft. Sobald Sekrete auftauchen, ist der Organismus wieder regulationsfähig. Von der Trockenheit der Syphilinie reguliert er in die Elemente Wasser und Erde hi-

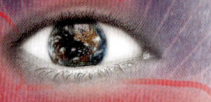

nein, die beide zur Sykose gehören. Von dort geht es über weiche gelbe zu grüngelben, grünen und schließlich wässrigen Nasensekreten wieder zur Psora, wo die Krankheit den Organismus über die Haut verlässt.

Wir sehen, das Nasensekret ist ein verlässlicher Wegweiser in Richtung Krankheit und Heilung. Immer wieder ist es beeindruckend, wie (bio)logisch der Organismus kompensiert und wie er seine Selbstheilungsprogramme ins Werk setzt. Er lehrt uns, dass jede chronische Krankheit immer mit Enge und langsamer Dehydrierung bis zur Austrocknung einhergeht, mal mehr körperlich, mal mehr psychisch-mental, aber immer sind Körper und Geist be-

teilig. Allerdings bietet der Organismus durch vorübergehende Überwässerung (Schwellung, Ödembildung) in der Ebene der primären Sykose eine Chance, das Dilemma zu erkennen, nämlich, dass die Elemente Erde, Wasser und Feuer (Wärmehaushalt) aus der Balance geraten sind. Hören wir auf diese Zeichen, geht Heilung oft erstaunlich schnell vonstatten. Achten wir nicht darauf, führt der Weg in die Kompensation durch Feuchtigkeitsentzug und Konservierung. Der miasmatische Heilungsweg ist zwar nicht immer einfach zu finden und zu gehen, aber er orientiert sich an der Körperlogik, der die Psyche und mentale Einstellung auf dem Fuße folgt. Und das ist in der ganzheitlichen Behandlung chronischer Krankheiten schon ein großer Gewinn!

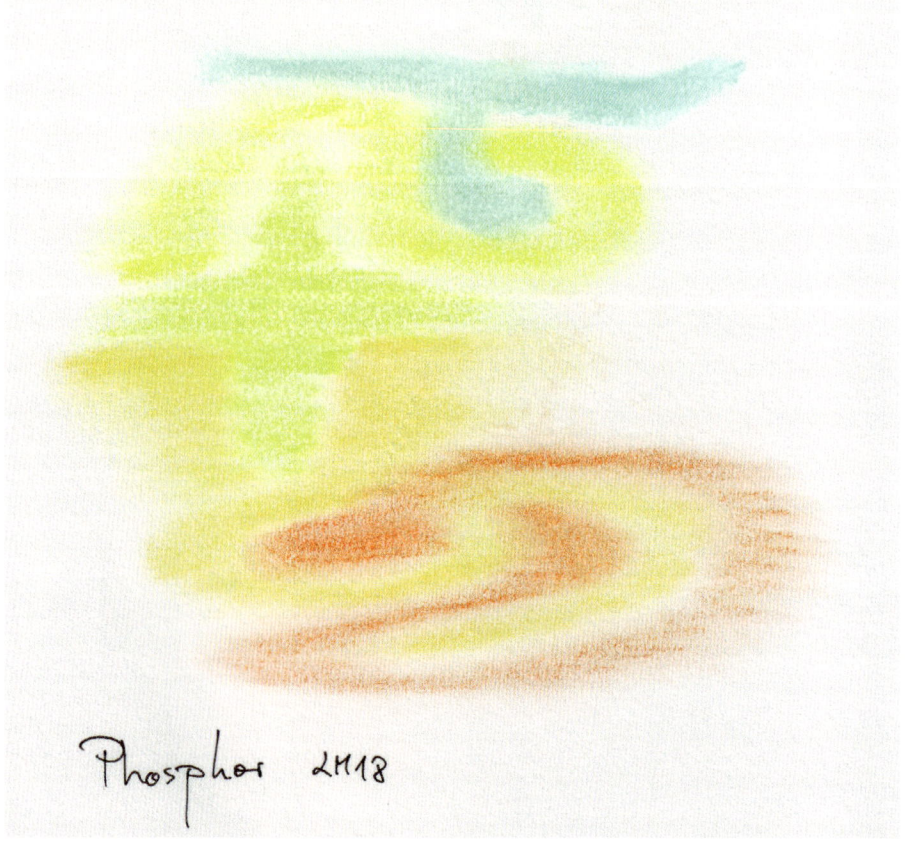

Phosphor LM18

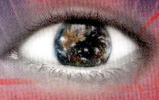

2.4 Die ganzheitliche Behandlung von Nase und Geruchssinn

Wie bei jedem Sinnesorgan betrachten wir auch die Nase als physisches Organ und als Ausdrucksorgan menschlicher Qualitäten. Dementsprechend beinhaltet eine ganzheitliche Behandlung des Riechorgans auch alle Seinsebenen, an denen das Riechorgan beteiligt ist. Die meisten Krankheiten rühren von einer schlechten Atmung her. Da viele Menschen chronisch verschleimt sind, wir keine Atempflege üben und mehr durch den Mund als durch die Nase atmen, wird die Mundatmung als normal hingenommen. Das betrifft leider auch viele Therapeuten. Was wunder, dass auch Schnarchen nur als lästiges Übel empfunden wird und wir lieber einen Zweig der Pharmaindustrie unterhalten, An-

tischnarchmittel zu kreieren. Bloß nicht das Naheliegendste erkennen: Nasenatmung üben, Körper entschlacken und damit die zähen Schleimdepots in den Nasennebenhöhlen abtransportieren. Die Körpersprache ist unüberhörbar mit ihrer nasalen, verhauchten, ächzenden Stimme und dem nächtlichen „Sägen". So soll denn auch am Anfang dieses Kapitels eine Grundübung stehen, um die Nase und Kopfhöhlen zu reinigen, wie es seit über 2000 Jahren in der indischen Atemkunst üblich ist. Ferner empfehle ich grundsätzlich bei regelmäßig verstopfter Nase, den Konsum von zuckerhaltiger Nahrung und Käse tagsüber drastisch einzuschränken und sich abends mit einer leichten Gemüsesuppe zu bescheiden. Noch besser ist, man wählt einmal für vier bis sechs Wochen Trennkost und wird erleben, was alles aus der Nase strömt und wie frei man sich im Kopf fühlt.

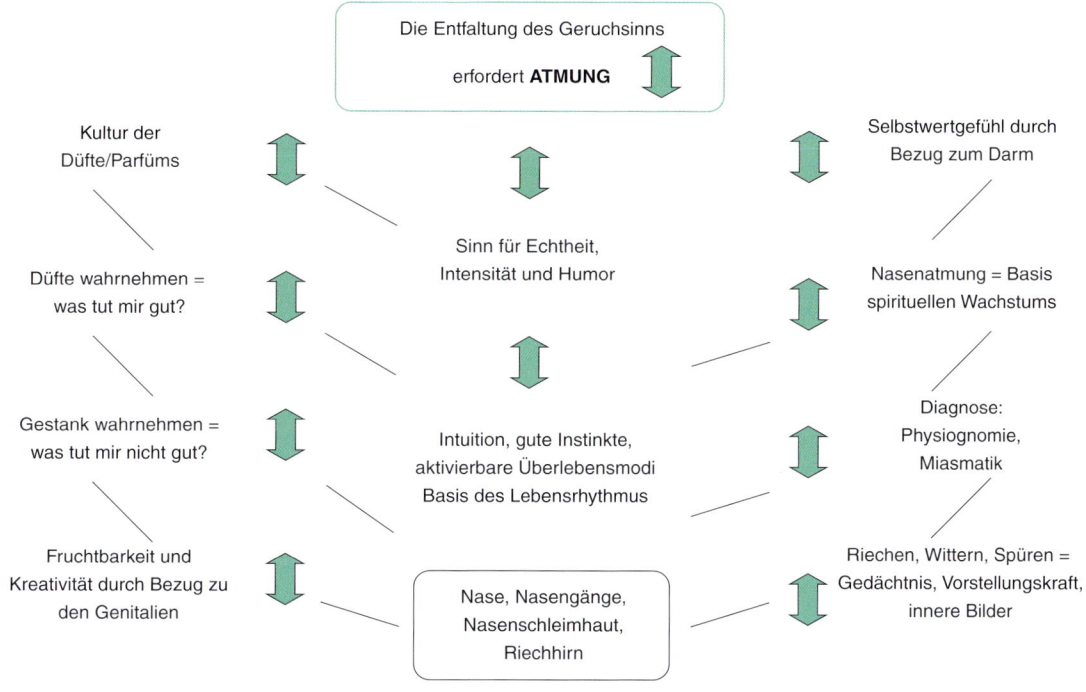

Abb. 8 Die Vernetzung des Geruchssinns

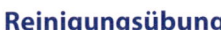
Reinigungsübung

Halten Sie entweder ein Metronom bereit und stellen es auf 60 Schläge pro Minute ein oder wählen Sie von unserer Übungs-CD für Rhythmische Atemübungen[3] Track 1.

Setzen Sie sich dreimal pro Tag für 5 Minuten auf einen Stuhl, aufgerichtet, Kinn ein wenig Richtung Hals gezogen, die Zunge locker am Mundboden liegend, die Hände entspannt auf den Oberschenkeln ablegen, die Füße parallel in Schulterbreite.

- *Atmen Sie 8 Zählzeiten = 8 Sekunden langsam durch die Nase ein.*
- *Halten Sie den Atem 8 Sekunden an.*
- *Formen Sie die Lippen wie zum Flöten und pusten stoßweise auf 8 Sekunden aus.*
- *Halten Sie den ausgeatmeten Zustand 8 Sekunden an.*
- *Achten Sie darauf, dass sich beim Ausatmen das Zwerchfell locker bewegt.*
- *Führen Sie diesen Zyklus (8 ein – 8 halten – 8 aus – 8 halten) noch drei Mal aus.*

Das hat nur 2:40 Minuten gedauert, aber Sie haben sicher Mühe gehabt, das Atemströmen durch die Nase sowie das rhythmisch präzise Ausstoßen des Atems entspannt und gleichmäßig geschehen zu lassen.

Erholen Sie sich für 1 – 2 Minuten, bis Herzschlag und Puls sich beruhigt haben, dann fügen Sie die zweite Übung der Nasen- und Kopfhöhlenreinigung an:

- *Atmen Sie durch die Nase auf 8 Zählzeiten bewusst und konzentriert <u>ein</u>.*
- *Atmen Sie durch die Nase auf 8 Zählzeiten bewusst und konzentriert <u>aus</u>.*
- *Führen Sie diese Nasenatmung zwei Minuten lang durch oder entsprechend der Länge des Musikstücks (2:40).*

---

3 Die Übungs-CD der Kurse „Spirituelle Heilkunst" und die Bücher dazu erhalten Sie beim Narayana Verlag. Siehe Anhang

Konzentration, Gelassenheit, Besonnenheit, Klarheit des Denkens gewinnt man durch diese paar Minuten Nasen-Atemschulung. Sie hilft auch als Basismaßnahme bei Krankheiten mit Nasenbeteiligung und ist nicht etwa eine „nette Begleittherapie", wie mir mal ein Homöopath sagte. Gewiss können homöopathische Arzneien die Nasesekrete lösen, Schüßlersalze helfen, sie nach draußen zu befördern. Aber mit der Nase als Geruchszentrum sind so viele lebenswichtige Faktoren verbunden, wie wir gesehen haben, dass es sich lohnt, die Nase auch frei zu <u>halten</u> und nicht nur frei zu machen. Schauen wir uns nun ein paar Krankheiten mit Nasenbeteiligung an.

2.5 Nasenbluten

Nasenbluten bekommt fast jeder einmal in seinem Leben. Meistens sind die Ursachen kleine lokale Verletzungen. An zweiter Stelle steht die zu hohe Viskosität des Blutes, die wiederum

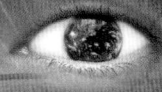

mit der Brüchigkeit der Blutgefäße einhergeht. Man unterscheidet daher zwei Formen des Nasenblutens: das örtlich bedingte und das symptomatische Bluten.

Die Ursachen des örtlichen Nasenblutens sind:

- Ein gestautes Blutgefäß reißt durch Stoß auf den Knorpelanteil der Nase oder durch Nasenbohren auf.
- Die Schleimhaut reißt auf bei einer Septumfraktur oder beim Bruch des Nasenbeins.
- Die Schleimhaut in den Nasennebenhöhlen reißt auf durch Bruch der Nebenhöhlen oder Schädelbasisbruch.
- Die Schleimhaut wird durch Fremdkörper verletzt.
- Nasenpolypen oder Tumore

Symptomatisches Nasenbluten entsteht durch:

- Hypertonie
- Brüchigkeit der Gefäße (tertiäre Sykose)
- Störungen der Menstruation
- Flächenhafte Schleimhautblutung infolge einer Störung der Blutgerinnung (Thrombopenie)
- Bluterkrankheit (Hämophilie)
- Leukämie

Die einfachste Maßnahme, Nasenbluten zu stillen ist, aufrecht zu sitzen, ein paar Minuten lang die Nasenflügel zusammenzudrücken (Druck auf das vordere Septum) und (eis)kalte Umschläge auf den Nacken zu legen. Lässt sich das Nasenbluten so nicht beruhigen, können folgende bewährte homöopathische Arzneien genommen werden:

Zu den bekannten Akutmitteln zählen: *Ferrum phosphoricum (auch als Schüßler-Mineralsalz), Belladonna, Hamamelis, Arnica, Ipecacuanha.*

Crocus: Nasenbluten mit zähem dickem Blut, Zeichen der sekundären Sykose. Es taucht oft mit Beginn des Klimateriums auf und weist darauf hin, dass die Frau tatsächlich einen Wechsel im Leben vornehmen, den Körper von Schlacken befreien und eine leichtere Ernährung bevorzugen sollte.

Ficus religiosa: Nasenbluten durch große Schwäche infolge einer langwierigen Krankheit.

Lachesis: Nasenbluten infolge von Hypertonie, Rhinitis oder Grippe.

Ledum: Starke Schleimabsonderungen mit Blutbeimischung infolge von Kopfschmerzen, ein Zeichen der primären Sykose.

Sanguinaria, Lemna minor, Psorinum und *Thuja*: Hier sind Nasenpolypen in verschiedenen Graden die Ursache von Nasenbluten mit Eiterbeimischung, begleitet von mehr oder minder starken Kopfschmerzen.

Millefolium: Hier ist Nasenbluten nur eine der möglichen Blutungen aus den Schleimhäuten von Organen und Wunden. Es wird begleitet von heftigen Kopfschmerzen, Blutandrang zum Kopf, Schwindel bei der geringsten Bewegung und im Gehen und Übelkeit beim Bücken.

Natrium nitricum und *Phosphor*: Diese tuberkulinen Mittel sind hilfreich bei beschleunigter Blutgerinnung mit Kopfschmerzen. Doch kann die Ursache der Thrombopenie tiefer liegen und auf syphilitisch-miasmatische Aktivitäten hinweisen.

Senecio aureus: Ursache kann ein Nasenkatarrh mit starker Schleimabsonderung sein (primäre Sykose). Auch eine Störung des Menstruationszyklus (Amenorrhoe) kann

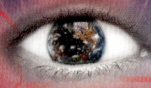

dazu führen, dass die Patientin „am verkehrten Ende" blutet, nämlich aus der Nase anstatt aus dem Uterus. Das ist ein Zeichen der aktivierten Sykose und muss überprüft werden, ob es noch tiefer liegende Ursachen gibt.

Aurum, Viscum album, Barium carbonicum und *Aranea ixobola*: Hier stehen verschiedene Grade der chronischen Hypertonie im Vordergrund, von starken Kopfschmerzen, Hyperämie und Blutandrang zum Kopf begleitet. Miasmatisch gesehen handelt es sich um Symptome, die an der Schwelle von der Sykose zur Syphilinie agieren oder bereits destruktive Züge angenommen haben wie zum Beispiel die Karies der Nasenknochen wie bei *Aurum*. Der Organismus hat dadurch die Ebene der Syphilinie oder Karzinogenie erreicht und das Nasenbluten ist nurmehr ein Begleitsymptom einer schweren Krankheit.

2.6 Schnupfen

Diese harmlose, immuntrainierende Erkrankung ist selten geworden. Mehr noch: Patienten müssen heute erst wieder lernen, gegen Ende eines Heilungsprozesses fähig zu sein, eine leichte Erkrankung durchzumachen. Auch wir als Therapeuten sind schon so sehr an komplizierte chronische Krankheiten gewöhnt, dass uns die Behandlung eines Schnupfens wie eine Erholung vorkommt. Selbst der typische Werdegang einer Rhinitis kann einem schon mal aus dem Bewusstsein entgleiten:

Die Eröffnung geschieht bei kühlem oder kaltem Wetter durch das Jucken in der Nase und einer zu häufigen Mundatmung. Das wirkt sich ungünstig auf die unteren Atemwege aus. Austrocknung und Entzündung der Schleimhäute sind die Folge. Reflektorisch durch Sympathikus und Parasympathikus, hormonell, durch Entzündung oder durch mechanische, thermische oder chemische Reize kommt es zu verstärkter Sekretbildung in den Nasenmuscheln. Beim Einatmen von kalter Luft schwellen die Nasenmuscheln an, beim Einatmen warmer Luft schwellen sie ab. Der Niesreflex wird durch die Reizung der Trigeminusäste ausgelöst. Das wiederum führt zum Abfließen des Sekrets. Atmet der Mensch nun bewusst langsam nur durch die Nase, schwellen die Nasenmuscheln vollends ab und geht diese harmloseste Form des Schnupfens von alleine vorbei. Diese Zusammenhänge sind Gesangspädagogen bekannt und lernt man daher als Sänger und Sängerin.

Beim so genannten „akuten Schnupfen" handelt es sich um eine Viruserkrankung durch Tröpfchenübertragung. Als weitere Ursachen kommen allgemeine Unterkühlung, Veränderungen der Schleimhautdurchblutung in der Nase und zu viel Sekretbildung, wodurch wiederum zu häufig durch den Mund geatmet wird. Von der Ansteckung bis zum Ausbruch der Rhinitis dauert es ein paar Stunden bis zu zwei Tagen. Dann kommt es zu einer Mischinfektion mit Kokken, also zu einem bakteriellen Infekt. Der Werdegang der akuten Rhinitis umfasst beim gesunden Menschen etwa eine Woche. Die Symptome sind:

- Kitzeln in der Nase oder im Nasenrachenraum.
- Frösteln und Niesreiz.
- Wässriges Sekret fließt aus der Nase, die Augen tränen.
- Das Sekret wird schleimig, eventuell grünlich oder gelblich.

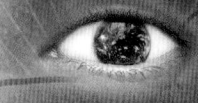

- Der Geruchssinn erlahmt, oft auch der Geschmackssinn.
- Gegen Ende des Schnupfens besteht ein Trockenheitsgefühl in der Nase.
- Die Nasenschleimhaut ist gerötet und geschwollen.
- Die Nasenmuscheln sind verdickt.
- Die Haut am Naseneingang ist rau und gerötet.

Bettruhe, das Einatmen von Eukalyptusdämpfen und Arzneien wie *Aconitum, Sarcolacticum acidum* und *Allium cepa* helfen, die Rhinitis schnell zum Abklingen zu bringen. Die physiologische Immunabwehr sollte durch Schwitzen unterstützt werden.

Einer der Gründe, warum kaum noch jemand den 8-Tage-Schnupfen erlebt, ist die Untugend von uns modernen Workaholics, ihn nicht mehr als Ruf nach Pause und Ruhe zu verstehen, sondern als lästige Störung des suchtartigen Aktionismus. Der psorische Schnupfen ist ein Zeichen beginnender Immunschwäche und ein Wink des Schicksals, besonnen auf ihn zu hören und ihn sofort auszukurieren. Ansonsten geschieht das, was uns allenthalben in der Praxis begegnet: die Folgen unterdrückten Schnupfens, chronische Rhinitis mit Bronchitis. Oder auch, dass sich nach einer an sich harmlosen Erkältung ein „Hexenschuss" einstellt, den wir nicht mehr mit der ursächlichen Krankheit in Verbindung sehen. Erkennen wir den Zusammenhang, lohnt es sich die Sekretbildung anzuregen, beispielsweise mit *Allium cepa* zusammen mit *Magnesium phosphoricum*, um die Verspannung zu lösen. Leider gibt es Menschen, die auch diesem Ruf nach Pause im Alltag nicht folgen, sondern durch unterdrückende Maßnahmen (chemische Medikamente) die schnelle Lösung suchen.

Der chronische Schnupfen bildet sich meistens aufgrund einer Entzündung der Nasennebenhöhlen bei Erwachsenen und vergrößerten Rachenmandeln bei Kindern. Die Ursachen sind an erster Stelle eine schlechte Nasenatmung durch chronische Verschleimung. Dann können Noxen wie Staub, chemische Dämpfe oder Hitze am Arbeitsplatz eine chronische Rhinitis verursachen. Auf der Nasenschleimhaut bilden sich eitrige Beläge (primäre und sekundäre Sykose), die Nasenmuscheln sind dick geschwollen und Schleimhauthyperplasien behindern die Nasenatmung. Eine Verschlimmerung führt zur Schleimhautatrophie (tertiäre Sykose). Parallel zur Übung des Nasenatmens sind folgende Arzneien hoch bewährt:

Borax: diese Arznei heilt bereits auf der Ebene der tertiären Sykose, wenn sich trockene Krusten, blutiger, zäher Schleim gebildet haben. *Borax* hilft das Sekret zu verflüssigen, so dass ein immunstarker Patient gleich mit Fließschnupfen (psorisch) antwortet oder ein weniger immunstarker Patient über die Tuberkulinie „geht" und zunächst grünlich-weißen Schleim produziert. *Allium cepa* wäre ein gutes Folgemittel, um den Organismus auf die psorische Ebene zu geleiten.

Barium carbonicum: Die Nase ist entweder von dickem gelbem Schleim besetzt oder sie ist trocken und blutet, sobald die festen Borken entfernt werden. Hier ist leicht die Dynamik zwischen der sekundären und tertiären Sykose zu erkennen.

Hedera helix: Diese Arznei hilft bei „verhocktem" Stirnhöhlenkatarrh, der den Patienten in einen benommenen Zustand versetzt. Schwindel bei schneller Bewegung des Kopfes und beim Bücken sind typisch.

Kalium bichromium: wie fast alle Kaliumverbindungen ist eine chronische Verschleimung typisch als Grundlage des Krankheitsbildes. Mit *Kali-bi* erfassen wir den gesamten Prozess von der Psora bis zur tertiären Sykose, indem es bei wässrigen, dickschleimigen, gelben, zähen und schmutzig gelben Nasensekreten eingesetzt wird. Auch bei Borken- und Geschwürbildung, Geruchsverlust und „Stinknase" sollten wir an *Kali-bi* denken. Das Schüßlersalz *Kalium chloratum* hilft zusätzlich, den Schleim zu lockern, *Natrium sulfuricum* sorgt für den Abtransport.

Kalium carbonicum: die Nase ist wund, entzündet und geschwollen und der Patient leidet unter einem hartnäckigen Stockschnupfen, bekommt Kopfschmerzen und wacht morgens mit Nasenbluten auf.

Petroleum: Wenn eitrige, scharfe Absonderungen die Nase wund und rissig machen und wenn ein Trockenheitsgefühl Nase und Rachen behelligt, sollten wir diese Arznei wählen.

Teucrium marum verum: Diese Arznei ist hilfreich bei chronischem Stockschnupfen, wenn beide Nasenlöcher stark verstopft sind. Trotz öfteren Niesens und des Bedürfnisses zu schnäuzen, löst sich kein Schleim. Bewährt hat sich die Begleittherapie mit den Schüßlersalzen *Kalium chloratum* und *Kalium bichromium*.

Acidum nitricum: Diese Arznei ist im Rahmen einer miasmatischen Therapie bei Nasendiphtherie angezeigt. Geschwüre bilden sich in Nasen-, Mund- und Rachenschleimhaut. Die geschwollenen Mandeln behindern sogar die Mundatmung, so dass der Patient in große Atemnot kommen kann.

Aristolochia clematitis: Diese Arznei ist ideal geeignet, den rasenden Kopfschmerz aufgrund von Stockschnupfen (Stau!) zu lösen und mit ihm einen Fließschnupfen einzuleiten.

Arsenicum iodatum: Die Schleimhäute in der Nase sind extrem gereizt und entzündet. Die Absonderungen sind scharf und wundmachend. *Ars-i* ist auch als Schüßlersalz zusammen mit *Kalium chloratum* gut geeignet, den Organismus auf eine leichtere sykotische Ebene zu bewegen.

Corallium rubrum: Diese Arznei erreicht miasmatisch die tertiäre Sykose. Die Rachen- und Nasenschleimhaut ist ausgedörrt, in einem Nasenloch (meistens rechts) bildet sich ein schmerzendes Geschwür; die Schmerzen strahlen bis in die Stirnhöhle, Schläfen und Augen.

Thuja: Eitrige, dicke, grüne, schleimige Sekrete sorgen für wunde Nasenlöcher. Nasengeschwüre und Nasenbluten kommen oft hinzu. Diese Symptome können auch im Zusammenhang mit einer anderen Krankheit zutage treten, wenn früher ein Schnupfen allopathisch unterdrückt wurde.

Sanguinaria: Wundmachende Nasensekrete gehen mit Geruchs- und Geschmacksverlust einher. Typisch in der Vita des Patienten sind wässriger Schnupfen mit häufigem Niesen bei Wetterwechsel warm – kalt, der allopathisch unterdrückt wurde.

Calcium carbonicum: Schnupfen mit verstopfter Nase, wundmachendem Sekret und Nasenbluten rühren von Nasenpolypen her (sykotisch).

Lemna minor: Schleimige Sekrete fließen reichlich aus der Nase, begleitet von Geruchs-

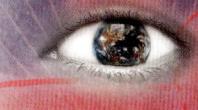

verlust und meistens ausgelöst durch Nasenpolypen.

2.7 Verlust des Geruchssinns

Obgleich schon Arzneien bei Geruchsverlust genannt wurden, möchte ich noch genauer auf dieses Thema eingehen, da es von so großer Tragweite für Patienten ist. Wie erwähnt, dient der Geruchssinn als physiologisches Sinnessystem mittels der Nase der Beurteilung von Nahrungsmitteln und Umweltorientierung. Da der Geruchssinn eng mit dem limbischen System verbunden ist, hat er auch eine Bedeutung für den zwischenmenschlichen Kontakt. Daher sollte man den Geruchsverlust, der nicht temporär wie zum Beispiel bei starken Erkältungskrankheiten entsteht, sehr ernst nehmen.

Geruchsverlust infolge einer Infektionskrankheit kann man gut mit *Natrium muriaticum* und *Pulsatilla* behandeln. Hingegen verlangt der Verlust des Geruchssinns durch längere Einnahme von Antibiotika, Kortison, Zytostatika und durch Impfungen eine miasmatische Therapie. In der Miasmatik sprechen wir hierbei von einer „Arzneikrankheit", die den Organismus teils in eine Abhängigkeit, teils in eine geschwächte Immunlage gebracht hat. Das erste Mittel der Wahl ist *Nux vomica*. Nosoden der jeweiligen

pharmazeutischen Substanz oder des Impfcocktails sind notwendig, um von Grund auf den Organismus wieder regulationsfähig zu machen. Im Zuge einer ganzheitlichen Behandlung haben folgende Arzneien eine große Kraft bewiesen, die Sinnesorgane und insbesondere den Geruchssinn wieder zu erwecken:

Calcium carbonicum*, Calcium sulfuricum*, Belladonna, Hepar sulfuris, Kalium chloratum*, Kalium bichromium*, Kalium iodatum*, Mercurius, Natrium muriaticum, Phosphor, Plumbum, Pulsatilla, Sepia, Silicea*, Zincum chloratum* und *Zincum sulfuricum*.*

Die mit Sternchen * versehenen Arzneien eignen sich als Schüßlersalze zur Begleittherapie zusätzlich zu höheren Potenzen.

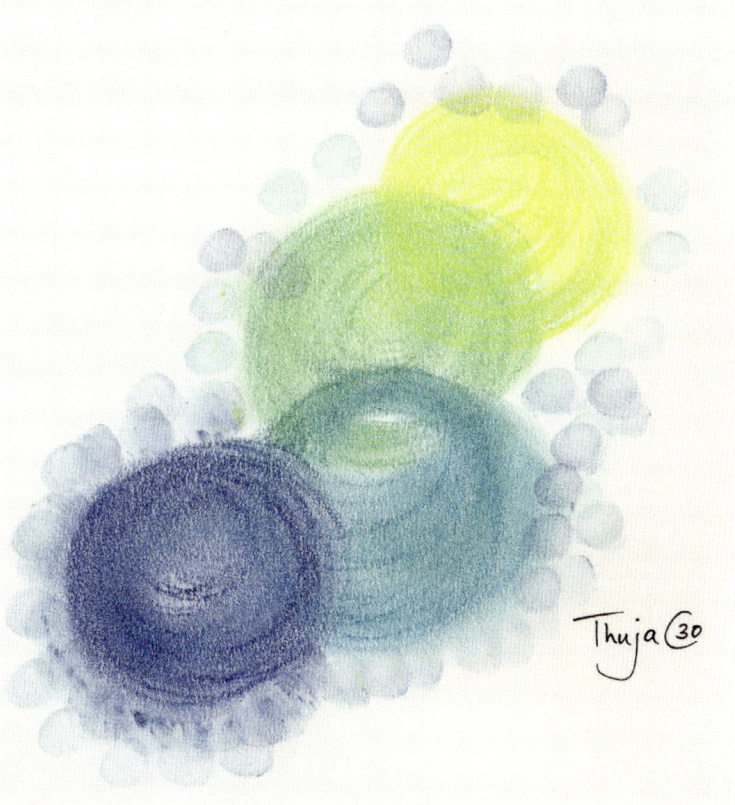

Thuja C30

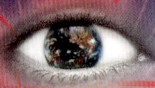

3. Der Fühlsinn

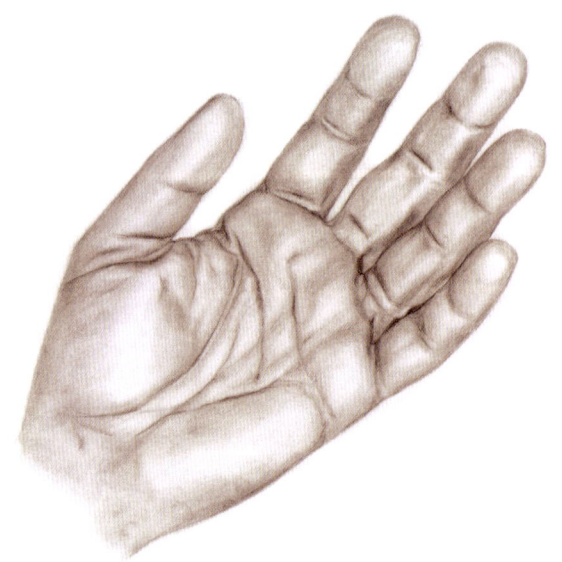

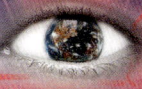

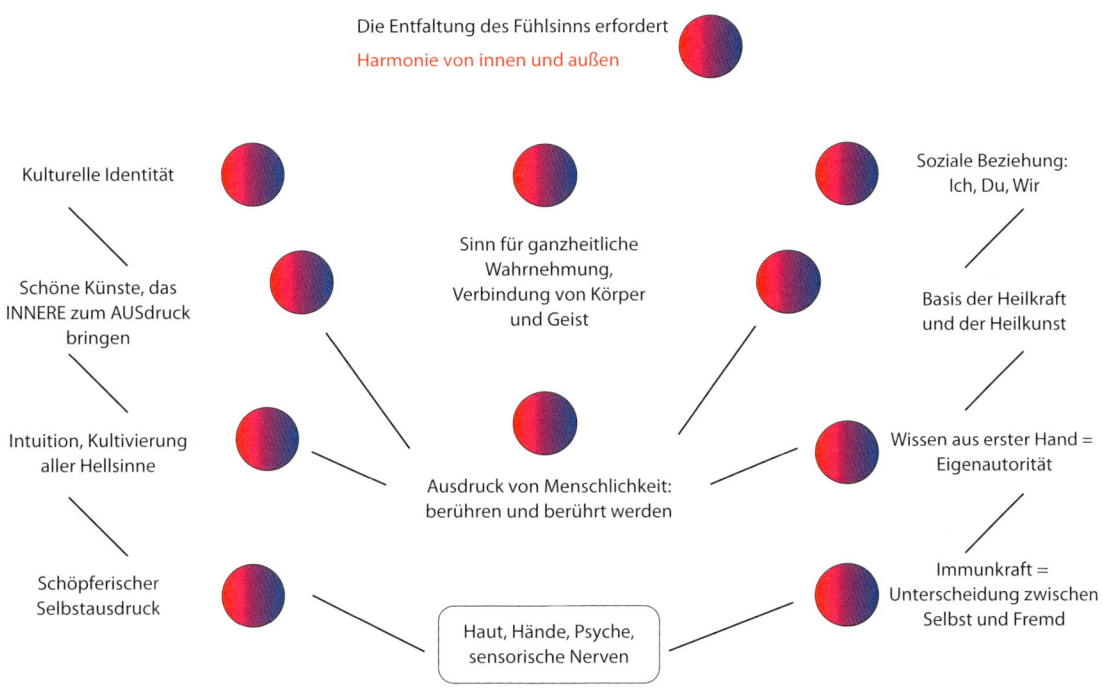

Die Entfaltung des Fühlsinns erfordert
Harmonie von innen und außen

Kulturelle Identität

Soziale Beziehung:
Ich, Du, Wir

Sinn für ganzheitliche
Wahrnehmung,
Verbindung von Körper
und Geist

Schöne Künste, das
INNERE zum AUSdruck
bringen

Basis der Heilkraft
und der Heilkunst

Intuition, Kultivierung
aller Hellsinne

Wissen aus erster Hand =
Eigenautorität

Ausdruck von Menschlichkeit:
berühren und berührt werden

Schöpferischer
Selbstausdruck

Immunkraft =
Unterscheidung zwischen
Selbst und Fremd

Haut, Hände, Psyche,
sensorische Nerven

Abb. 9 Die Vernetzung des Fühlsinns

Beim Fühlsinn oder Tastsinn denken wir zuerst an die Hände. Mit ihnen erkunden wir als Kleinkinder die Welt, berühren, greifen und erfahren, was dies und jenes ist. Doch ehe wir die Hände als „Lerninstrument" einsetzen, haben wir bereits ein Grundbedürfnis erlebt, die Empfindung durch Berührung, durch die Nähe der Mutter. In dieser Berührung ruht der Keim zur Beziehungsfähigkeit, das Wechselspiel zwischen berühren und berührt werden. Hier nimmt auch die Entwicklung von Selbstvertrauen und Vertrauen in andere ihren Anfang. Ich möchte sogar sagen: Im Arm der Mutter finden die wichtigsten Lernstunden für ein gesundes psychosoziales Verhalten statt. Wenn wir später fähig sind, Menschen zu umarmen – auch im geistigen Sinne – drücken wir in dieser Geste aus, was wir bei der Mutter lernten: Vertrauen zu haben. Darin liegt etwas zutiefst Heilendes und Nährendes für das zweite Grundbedürfnis, nämlich zu wachsen, auch dies im physischen wie geistigen Sinne. Da es sich bei Beziehung und Wachstum um Grundbedürfnisse handelt, gehören sie zur natürlichen Ausrüstung für die Entfaltung von Lebensfähigkeit, Lebensfreude und Lebensenergie. Abweichungen davon müssen somit zu Disharmonie, Konflikten und Krankheiten führen. Über einen Heilungsweg kann aber jeder Mensch wieder zu diesen Basisfähigkeiten zurückfinden. Jeder kann wieder beziehungsfähig und wachstumsbereit werden. Die Natur hat für niemanden eine Strafe „auf ewig" vorgesehen, wenn das Bewusstsein auf Abwege

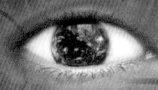

gerät, die einen Menschen an Leib und Seele krank werden lassen oder wenn der Start ins Leben die Grundbedürfnisse nicht bereit hielt. Es ist zwar menschlich, für diese Lebensumstände einen oder mehrere Schuldige im Außen zu suchen und zu finden – Mutter, Vater, Familie – aber Heilung bedeutet immer, sich selbst wieder zu spüren, für sich selbst Verantwortung zu übernehmen, beziehungsfähig zu werden und an dieser Herausforderung zu wachsen. Ist sich ein Mensch am Anfang nur seiner Symptome bewusst, leidet vielleicht an Parästhesie, an Berührungsempfindlichkeit oder fühlt sich von einem Körperbereich abgetrennt, ist dennoch der ganze Mensch krank. Er ist sich dessen nur teilweise bewusst. Heilung ist nicht primär an einzelnen oder vielen Symptomen interessiert; die Heilenergie ist von höchster Intelligenz. Sie zielt auf die Ganzheit des Menschen, so dass er sich wieder in seiner Mitte spürt, physische, emotionale und mentale, ja, auch spirituelle Aspekte seines Seins wieder zueinanderfinden. Ein Heilungsprozess ist ein Bewusstwerdungsprozess. Seine zwei wesentlichen Dynamiken sind die Veränderung der Wahrnehmung und die Bereitschaft, Vergangenes loszulassen. Dadurch wird Lebensenergie frei für das Neue, für das Wachsen in eine neue Zukunft hinein. Erst wenn die drei Zeitebenen Gegenwart, Vergangenheit und Zukunft wieder im Einklang sind, fühlt sich der ehemals Kranke heil und ganz.

Das meiste in einem Heilungsprozess geschieht über das Fühlen, Befinden, Empfinden, Berühren, Berührtsein, was wir in der Homöopathie unter „Gemüt" zusammenfassen. Dank der unzähligen Gemütssymptome können wir individuelle Abweichungen von der Erfüllung der beiden Grundbedürfnisse

herausfinden und erfolgreich behandeln. Allerdings neigen wir dazu, die „Fühler", die das Gemüt besitzt, mehr in der Psyche oder im Denken des Patienten zu orten und weniger im Körper. Der Körper ist aber das Medium unseres Daseins, das einerseits am längsten braucht, um die Ergebnisse des Bewusstseinswandels zu manifestieren und andererseits die Instanz ist, an der jeder Kranke den Fortschritt seiner Heilung misst – bewusst oder unbewusst. Sich gut zu fühlen, ist kein rein psychisch-mentaler Zustand, sondern er schließt immer ein, dass sich jemand „wohl in in seiner Haut" fühlt, wie es der Volksmund treffend ausdrückt. Das Problem vieler chronischer Krankheiten ist ja gerade, dass Körpergefühl, Gedanken und Emotionen nicht mehr miteinander kommunizieren. Behelfsmäßig sprechen wir von einer psycho-somatischen Krankheit. Aber ich kenne keine Krankheit, und sei sie noch so emotional oder mental geprägt, die nicht mit dem Soma, dem Organismus perfekt übereinstimmt. Dadurch, dass unser medizinisches Wissen vom toten Leib abgeleitet ist, bei dem in der Tat Körper und Bewusstsein durch den Sterbeprozess voneinander gelöst sind, schleicht sich dieses dualistische Denken auch in die Therapie ein. Wir haben Fächer, Spezialistentum, Therapien in Hülle und Fülle erschaffen, aber immer noch nicht den entscheidenden Schritt in die Integration vollzogen, die Mauern zwischen den einzelnen Disziplinen abgebaut, uns die Hände gereicht und zum Wohl eines Kranken miteinander kommuniziert. Es ist gerade so, als bestehe die Therapieszene aus lauter Menschen, denen es an den beiden Grundbedürfnissen - Wachstum und Beziehungsfähigkeit - mangelt. Ausgrenzung des Andersartigen, Verteidigung der eigenen Glaubenssätze, Neid, Missgunst

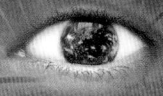

und Kritiksucht sind nur einige Symptome, die auf fehlendes Wachstum, Selbstvertrauen und Beziehungsfähigkeit hinweisen.

Es gibt erfreuliche Entwicklungen, indem sich Kolleginnen und Kollegen „betasten", in Beziehung treten, ins Fühlen kommen und erleben, dass daraus Freude erwächst, Freude an der eigenen Arbeit und an der der anderen. Das lässt auf eine weitere Wandlung des Bewusstseins in Medizin und Theorie hoffen.

Dieser philosophisch anmutende Exkurs diente dazu, einerseits die „höhere Oktave" des Tastsinns zu erspüren und andererseits das Fühlen und Empfinden als zentralen Ausdruck des Heilungsprozesses zu begreifen.

3.1 Die Sensibilität aus physiologischer Sicht

Die Definition klingt einfach: Der Tastsinn ist die durch Mechanosensoren vermittelte Fähigkeit der Haut zur Wahrnehmung von Berührungen. So „sagt" es der Pschyrembel. Über die Haut besitzen wir die Fähigkeit, Reize wahrzunehmen; dafür sorgt ein höchst differenziertes Sensorium, indem über afferente Nervenbahnen und Rückenmarksbahnen Signale zur sensiblen Hirnrinde gelangen. Wir können Schmerz und Temperaturreize ebenso wie feinste Berührungen wahrnehmen. Sogar die Vorstellung von Berührung kann schon Reaktionen wie Schauder, Frösteln oder das Aufstellen der Körperhaare bewirken.

Doch auch innere Reize können gefühlt werden. Unser Organismus ist perfekt ausgerüstet für die Kommunikation und Orientierung im Leben. Er besitzt alles, um das innere Milieu zu regulieren und mit der Umwelt, also dem äußeren Milieu umzugehen. Das Zusammenspiel aller Sinne ist dazu notwendig. Viele komplexe Strukturen des Organismus mit Fühleigenschaften sorgen für die ständige Orientierung, <u>wie</u> man sich fühlt und <u>was</u> man fühlt. Wir sehen, der Tastsinn ist viel weiter zu fassen als das Anfassen mit den Händen.

Empfindungsstörungen im weiteren Sinne sind ein Thema unserer Zeit, denn sie tauchen bei vielen chronischen Krankheiten auf. Physiologisch gesehen führen sie uns zum Thema des Rückenmarks. Es erfüllt zwei Aufgaben. Zum einen stellt es einen selbstständigen nervösen Zentralapparat dar und ermöglicht die Reflexe. Zum andern ist es ein Leitungsapparat, der höhere Bereiche des ZNS (Medulla oblongata und Gehirn) mit dem peripheren Nervensystem verbindet. Beeinträchtigungen dieser beiden Funktionen führen zu verschiedenen Formen der Sensibilitätsstörung:

1. Die quantitative Störung kann völliges Fehlen der Sensibilität wie bei der Anästhesie und Analgesie bedeuten. Bei einer Betäubung zwecks Operation ist dies künstlich herbeigeführt.

2. Die quantitative Störung in der abgeschwächten Form bedeutet eine herabgesetzte Sensibilität wie bei der Hypästhesie und Hypalgesie.

3. Die quantitative Störung gibt es auch in Form der übersteigerten Sensibilität, bekannt als Hyperästhesie und Hyperalgesie.

4. Die qualitative Störung bedeutet eine andersartige Wahrnehmung, indem zum Beispiel ein Schmerz oder Reiz vom Patienten nicht genau lokalisiert oder anders wahrgenommen werden kann. Hier spricht man in der Regel von einer Dysästhesie.

5. Die dissoziierte Störung tritt auf, wenn zwar die Berührungsempfindung und Tiefensensibilität erhalten ist, aber Schmerz und Temperatur nicht empfunden werden. Sie geht auf eine Schädigung des Tractus spinothalamicus anterior oder lateralis zurück. Das bedeutet, eine Leitungsbahn des Rückenmarks, die Vorderseitenstrangbahn, die zum Thalamus aufsteigt, ist unterbrochen. Sie leitet die elementaren Schmerz-, Temperatur-, Druck- und Berührungsempfindungen.

6. Die dissoziative Störung wird als psychogene Anästhesie und Parästhesie bezeichnet. Hier entstehen nicht objektivierbare Missempfindungen ohne neuropathologischen Befund. Doch kommt es auch zu Parästhesien, wenn zum Beispiel die Wurzeln der Spinalnerven oder das Innervationsgebiet eines peripheren Nervs gestört oder gar geschädigt sind.

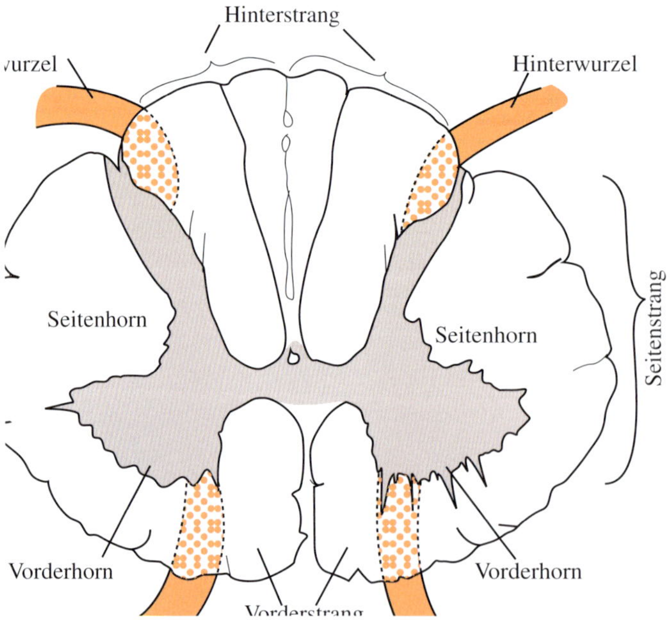

Schauen wir uns zur Orientierung den schematischen Querschnitt des Rückenmarks an.

Wie bekannt, unterscheiden wir die graue Substanz von der weißen. Die graue Substanz nimmt verschiedene Schmetterlingsformen an, je nachdem, welcher Querschnitt gewählt wird. In Abb. 10 handelt es sich um eine stark vereinfachte Darstellung des Rückenmarks im unteren Halsbereich. Die graue Substanz (substantia grisea) weist die Flügelform eines Schmetterlings auf, die man in Vorderhörner, Seitenhörner und Hinterhörner gliedert. Doch müssen wir uns klar machen, dass sie keine flächigen Erscheinungen sind, sondern auf die Länge der Wirbelsäule bzw. des in ihr enthaltenen Rückenmarks Säulen bilden, die zwischen dem ersten Halssegment und vierten Kreuzbeinsegment ihre Form verändern.

Die beiden Vorderhörner enthalten die Zellkörper der vorderen motorischen Wurzeln der Rückenmarknerven. Die beiden Hinterhörner enthalten die Zellkörper bestimmter sensorischer Neuronen, die als sensorische Wurzeln in das Rückenmark eintreten. Die mehr oder minder stark ausgeprägten Seitenhörner in den Segmenten der Wirbelsäule C8 bis L2 und S2 bis S4 enthalten die Zellkörper autonomer Nervenzellen.

Wie in Abb. 10 zu sehen, ist auch die weiße Rückenmarksubstanz gegliedert. Durch Furchen werden drei unscharf abgegrenzte Nervenstränge abgegrenzt:

Der Vorderstrang

Der Seitenstrang

Der Hinterstrang

Abb. 10 Querschnitt des Rückenmarks

Schauen wir uns dazu Abb. 11 an:

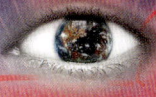

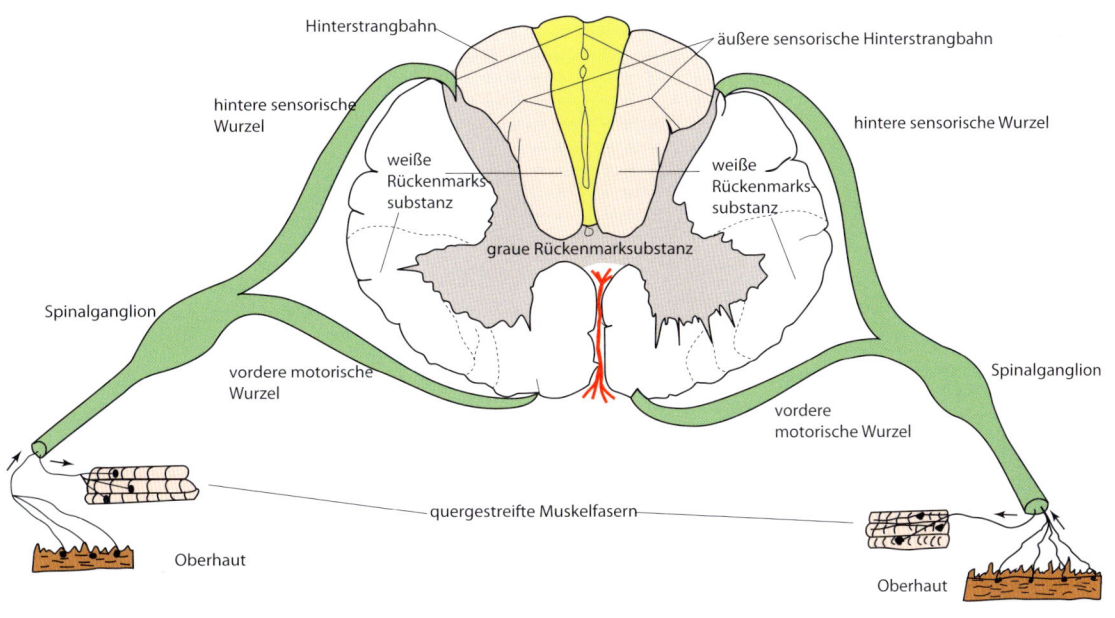

Abb. 11 Nervenbahnen und ihre Zielorte

Alle vorderen = motorischen Nervenfasern verlassen das Rückenmark zwischen Vorder- und Seitenstrang. Sie innervieren die gesamte, quergestreifte Skelettmuskulatur. Obgleich die Skelettmuskeln willentlich gesteuert werden können, geschehen doch viele Bewegungen unbewusst. Das gilt zum Beispiel für Verlegenheitsgesten oder Tics, die in der Therapie nervöser Patienten Beachtung finden.

Alle hinteren = sensorischen Nervenfasern treten durch den Hinterstrang in das Rückenmark ein. Wie auf Abb. 11 zu sehen, vereinen sich die aus dem Rückenmark abgehenden Hinter- und Vorderwurzeln und bilden 31 Nervenpaare, die Spinalnerven, die den Wirbelkanal durch das Foramen intervertebrale verlassen. Das Rückenmark weist im Bereich des Abgangs der Extremitätennerven zwei Anschwellungen auf: Intumescentia cervicalis u. lumbosacralis.

Nach dem kaudalen Ende des Rückenmarks bilden die Nervenwurzeln die Cauda equina.

Die Nervenbahnen der weißen Rückenmarksubstanz (substantia alba) verlaufen in geordneten Bündeln, die einen genau definierten Bestimmungsort anstreben. Sonst würden die langen Fortsätze der Nervenzellen im Zentralnervensystem in einem heillosen Chaos enden. Die vom Gehirn absteigenden Bahnen lassen sich in die „Pyramidenbahn" für die willkürlichen Bewegungen und in die „Extrapyramidalbahnen" für die unwillkürlichen Bewegungen unterscheiden. Zu den unwillkürlichen Bewegungen gehört zum Beispiel, das Gleichgewicht zu halten, wenn man auf einer unebenen Stelle plötzlich ausrutscht oder sonstwie aus dem Körpergleichgewicht gerät. Blitzartig führen wir ausgleichende Bewegungen aus.

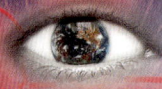

Die aufsteigenden Bahnen zum Gehirn sind für uns von besonderem Interesse.

Die Hinterstrangbahnen sind zuständig für Druck- und Berührungsempfindungen. Durch sie können wir auch feinste Vibrationen wahrnehmen, die von der Oberhaut zum Gehirn weitergeleitet werden (siehe Abb. 11). Aber diese Bahnen dienen auch dazu, einen physischen wie psychischen Eindruck tief im Körper zu empfinden. Diese so genannte „Tiefensensibilität" nutzen wir beispielsweise in der Angewandten Kinesiologie bei der Stressablösung, wenn es darum geht, einen emotionalen Stressor im Innern des Körpers

zu lokalisieren und am selben „Ort" auch die positive Veränderung zu erschaffen.

Wie wichtig das ist, möchte ich an einer vereinfachten Zeichnung illustrieren (Abb. 12):

Die Nervenbahnen für Tastempfindung und Tiefenempfindung steigen auf der gleichen Seite auf, wo ein Reiz oder Eindruck empfunden wird. Sie kreuzen sich erst im Stammhirn. Die Nervenfasern von den Beinen und vom Becken liegen der Mittelebene des Rückenmarks an. Die weiter oben hinzu kommenden Nervenfasern fügen sich seitlich davon an. Die Spinalganglien (Nervenknoten) verlaufen neben dem Rückenmark. Wir sehen, dass die

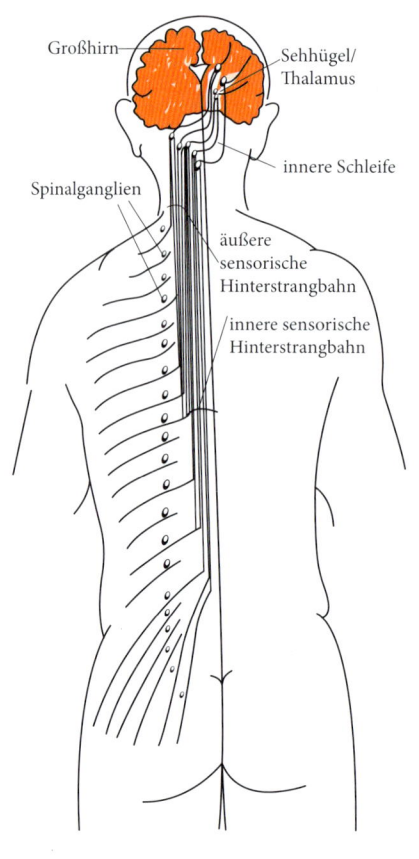

Abb. 12
Die Hinterstrangbahnen

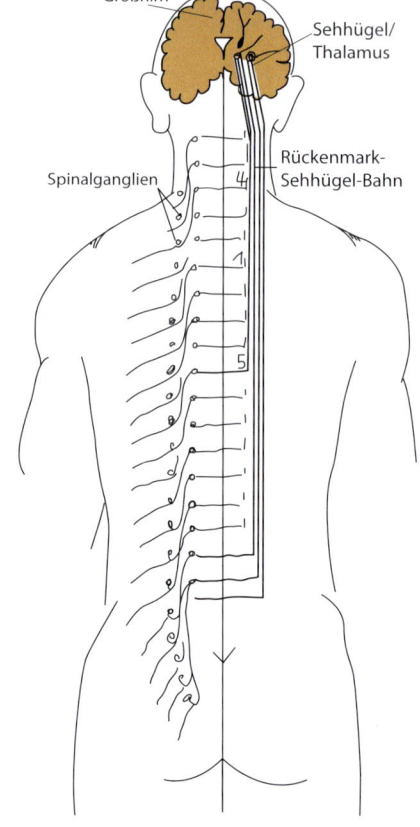

Abb. 13
Die Rückenmark-Sehhügelbahn

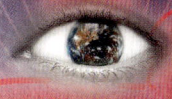

innere sensorische Hinterstrangbahn ungefähr in der Mitte des Rückens, im Thorakalsegment, die äußere sensorische Hinterstrangbahn am unteren Ende des Cervikalsegments ihre größte Dichte hat.

Eine weitere aufsteigende Nervenbahn ist die Rückenmark-Sehhügelbahn, durch die Schmerzen, Kälte und Wärme empfunden werden. Schauen wir uns dazu Abb. 13 an:

Sie wechselt bereits im Rückenmark die jeweilige Körperseite und endet in der Nähe der Hinterstrangbahnen.

3.2 Sensibilitätsstörungen aus homöopathischer Sicht

Unfälle, die zum Beispiel zur Querschnittslähmung führen oder sonstige Verletzungen, die die Funktionen der Nerven behelligen, sollen hier nicht im Mittelpunkt stehen. Sie gehören in fachärztliche Hände. Hier sehe ich die Homöopathie als Komplement und noch nicht soweit etabliert, als dass man in JEDEM Fall chirurgische und allopathische Akutmaßnahmen mit der Homöopathie kombiniert.

Das wäre zwar vernünftig und patientengerecht, aber es stehen lauter Glaubenssätze und Ängste im Wege, die verhindern, einander vertrauensvoll die Hände zu reichen. Das gilt besonders für chronische Krankheitsstadien. Es gibt viele Sensibilitätsstörungen, die eher psychosomatischer Natur sind und wesentlich besser mit homöopathischen Arzneien und psychotherapeutischen Maßnahmen geheilt werden können als mit allopathischen. Die Nervenleitbahnen mögen rein funktional in Ordnung sein, aber das Gefühl, die Sensibilität eines Menschen wird durch sein Bewusstsein gesteuert und kann deshalb eine Malfunktion oder Dysfunktion der Sensibilität vortäuschen. Doch ist das die Realität für den Patienten, der bestimmte Körperteile nicht spürt oder gar im ganzen Körper gefühllos ist.

Was auch nicht an dieser Stelle besprochen wird, sind die „Als-Ob-Phänomene", denn sie füllen eigene Bücher und können dort eingehend studiert werden.

Aus homöopathischer Sicht möchte ich die wichtigsten Sensibilitätsstörungen, ihre Arzneien, Konflikte und ihre Seitigkeit zusammenstellen.

Tabelle 2 Analgesie (Schmerzlosigkeit)

Konflikt/Indikation	Arznei	Seitigkeit
Abgespaltene traumatische Schmerzerfahrung. Das gesamte Sensorium erfassend, vor allem betroffen ist die zerebrospinale Achse. Realitätstäuschung. Glieder schlafen ein.	Cocculus	Einseitig, rechts oder links
Glieder sind gefühllos, taube Stellen. Mitte-Konflikt, ist zu sehr nach außen auf andere fixiert, daher leiden vor allem Magen-Leber-Darm.	Lycopodium	Einseitig, meist rechts
Parese an Gliedern und Haut, taube Zunge. Trauma: konnte etwas nicht in den Mund nehmen, musste es aber, kann nicht darüber sprechen. Betroffen: Verdauungstrakt, zerebrospinale und motorische Nerven. Multiple Sklerose.	Oleander	beidseitig

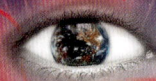

Konflikt/Indikation	Arznei	Seitigkeit
Abdriften in andere Realitäten, viele täuschende Körperwahrnehmungen. Paralytische Atonie der Gedärme und Blase. Betroffen: Sinne, Gehirn, zerebrospinales und sympathisches Nervensystem. Harnretention bei Brustkindern, wenn die Mutter einen Schock erlebt hat. Erlebnis vom Austritt aus dem Körper = Nahtoderlebnis.	Opium	beidseitig
Betroffen: Sensorische Nerven, Wirbelsäule. Innerlich wie tot, ausgelöst durch schweren, nicht verarbeiteten Verlust, nach enttäuschter Liebe. Gleichgültigkeit allen äußeren Ereignissen gegenüber. Auffällig: schmerzlose und geruchlose Diarrhoe. Multiple Sklerose	Phosphoricum acidum	Oft wechselnd, aber auch beidseitig
Betroffen: sensorische Nerven, Vagus und Trigeminus, weibliche Sexualorgane. Konflikt: sucht Anerkennung im Außen, anstatt die eigenen Potenziale zu würdigen. Hat besondere Eigenschaften, lebt sie aber nicht. Schmerzloses Taubheitsgefühl am Kopf und im Gesicht (Jochbeine und Lippen). Multiple Sklerose.	Platinum	beidseitig
Betroffen: Rückenmark und Nerven. Paralysierte und atrophierte Glieder, schlaffe Lähmungen. Konflikt: reale Bleivergiftung, dauerhafte Sympathikotonie mit Totstellreflex, egoman, lebensüberdrüssig, Flucht in die geistige Stumpfheit mangels Kommunikationsbereitschaft.	Plumbum	Rechts, links, dann beidseitig (schleichend)
Trauma: großer Schreck, Entsetzliches erlebt und nicht verarbeitet (Gewaltszenen, Folter, Terror), Abschalten aller Gefühle, vor allem jeglichen Schmerzes. Konflikte: Kinder und Erwachsene, die zu oft gewalttätige Filme konsumieren und nicht begreifen, was Film, was Realität im Alltag ist. Übernahme von Gewalthandlungen ohne Gefühl für die Tragweite. Betroffen: Gehirn, Spinalnerven für Arme, linke Hüfte und Genitalien, einseitige Lähmungserscheinungen.	Stramonium	links

Tabelle 3 Anästhesie (Empfindungslosigkeit)

Konflikt/Indikation	Arznei	Seitigkeit
Betroffen: alle Organsysteme, besonders aber Atmung, Milz, Haut. Konflikte: Gehirnwäsche mit Abschalten von Gefühl, Ethik, Moral. Große emotionale, unverarbeitete Verletzungen. Kompensation durch künstlerisches Schaffen in allen Graden, vor allem durch geschriebene Poesie. Kamikaze-Phänomen und Milzthematik: postnatale Kreativität. Nahtoderlebnis, 3. Sterbephase: Feuererlebnisse ohne Furcht.	Arsenicum album	beidseitig
Betroffen: zerebrospinale Nerven und Verdauungstrakt. Konflikt: unverdautes Schock- oder Schreckerlebnis mit ausgeprägtem Fluchttrieb „irgendwohin, nur nicht mehr im Körper bleiben, raus ins All" o.ä. Verlust von Gefühl für die Körpermitte. Auffällig: keine Angst, unempfindlich gegenüber Gefühlen, aber sehr empfindlich gegenüber kalter Luft. Lokale Kälteempfindung.	Camphora	beidseitig

Konflikt/Indikation	Arznei	Seitigkeit
Betroffen: sensorische und motorische Nerven, Muskeln, Blase, Kehlkopf. Paralyse des rechten Augenlids, Lähmungen: Blase, Hals, Gesicht, ansonsten viele intensive Schmerzempfindungen (WS, Rücken, Nacken). Konflikt: Verantwortung für andere tragen, Helfer- und Rettersyndrom, enge moralische Vorstellungen.	Causticum	rechts
Betroffen: Nerven, Psyche. Taubheitsgefühl in den Händen. Bei Erwachsenen durch zu viel Kaffee- und Alkoholkonsum. Konflikt: will keine Verantwortung für sich selbst übernehmen.	Chamomilla	links

Tabelle 4 Abneigung gegen Berührung

Konflikt/Indikation	Arznei	Seitigkeit
Betroffen: Knochen, Verdauungstrakt. Taubheitsgefühl: im Gesicht, um die Augen herum. Konflikt: alles im Leben scheint verkehrt herum zu laufen, will nichts loslassen. Körperlich: Peristaltik verläuft verkehrt herum = vom Ausgang weg!	Asa foetida	Wechselnd
Hysterische Konstitution. Betroffen: Gehirn, Nervensysteme. Konflikt: kann andere nicht berühren und will nicht berührt werden.	Belladonna	Rechts
< leichte Berührung. Betroffen: Blut. Konflikt: Große Probleme der Lebensbewältigung, Mangelbewusstsein.	China	beidseitig
Betroffen: Nerven, Wirbelsäule ist sehr empfindlich, erträgt keine Berührung. Multiple Sklerose.	Chininum sulfuricum	beidseitig
Betroffen: zerebrospinale Nerven, Blut. Zunehmendes Taubheitsgefühl erst rechts, dann links in den Extremitäten. Familiensystemische Konflikte: engere Blutsverwandtschaft.	Crotalus horridus	Rechts, dann links
Betroffen: zerebrospinale Nerven, Wirbelsäule, extreme Empfindlichkeit gegenüber Berührung, will auch niemanden berühren. Konflikt: meist mit Vater, Leitung, Leitfigur, Leitfähigkeit, Kommunikation.	Cuprum	links
< leichte Berührung. Betroffen: Nerven, Drüsen. Verträgt nicht den geringsten Luftzug oder Kältehauch, hält keine Schmerzen aus, sondern fällt gleich in Ohnmacht.	Hepar sulfuris	rechts
< leichte Berührung an den Füßen. Betroffen: Muskeln, seröse Häute. Einzelne Körperteile sind kalt und taub. Konflikt: viele Fixierungen, enges Weltbild, Abneigung gegenüber geistiger Kreativität. Viele unerledigte „emotionale Baustellen".	Kalium carbonicum	beidseitig
< leichte Berührung, < Druck der Kleidung. Betroffen: Hautnerven, vasomotorische, sympathische und pneumogastrische Nerven, Blut, Kreislauf. Konflikte: abgebremster schöpferischer Energiefluss.	Lachesis	links

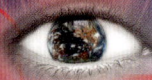

Konflikt/Indikation	Arznei	Seitigkeit
Betroffen: Nerven, Haut, des Brustkorbs, Muskeln, Augen. Extrem schmerzempfindlich, daher druckempfindlich. Konflikt: unerledigtes, schwer verdauliches emotionales Ereignis, tief ins Innere hinein gefressen (so wie die Geschwüre!)	Ranunculus bulbosus	beidseitig
Betroffen: Nerven der Beckenorgane. In der Mitte wie abgeschnürt (Kopffüßler!, es fehlt die Mitte = der Bauch), daher Gefühlskälte auch gegenüber Nahestehenden. Konflikt: kann Gefühle nicht ausdrücken, kann nicht sagen, was er/sie denkt und meint. Unterdrückte Aggression, Verlust von Lebensrhythmus. Multiple Sklerose.	Sepia	rechts
Betroffen: Nerven, Drüsen. Schleichende, unvollendete Prozesse. Konflikt: Angefangenes nicht zu einem Ende bringen, viele emotionale „Baustellen", vor allem mit der Mutter. Gesteigerte Empfindlichkeit gegenüber Licht und Geräuschen. Lebt nicht die große sensitive und künstlerische Begabung, weil zu sehr vom Wollen und Willen geprägt, steht sich selber im Wege.	Silicea	Erst rechts, dann links, dann beidseitig
Betroffen: Nerven, Zähne, Drüsen, Fasergewebe von Augen und Haut. Krankhaft überempfindlich. Viele emotionale Unterdrückungen, Opferhaltung (karzinogen). Konflikt: Lebt Kopien von Leuten und Denkmustern. Lebt keine Eigenautorität. Verlust von Lebensrhythmus.	Staphisagria	beidseitig
Betroffen: Nerven, Drüsen, Haut. Will berührt werden, kann selber nicht berühren, daher Spaltung der Gefühle. Bleibt deshalb dort „stehen", wo Gefühle möglich waren = infantile Haltung. Konflikt: will nicht erwachsen werden. Viele emotionale Unterdrückungen, ewiges Warten auf den „richtigen Augenblick, um alles heimzuzahlen" = Schuss aus der schützenden Hecke.	Thuja	Links

Tabelle 5 Gefühllosigkeit

Konflikt/Indikation	Arznei	Seitigkeit
Betroffen: Nerven, Gehirn, Rückenmark. Konflikte: Hinter der Epilepsie von Kali-br steht oft ein sexueller Missbrauch, der zu Gefühllosigkeit im Genitalbereich führt, zu manischen und nächtlichen Ängsten immer wieder um dieselbe Uhrzeit. Ansonsten taucht ein Taubheitsgefühl im ganzen Körper auf im Verbund mit Paranoia und Panikattacken aufgrund fixierter Geisteszustände (z.B. religiöser Fanatismus). Multiple Sklerose.	Kalium bromatum	rechts

Konflikt/Indikation	Arznei	Seitigkeit
Betroffen: Zerebrospinale und motorische Nerven. Taubheitsgefühl, Parese an Gliedern, Zunge und Haut. Sehr empfindliche Haut, wird schnell wund, nässt und blutet. Nimmt feinste Vibrationen wahr. Konflikt: geistig-körperliche Erstarrung durch traumatisches Erlebnis, das emotional nicht fassbar ist. Leben auf verstrahlten Plätzen, schweren geopathischen Störungen, Schäden durch Bestrahlungstherapie.	Oleander	beidseitig

Bei vielen verschiedenen Krankheiten tauchen als Begleitsymptome Missempfindungen, Störungen des Fühlens, Empfindens und der Wahrnehmung über die Haut auf. Die wichtigste Krankheit, die viele dieser Störungen hervorruft, ist die Multiple Sklerose.

Entsteht durch eine gravierende Erkrankung wie die Multiple Sklerose eine Schädigung – Entzündung, Atrophie – der Markscheide, leidet die Erregungs-, Signal- und Informationsleitung. Die Nervenfaser bleibt intakt, aber sie erfüllt nicht mehr ihren Sinn, was zu Lähmungen an den Erfolgsorganen, besonders an den Muskeln führt. Es fehlt die Nährung des Axons. Wie im vorigen Kapitel erklärt, bilden die Glia-Zellen, hier die Schwann-Zellen für eine Weile noch Ersatzgewebe, das in der Erkrankung sykotische Symptome lange, bevor eine Multiple Sklerose diagnostiziert wird, erzeugt wie zum Beispiel Nervenentzündungen, Muskelschmerzen ohne sportliche Betätigung usw. Erst wenn die Markscheide durch einen Verhärtungsprozess (Sklerotisierung) und Abbau (Atrophie) der Fett-Eiweißsubstanz das syphilitische Miasma weckt, zeigt die Krankheit ihr destruktives Potenzial.

Bildlich gesprochen, kommuniziert das Ich = Axon nicht mehr mit dem Du und Wir = Erfolgsorgan und Gesamtorganismus. Dafür muss es einen gravierenden Grund geben. Der Körper macht so etwas nicht einfach.

Sonnenschmidt,
Organ-Konflikt-Heilung, Band 9,
Gehirn und Nervensystem

In dem Buch „*Wie gesund bin ich schon, wie krank bin ich noch*"[4] gehe ich ausführlich auf den Konflikt hinter der Multiplen Sklerose ein. An dieser Stelle beschränke ich mich auf die Kernpunkte.

Es geht bei der MS um die frühkindliche Phase, sich deutlich abzugrenzen zwischen „Oben" = Eltern und „Unten" = Kind. Damit das kleine Kind nicht gleich in die Ohnmacht geht, weil es schnell erkannt hat, dass die Eltern größer, stärker, mächtiger als es selbst sind, lehnt es sich in der „Nein-Phase" auf und prüft damit sowohl seine Grenzen als auch die der Eltern. Es kommt zu einer Klärung von Ja und Nein auf beiden Seiten, was sein kann, darf und muss und was nicht sein kann, darf und muss. Ohne Zweifel ist das ein heikles Messen der Kräfte. Da diese Kleinkindphase mit dem aufrechten Gang zusammenfällt, geht es

4 Siehe Literaturverzeichnis

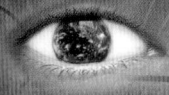

auch im übertragenen Sinne darum: Wie stehe ich künftig im Leben? Haut mich der kleinste Lufthauch um? Kann ich einen Standpunkt einnehmen?

Von der Warte des Kindes aus gesehen, das später eine MS entwickelt, entsteht hier eine vertrackte Situation. Die Beziehung Eltern-Kind ist sehr eng, das Kind liebt seine Eltern sehr. Die Eltern erwarten ein pflegeleichtes Kind, es bestehen viele gegenseitige Abhängigkeiten. Vielleicht ist es ein Einzelkind, ein spät geborenes oder ein lange ersehntes.

Es kommt die Nein-Phase. Das Kind handelt immer vom Herzen aus, nie vom Intellekt. Es merkt sofort, dass es den Eltern weh tut, wenn es Nein sagt. Es liebt seine Eltern und sagt lieber Ja. Dann herrscht Frieden, dann bleibt die trügerische Harmonie erhalten.

Die Lösung des MS-Konfliktes bedeutet für den Patienten eine Herkulesarbeit, denn es geht ja um das Neinsagen den geliebten Eltern gegenüber. Natürlich hat dieser Mensch durch seine Intelligenz schon bis zu einem gewissen Grad den Konflikt erkannt und ist mit den Erwartungen und Forderungen der Eltern schon längst nicht mehr einverstanden. Aber er hat nie gelernt, sich von den Eltern abzugrenzen, für sich selbst gut zu sorgen und 100 % Eigenverantwortung für die Heilung der Krankheit zu übernehmen.

Es leuchtet ein, dass solch ein Konflikt einer tiefgreifenden Psychotherapie bedarf, in der behutsam und kreativ der Weg zur Eigenautorität geebnet und das Verhältnis Kind – Eltern versöhnlich aufgearbeitet wird.

Sensibilitätsstörungen tauchen auch gehäuft im Verbund mit der konventionellen Krebsbehandlung auf. Allerdings gehen die Störungen durch die chemischen Cocktails weit über Taubheitsgefühle in den Zehen und/oder Fingern hinaus und verändern nachweislich den Gehirnstoffwechsel, so dass es zu Persönlichkeitsveränderungen kommt. Patienten fühlen sich fremd in ihrer eigenen Haut. In einer ganzheitlichen und miasmatischen Krebstherapie lassen sich die Schäden im Bewusstsein nur mäßig heilen, wenn die Patienten mehrere Zyklen durchlaufen haben. Wir konstatieren in der Medizin in lakonischer Kürze, dass Übelkeit und totaler Haarausfall übliche Nebenwirkungen der Chemotherapie sind. Doch vom Standpunkt der Körper-Geistbeziehung sieht das anders aus: Nicht nur, dass das Immunsystem desolat wird! Der Haarausfall bedeutet einen totalen Verlust von Sicherheit, Standort und Ur-Lebenskraft, denn die Kopfhaare gehören zum Nierenfunktionskreis. Miasmatisch gesehen, bedeutet die Chemotherapie einen Absturz in die unterste Ebene der Syphilinie. Der Patient steht also mitsamt seiner Behandlung am Abgrund zum Tod. Nicht einmal die letzte Überlebensstrategie des Organismus, die Apoptose, kann ausgelöst werden, weil durch die Chemikalien erstens nicht alle Krebszellen abgetötet werden und zweitens gesunde Zellen absterben. Der größte Widersinn der Chemotherapie ist, dass sie genau das lahmlegt, was der Krebskranke braucht: ein intaktes Immunsystem und Regulationsfähigkeit.

Selbst bei Patienten, die die Chemotherapie abbrechen, weil es ihnen so elend geht, dass sie nur noch sterben wollen – und das möglichst zu Hause in würdigen Umständen – leiden noch Jahre an Einbrüchen des Immunsystems. Außerdem werden, wie gesagt, nicht

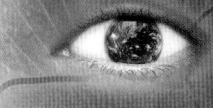

alle Krebszellen bombardiert, so dass aktive Krebszellen unerkannt im System bleiben, Sekundärtumore – oft noch während der Chemotherapie! – und Metastasen provozieren. In der von Hysterie und panischer Angst vor den Krebszellen geprägten Atmosphäre der konventionellen Onkologie nimmt es nicht wunder, dass jegliches Fühlen, sensibles Wahrnehmen und Empfinden untergeht. Sie ist eine zutiefst syphilitische, also destruktive Atmosphäre, die sich auch syphilitisch manifestiert. Wie der Geist, so die Tat.

Wir als Vertreter der Ganzheitsmedizin können uns weder vor diesen Tatsachen verschließen, noch sie ändern. Aber wir können unser eigenes Denken ändern. Dann erleben wir, was inzwischen viele Miasmatiker erleben: Egal wie schwer ein Mensch an Krebs erkrankt ist, wenn sie/er außer einer Operation keine Chemo- und Strahlentherapie erlitten hat, können alle Reserven des Organismus aktiviert werden. Die Erfahrung lehrt, dass auf diese Weise überhaupt so etwas geschieht, was den Namen eines Heilungsprozesses verdient und die Patienten bei vollem Bewusstsein ihre Konflikte anschauen und lösen können. Dafür ist immer genügend Zeit vorhanden, die der Patient selbst erschafft, um erhobenen Hauptes das Tal seines Leidens zu durchschreiten und – erstaunlich oft – auch zu verlassen. Ich habe viele Vergleichsmöglichkeiten zwischen konventionell behandelten Krebspatienten und solchen, die keine Operation oder nur eine Operation hatten und sich dann in eine ganzheitliche Behandlung begaben. Für die Patienten ist das Wichtigste, sich zu fühlen, ihrer Wahrnehmung trauen zu können, zu erstarken an ihrer Eigenautorität. Erstere litten darunter, dass dies wenig oder gar nicht

möglich war, Letztere beteuerten, dass dies die stärkste Motivation zur Heilung war. Das sollte uns zu denken geben.

Sensibilitätsstörungen nach einer konventionellen Krebsbehandlung können lange bestehen bleiben, auch wenn längst Heilung von Körper, Geist und Seele stattgefunden hat und die Patienten wieder im Beruf sind oder sonstwie die Normalität ihres Alltags leben. Auch wenn die Blutwerte und andere klinische Laborwerte im Normbereich liegen, sitzt das Trauma beharrlich in den Fingerspitzen und Zehen. Hier sollte man nicht permanent Arzneien einsetzen oder Stressablösungen durchführen, sondern kurweise vielleicht 2 Mal pro Jahr eine Blutreinigung durchführen, die bis in die feinen Kapillaren der Finger und Zehen reicht. Als ideal hat sich die „Rizol-Therapie" erwiesen, darunter sind ozonisierte Pflanzenöle zu verstehen. In dem Buch „Miasmatische Krebstherapie"[5] gehe ich ausführlich darauf ein. Auch in Band 5 der Reihe Organ-Konflikt-Heilung „Nieren und Blase" ist die Rizol-Therapie vorgestellt worden[6].

Eine homöopathische Arznei verdient in diesem Zusammenhang besondere Beachtung: Oleander. Wir in Europa verwenden *Oleander nerium odorum*, den rot-, rosa- und weißblühenden Oleander. Er ist zwar auch für die Heilung von Sensibilitätsstörungen geeignet. Aber die japanische Ursorte *Oleander japonica* wurde für die Japaner zum Inbegriff des Lebens. Denn als in Hiroshima und Nagasaki der Menschenversuch mit Atombombenabwurf stattfand, starben Menschen, Tiere und Pflanzen. Es wuchs jahrelang kein Halm, kein Strauch, keine Blume. Mit einer über-

---

5 Siehe Literaturverzeichnis
6 Siehe Literaturverzeichnis

raschenden Ausnahme. Schon ein Jahr nach dem Desaster trieben und blühten sie in voller Pracht, ungeachtet der enormen Verstrahlung der Landschaft. Das war damals ein Überlebenszeichen und für die Homöopathen vor 17 Jahren DAS Zeichen für eine sinnvolle Krebsbehandlung. Wir ermessen nicht, welche Spätfolgen der Strahlungsschäden auch nach 60 Jahren in Japan zu beklagen sind. Da Japan bis vor 17 Jahren die Nr. 1 in der Anwendung regelmäßiger Impfungen und Konsum von konventionellen Medikamenten war, setzte Frau Dr. phil. Torako Yui zu Beginn Oleander und andere tief in die Syphilinie greifenden Arzneien wie *Uranium* und *Plutonium nitricum* sowie *Caesium* bei konventionell behandelten Krebspatienten ein. Inzwischen sind die Heilungserfolge chronischer und akuter Krankheiten durch Homöopathie so bekannt geworden, dass auch immer mehr Krebspatienten – wie bei uns – außer einer Operation keine Schäden an der Regulationsfähigkeit des Organismus vorweisen und sich einer ganzheitlichen Therapie mit dem Zentrum der Homöopathie anvertrauen. Auch hier spielt der japanische Oleander eine dominante Rolle, wenn eine hereditäre Krebsbelastung vorliegt.

3.3 Die Bedeutung der Seitigkeit bei Sensibilitätsstörungen

In der Homöopathie verfügen wir über Hinweise, auf welcher Körperseite Symptome vorwiegend oder bei Krankheitsbeginn auftauchen. Hat man zehn Arzneibilder mit diesen Angaben studiert, verwischen sich die Spuren allmählich und man weiß nicht mehr, welches Mittel rechtsseitig und linksseitig ist. Die Verwirrung ist vorprogrammiert, weil weder die Ursache, noch die Sinnhaftigkeit

der Seitenbezüge in den üblichen Homöopathieausbildungen erklärt wird. Es steckt aber ein tiefer Sinn darin, denn der Organismus ist weise und logisch in seinen Reaktionen. Wir müssen „nur" seine Sprache verstehen. In meinem Buch „Die Schüßler-Therapie mit 36 Mineralsalzen"[7] gehe ich ausführlich auf die Hintergründe ein. An dieser Stelle beschränke ich mich auf das Wesentliche bezüglich der Empfindungsstörungen, die mit der Seitigkeit einhergehen.

Ärzte und Naturheilkundler des 19. Jahrhunderts, allen voran Louis Kuhne (1835-1901), haben sich mit den Ursachen der Seitigkeit befasst. Sie ist Zeichen verschiedener Grade von Belastung des Organismus mit Fremdstoffen, also Schlacken und Ablagerungen infolge einseitiger, nährstoffarmer Ernährung. Sie fanden empirisch Antwort darauf, dass die Seitigkeit für den Schweregrad einer Krankheit von Bedeutung ist. Auch in der miasmatischen Behandlung beachten wir dies.

Jede rechtsseitige Betonung im Gesicht (Wangen, Stirn, Jochbeine), am und im Hals sowie einer ganzen Körperseite ist Ausdruck von **Leberschwäche** und führt zu reichlicher stinkender Schweißbildung: rechte Achsel und rechter Fuß stärker als links. Die Gesichtshaut und Skleren neigen zur Gelbfärbung, der Gesichtsausdruck ist müde und lustlos. Hält dieser Zustand länger an, tauchen lokale Empfindungsstörungen auf, sei es durch Belastung der Nervenbahnen, durch Fettaufbau an inneren und äußeren Organen oder sei es durch zusätzliche psychische Belastung. Der Patient gerät nicht nur aus der Mitte, er fühlt sich auch nicht mehr in seiner Mitte und nicht mehr wohl in seiner Haut. Oft meidet er Berührung anderer und will nicht berührt werden.

---

7 Siehe Literaturverzeichnis

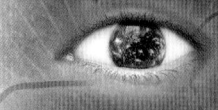

Jede **linksseitige Betonung** im Gesicht (Wangen, Stirn, Jochbeine), am und im Hals sowie der ganzen linken Körperseite ist Ausdruck von **Nierenschwäche** und führt zu spärlichem, aber stinkendem Urin und zu wasserhaltigen weichen Tränensäcken. Auffallend ist: **keine Schweißbildung!** Linksseitige Belastungen wiegen schwerer als rechtsseitige, da nun bei Frauen zusätzlich die Unterleibsorgane in Mitleidenschaft gezogen werden und bei Männern Dickdarm- und Rückenprobleme auftauchen.

Eine linksseitige Belastung unterdrückt gewöhnlich die Hauttätigkeit, es findet also keine physiologische Immunabwehr durch Schweiß und Fieber an der Haut statt und es treten deutliche Sensibilitätsstörungen auf!

Kann ein Teil der Belastung durch Schweiß nicht ausgeschieden werden, wird der Weg zu rheumatischen Erkrankungen geebnet. Ihre schmerzhaften Erscheinungen gehen mit Untertemperatur einher; die Belastungsstoffe lagern sich an Gelenken ab. Durch Öffnung der Poren (Dampfbad, Sauna) tritt Schmerzlinderung ein, da ein Teil der Fremdstoffe ausgeschieden werden kann. Geschieht das nicht, entwickelt sich Gicht als Folge des nicht geheilten Rheumatismus.

Eine weitere Folge linksseitiger, unbehandelter Belastung sind Lungenleiden. Hier ist die Reihenfolge zu beobachten: Kopfbelastung – Schulterbelastung – Lungenbelastung, also von oben nach unten. Dem geht aber voraus, dass unten die Ausscheidungsorgane nicht funktionstüchtig sind, die Schlackenstoffe immer weiter nach oben steigen, bis sie in Stirn- und Nasennebenhöhlen deponiert werden und Hals und Kopf belasten (Halsdrüsen, Schilddrüse, Ohren, Augen). Gibt es auch hier keine Erleichterung, steigen die Fremdstoffe wieder nach unten, aber auch tiefer in das Organsystem, zuerst in die Lungenspitzen, um dann den ganzen Lungen-Bronchienbereich zu befallen.

Da die natürlichen Ventile Haut, Blase, Darm, Lungenatmung aber nicht oder nur unzulänglich funktionieren, tritt eine schleichende Selbstvergiftung ein. Als Begleiterscheinung lagern sich noch mehr Depots in Stirn- und Nebenhöhlen ab, die dann dort eintrocknen und nur sehr mühsam in Richtung Nase ausgeleitet werden können. Diese Zusammenhänge sind nun bei Gicht, Rheuma, Lungenentzündung und hartnäckiger Bronchitis zu bedenken. Krankheitsetikette vermitteln den Eindruck lokaler Erkrankung und feststehender Zustände. Doch ist der Organismus, wie die Linksbelastung zeigt, enorm gefordert, Fremdstoffe fortzuschaffen oder kompensatorisch dort zu deponieren, wo seine Hauptfunktionen nicht behelligt werden. Geschieht dies nicht durch ausleitende Maßnahmen, folgt die beidseitige Belastung. Sie zeigt sich in der Verformung der Körperstatik, Nackensteifigkeit, Rückenschmerzen und depressiven oder manisch-depressiven Verstimmungen. Der Patient wirkt körperlich UND geistig eingeengt, steif und ängstlich. Dazu findet nicht nur eine zunehmende Einschränkung des Wahrnehmungsradius im Äußern statt, sondern auch im Innern. Auf diese Weise kommt es zu den Aussagen, dass nur ein bestimmter Körperteil oder wechselseitig mal die eine, mal die andere Seite spürbar ist. Auf der Haut und in den Fingerspitzen, dann in den ganzen Händen tauchen Parästhesien, Taubheitsgefühle, Ameisenlaufen und viele andere Empfindungsstörungen auf.

Wie eng eine Versäuerung und Schlackenbelastung mit Sensibilitätsstörungen verbunden ist, zeigt eine uralte Seuchenkrankheit: die Lepra. Die Schulmedizin spricht vom ersten Stadium als dem „undifferenzierten". Es macht sich durch braune oder rosafarbene Flecken auf der Haut bemerkbar, die ein wenig unter Hautniveau liegen und beim Darüberstreichen weniger sensibel sind als das nicht befallene Hautareal. Liest man die Literatur über Leprakranke, werden zwei Situationen deutlich:

1. Die empfindungsschwachen Hautflecken lösen Panik beim Patienten aus, weil er nun um seine – vermeintlich unheilbare – Krankheit weiß.

2. Das undifferenzierte Leprastadium ist leicht heilbar, indem das soziale Umfeld, die Hygiene und die Ernährung verbessert werden.

Fühlen, Gefühle, Tastsinn, Sensibilität und Körper können nicht getrennt betrachtet werden. Sie bilden eine unlösbare Einheit, die allerdings den meisten Patienten und Therapeuten erst im Heilungsprozess klar wird. Fast zeitgleich mit den ersten regelmäßigen Ausatemübungen, mit Darmsanierung, Heilnahrung, Schüßler-Therapie, Entsäuerung und Entgiftung öffnen sich die Tore der Ausleitung durch Atmung, Haut, Darm, Nieren und Blase. Sowohl eine deutlich wahrnehmbare Vitalisierung im ganzen Sein des Patienten als auch sein Ganzkörpergefühl kehren zurück. Der Grad der Heilung ist auf der psorischen Ebene daran erkennbar, dass der Patient wieder Berührung auf der Haut spürt, berührt werden möchte, schwitzen und fiebern kann. Er fühlt sich mit einem Wort wieder wohl in seiner Haut

und ist voller Tatendrang, mit den Händen etwas zu tun. Das fällt besonders bei kopflastigen Menschen auf, bei denen durch Bewegungsmangel, nährstoffarme Ernährung und Verschlackung von Blut und Gewebe alles allmählich zum Stillstand kommt: der Stoffwechsel, die Ausscheidung, die Immunleistung. Was meist verborgen bleibt – außer man interessiert sich als Therapeut dafür – ist der logische Weg der Rechts-, dann Links-, dann Beidseitenbelastung. Arzneibilder, in denen die Linksseitigkeit betont wird, zeugen davon, dass die chronische Krankheit schon tiefer in den Organismus gesunken ist und kein Anfangsstadium darstellt. In der Schüßler-Therapie unterscheiden wir rechts, links und beidseitig. Letzteres Krankheitsstadium wird leider in der Materia medica nur am Rande erwähnt wie zum Beispiel: „Symptome wandern von einer zur anderen Seite" oder „verlaufen diagonal". Hier wünsche ich mir mehr Forschergeist und Wissen über Körperlogik, statt das einfach als Symptom hinzunehmen und daraufhin ein Mittel zu wählen. Das kann mal ein „Schuss ins Schwarze" sein, Symptome beheben, aber die Regel ist ja eher frustrierend, indem Mittel auf Mittel folgt und keine Heilung im Sinne einer guten Geschichte – Anfang, Drama, Ende – stattfindet. Fragen wir hingegen, warum der Organismus sich so oder so verhält, hören und sehen wir ihm zu, erzählt er präzise, wohin er in seiner Not der Fremdstoffbelastung kompensiert: in Höhlen, Röhren und Behälter, wo Verstoffwechslung und Ausscheidung möglich sind. Sind die Ventile unterdrückt oder durch zu hohe Schlackenbelastung inaktiv, hilft nur noch die Konservierung, die Erstarrung von Geist und Körper, um zu überleben.

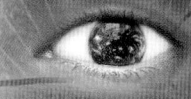

Zusammengefasst heißt das nun: Die Sensibilisierung, das Wiedererwachen von einem Ganzkörpergefühl, das Feingefühl in den Händen und Fingerspitzen, die Berührung und das Berührtwerden kommen in dem Maße in Gang, wie zusätzlich zur homöopathischen Arznei und der Konfliktlösung die Ausscheidung durch bewusste Atmung und Körpersanierung in Gang gebracht werden. Auf diese Weise wandeln sich die „unendlichen homöopathischen Geschichten" in klar strukturierte Heilungsprozesse, die in eine ganzkörperliche Sensibilität münden. Wenn die Patienten sich wieder spüren, spüren sie auch andere, fühlen, was sie sagen, sagen, was sie meinen. Sie können sich wieder auf ihr Gefühl auch im übertragenen Sinne verlassen, haben wieder ein gutes Bauchgefühl und dadurch eine verlässliche Intuition.

In der Therapie achten wir somit auf die Seitigkeit. Bei rechtsseitigen Symptomen der Empfindungsschwäche oder -störung sollte schon zu Beginn eine Leberentlastung und Darmsanierung anberaumt werden. Bei linksseitigen Symptomen mit Störungen der Sensibilität denken wir sofort an Nierenstoffwechsel und Atmung und unterstützen diesbezüglich den Patienten. Bei beidseitiger Belastung, dem schwersten Grad einer chronischen Erkrankung mit Taubheitsgefühlen und Empfindungslosigkeit im ganzen Körper, muss das volle Sanierungsprogramm durch Ernährung, Ausleitung von Säuren und Schlacken, ein intensives Atemtraining und eine kreative psychotherapeutische Behandlung die Wirksamkeit der homöopathischen Arzneien fördern. Nichts irritiert einen Menschen mehr, als wenn er sich nicht mehr fühlt, keinen Zugang mehr zu seinen Empfindungen und Emotionen hat.

Er fühlt sich wie abgestorben. Was wunder, dass er depressiv und fatalistisch wird!

Diese leidvolle Komponente chronischer Krankheiten ist schlimmer als jeder Schmerz. Schmerzen kann man palliativ behandeln, das Fühlen können wir nicht mit Medikamenten herbeizitieren. Deshalb empfehle ich allen Therapeuten, ihr warmes Herz zu öffnen und den Patienten liebevoll mit allen Hilfen für seinen erkalteten, erstarrten Geist und Körper zu umhüllen. Denken wir immer daran: Die Heilung findet nicht in der Praxis statt, sondern zu Hause! Dort ist er/sie mit den alten Geleisen von Denken, Fühlen und Verhalten konfrontiert und dort muss eine Bewusst-Seins-Änderung geschehen. Dort muss ein Heilungsschritt zum Erleben kommen. Was erlebt wird, öffnet die Sensorien und öffnet verschlossene Türen des Bewusstseins.

Machen wir es uns also nicht einfach, indem wir gemäß dem Vogel Strauß den Kopf in den Sand stecken und auf die Globuli fixiert meinen, die paar Zuckerkügelchen – wenn nicht die, dann andere und wieder andere – müssten es bringen. Der Körper folgt dem Geist, das ist sicher. Doch heißt das nicht, dass der Organismus keine Unterstützung bräuchte, um das Heilungswerk zu vollbringen. Ganzheitliches Heilen geschieht im ganzen Sein des Patienten und jede Seinsebene braucht Heilungsimpulse. Sensibilitätsstörungen, Gefühllosigkeit und Empfindungslosigkeit sind physisch-psychisch-mentale Vorgänge und keine feststehenden Zustände. Folglich reichen nicht nur die energetische Informationsmedizin hier, Psychotherapie dort. Der Organismus muss in seinen Funktionen gewürdigt und unterstützt werden. Das wirkt sich wiederum heilsam auf Gemüt und Bewusstsein aus.

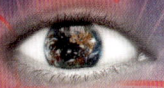

4. Der Sehsinn

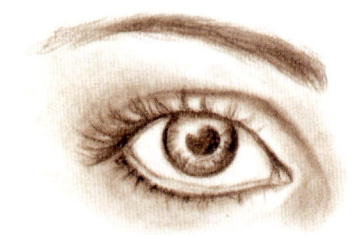

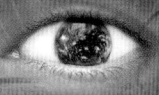

In unserer Zeit wird dem Sehen die höchste Bedeutung beigemessen, das Augenlicht als größter Schatz unter den Sinnen bezeichnet. Alles im Leben ist auf den visuellen Sinn ausgerichtet, leider auch kategorisch das Lernen in der Schule. Lesen und Auswendiglernen sind die Marksteine zu guten Noten schon bei kleinen Kindern. Dabei kommen wir blind auf die Welt, tasten uns in sie hinein, riechen, schmecken und hören schon im Mutterleib alle Klänge und Töne, die uns später zu lebensfähigen Menschen machen. Der Sehsinn ist der einzige unter den Sinnen, der am weitesten vom Fühlen entfernt wirksam sein kann. Gaffer können bei Unfallopfern zuschauen, wie jemand verblutet, Millionen Menschen können Horrorszenarien vor dem Einschlafen im Fernsehen anschauen oder im Internet rund um die Uhr konsumieren, scheinbar ohne nennenswerte Schäden. Man schaut sich etwas an und meint, etwas verstanden zu haben. Wissen aus zweiter Hand wird höher geschätzt als die eigene Erfahrung. Man hat es ja in dem Buch, in der Zeitschrift und Zeitung gelesen, da steht es „Schwarz auf Weiß". Der Sehsinn wird so mit dem Intellekt verknüpft. Ohne Zweifel ist es ein Geschenk, Augen zu haben, um die wunderbare Schöpfung zu betrachten, die Farben der Natur zu sehen. Nehmen wir uns die Zeit dazu? In unserer Sprache unterscheiden wir zwischen Sehen, Betrachten, Schauen. Wir können mit den Augen etwas fokussieren. Wir sehen, was unserem Bewusstsein entspricht. Daher gibt es keine objektive Realität, nur eine subjektive. Das ist für jeden Menschen ein Teil seiner Lebenserfahrung, denn kein Sinn lässt sich so leicht täuschen wie der Sehsinn. Da sieht jemand oder etwas so aus, wie es unserer Vorstellung entspricht, doch die ERFAHRUNG, das Erleben entpuppt sich als etwas anderes. Die Ent-Täuschung kennen wir alle aus leidvollen Erfahrungen. Sind aber Sehen und Fühlen miteinander vereint, schauen wir hinter die Dinge, hinter Fassaden, durch ein äußeres Erscheinungsbild hindurch auf das WESEN eines Lebewesens oder eines Objekts. Wir sagen ja auch: mit den inneren Augen schauen. Diese „Sichtweise" offenbart einen Ozean, das physische Hinsehen nur ein Inselchen in Zwei-Euro-Größe darin. Sobald wir lernen, die inneren Augen zu öffnen, schärft sich auch der äußere Sehsinn. Der Weg geht bezeichnenderweise in allen seriösen Bewusstseinsschulungen über Atem – Fühlen – Vorstellungskraft. Das bedeutet, die Blickrichtung geht nach innen, blendet die äußere Welt aus und entfaltet so einen Wahrnehmungsradius von 360°, also rundum.

Das klingt sicher für die meisten Leser anstrengend. Doch ist in jedem Band dieser Reihe genau dieses Thema immer wieder angeklungen: die Erweiterung der Wahrnehmung, um sich nicht von Äußerlichkeiten täuschen zu lassen. Wo könnte das wichtiger sein als in der Behandlung Kranker?! Wenn ich davon spreche, durch die Krankheitssymptome hindurch auf die positiven Potenziale eines Menschen zu schauen, ist genau das gemeint. Die Sammlung vieler Symptome, die in einen Computer eingegeben werden, um eine Arznei zu ermitteln – wer repertorisiert heute noch „von Hand"? – führt zum linearen Denken. Zum ganzheitlichen Verstehen eines Kranken gehört aber eine Entsprechungslehre, ein kreisförmiges Denken und Wahrnehmen, das Detail im Ganzen und im Ganzen das Detail zu erkennen. Die erweiterte Wahrnehmung offenbart, mit wem ich es beim Patienten zu tun habe, welche Ressourcen und Potenziale

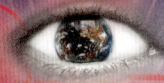

er/sie mitbringt, um heil und ganz zu werden. Ein Mensch ist nie zu 100 % krank. Es gibt in jedem eine unversehrte Instanz, auch Höheres Selbst genannt. Aus dieser unversiegbaren Quelle schöpft jeder, um im Krankheitsfall die Selbstheilungsprogramme des Organismus abzurufen, um im spirituellen Sinne sein wahres Selbst zu erkennen und den Sinn des Lebens zu erfahren. Fakten zu sammeln, sie zu hierarchisieren, sie in ein Konzept oder System einzuordnen und quantitativ auszuwerten, ist keine Kunst. Das ist ein zweifellos nützliches Handwerk. Es gibt sogar Therapeuten, die sich auf den Satz der reduktionistischen Wissenschaft berufen, nach der die natürliche Evolution auf Versuch und Irrtum beruht. Ja, so sieht es aus, wenn die Welt, der stete Wandel, der Kreislauf von Werden und Vergehen mit dem Intellekt betrachtet wird. Wenn die Heilkunst der Homöopathie auf Versuch und Irrtum reduziert wird, sind Schulmedizin und Schulhomöopathie von gleicher Natur und bedeutungslos für den Fortschritt der Ganzheitsmedizin.

So möchte ich denn gleich zu Beginn eine der besten Übungen für Therapeuten, insbesondere Homöopathen anbieten, um die Fähigkeit der inneren Augen zu schulen und dadurch das Bewusst-Sein zu erweitern:

➢ Nehmen Sie Platz in einem Garten oder in einem Park.

➢ Setzen Sie sich aufrecht, beide Füße auf dem Boden.

➢ Entspannen Sie die Kiefergelenke, die Zunge ist am Mundboden.

➢ Legen Sie die Hände entspannt auf den Schoß.

➢ Lassen Sie nun langsam den Blick schweifen, ohne etwas speziell zu fokussieren.

➢ Drehen Sie dabei den Kopf so weit es geht nach links und rechts.

➢ Verweilen Sie so für 10 Minuten.

Sie werden vielleicht zum ersten Mal bewusst merken, wie viele visuelle Eindrücke auf Sie einstürmen – Farben, Formen, Interessantes, Dunkles, Helles.

➢ Schließen sie nun die Augen und lassen Sie innere Bilder vorbeiziehen. Was haben Sie draußen gesehen?

➢ Woran erinnern Sie sich?

Ergehen Sie sich für eine Weile in der Natur und setzen sich dann erneut auf eine Bank.

➢ Nehmen Sie wieder die aufrechte Haltung ein, Kiefergelenk entspannt, Zunge am Mundboden, beide Füße auf dem Boden.

➢ Schließen Sie für einen Moment die Augen, um sich ganz auf den Atemfluss zu konzentrieren.

➢ Der Atem sollte ganz entspannt und gleichmäßig strömen – ein und aus, ein und aus…

➢ Öffnen Sie die Augen und lassen Sie wieder den Blick schweifen, aber diesmal so, dass Sie mit dem Blick bei dem verweilen, was Ihnen „ins Auge fällt" und spüren Sie in sich hinein.

➢ Was kommt zum Erleben angesichts dieses Etwas?

➢ Wo im Körper spüren Sie, was Sie gerade anschauen?

➢ Es ist hilfreich, beim Nachspüren des Gesehenen oder Angeschauten kurz die Augen zu schließen.

➢ Führen Sie auch diese Übung etwa 10 Minuten aus.

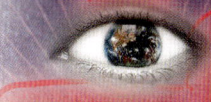

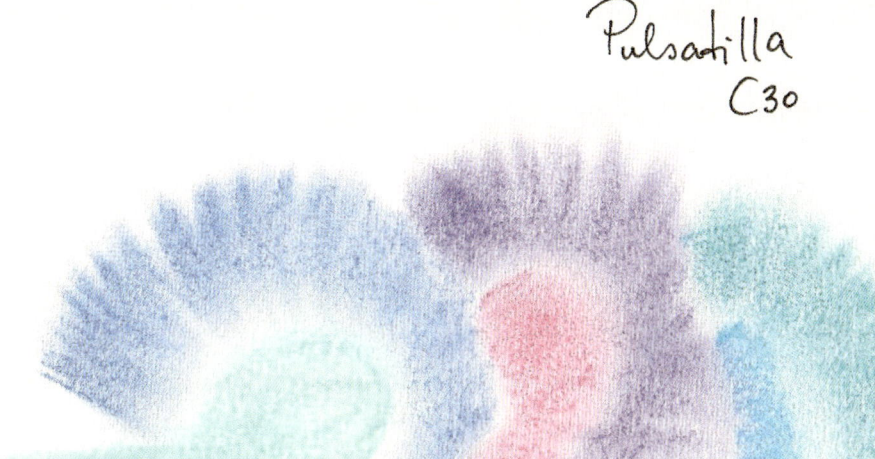

Pulsatilla C30

- Sie werden in Ihrem Alltag allmählich anders mit den Eindrücken umgehen, die pausenlos auf Sie einstürmen und die Sie bis jetzt ohne Filterung, was diese mit Ihnen machen, hereingelassen haben.

- Sie haben jetzt erfahren, wie Ihr Immunsystem arbeitet. Es unterscheidet genau zwischen Selbst und Fremd, zwischen zuträglich und unzuträglich, zwischen echt und unecht.

- Sie haben durch die beiden Übungsschritte einen äußerst sensiblen Filter in Ihrem Bewusstsein installiert, der sorgfältiger prüft, was Ihnen gut tut und was nicht.

- Sie haben auch eine Türe geöffnet, um durch das eigene Erleben des Gesehenen zu dessen Wesen vorzudringen.

- Sie stärken so Ihr Vertrauen, dass Sie nur wahrnehmen können, was Ihrem Bewusstsein entspricht.

- Das ist Wissen aus erster Hand, Wissen aus Erfahrung, weil es erlebt wurde, weil es Zugang zu Ihrem Fühlen gefunden hat.

- Sie werden in Ihrem Alltag mit Klienten und Patienten ebenso wie in Ihrem privaten Umfeld durch Schauen und Spüren staunend feststellen, wie gut es Ihnen damit geht, wie Ihre Lebenseinstellung mehr positiven Schwung aufnimmt.

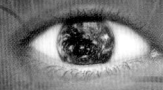

Über Jahrtausende spiritueller Schulungen haben Menschen gefragt: Was ist denn der Unterschied zwischen einem Meister/Erleuchteten/Heiligen und einem gewöhnlichen Menschen? Die Antwort ist einfach: Der Meister schaut nach innen, der Jedermann schaut nach außen. Wer sich auf den WEG begibt, lernt, nach innen zu schauen und erweitert so seine Wahrnehmung innen und außen und sein Bewusstsein. Ob das jemandem bewusst ist oder nicht, dies ist der einzige Sinn, weshalb wir inkarniert sind. Der Sehsinn offenbart uns die Dualität in der Welt der Erscheinungen. Das ist wichtig, um das Leben in seiner Raum- und Zeitbegrenzung zu meistern. Aber es gibt das Unsterbliche, das Lebensprinzip in jedem Geschöpf. Das zu erfahren bedeutet, die Vielheit und das Eine fallen in EINS zusammen. Aus dem Entweder-Oder wird schlicht das SEIN. Damit diese Erfahrung möglich wird, beginnt eine Schulung mit dem Atemströmen, mit der Sammlung auf das Atemströmen, so dass allmählich die äußere Welt mit ihren unzähligen Erscheinungen ausgeblendet werden kann. Dann öffnen sich die inneren Sinne – nicht nur die Augen – und der Weg wird frei zur Selbst-Erfahrung, zum wahren Wesen jenseits von Ego-Bewusstsein. Dahin streben wir alle. Die einen mehr, die anderen weniger. Doch dünkt es zumindest auf dem Sterbebett auch den „Nihilisten", dass Leben mehr bedeutet als die Welt der Phänomene. Das ist auch ganz natürlich, da wir teils in der enthüllten Seinsform mit Körper, teils in der verhüllten Seinsform, also ohne Körper bestehen. Wäre es anders, gäbe es kein Leben auf dieser Erde. Das sind natürlich keine intellektuellen Gedankengänge. Sie erschließen einem nicht den Sinn des Daseins. Ich mache nur deutlich, was uns alle eint: Wir fragen ir-gendwann, mehr oder minder intensiv nach dem Sinn von Leben und Tod im Kreislauf des Seins. Ob uns das aufrüttelt, die Illusionen des Phänomenalen zu durchschauen, ist nur eine Frage der Zeit. Manchmal hilft uns unser Höheres Selbst, mittels einer Krankheit wacher zu werden, manchmal wählen wir mehrere Erdenrunden, ehe wir erwachen.

Der historische Buddha wurde einmal gefragt:

Bist du ein Heiliger?

Nein.

Bist du ein Auserwählter?

Nein.

Was bist du dann?

Ich bin wach.

Wie das Wachsein für inneres Erleben auch inmitten einer hochtechnisierten Welt, umbrandet von Lärm und Hektik, möglich ist, erlebte ich in Japan. Die dortigen Homöopathen fragten nach meinem Wunsch, was ich vom Land sehen möchte, um eine Sightseeing-Tour zu organisieren – für mich der blanke Horror. Statt Abhaspeln von Sehenswürdigkeiten wurde mein Wunsch erfüllt, alte verschwiegene Zen-Gärten zu besuchen.

Dort nahmen wir schweigend Platz, es wurde uns köstlicher Tee gereicht und wir ließen das Auge schweifen. Auf diese Weise habe ich mehr von Japan wahrgenommen als durch tausend äußere Eindrücke. Die japanischen Kollegen waren diese Art der Wahrnehmung von westlichen Homöopathen nicht gewöhnt. Sie selber üben aber genau dies: Einmal pro Tag zieht sich jeder Homöopath für eine Weile in ein eigens dafür stilecht eingerichtetes Rokoko-Zimmer zurück, um den Geist Hahnemanns zu atmen. Wann tun wir das als westliche Homöopathen? Ich war in einem solchen Raum, ließ den Blick über das französische Rokoko-Interieur schweifen, über die Kupferstiche an den Wänden und war plötzlich ganz zu Hause in meiner Kultur. Ich erlebte lebendige Homöopathie in eben diesem Raum. Bildete ich mir das ein? Oder lächelten Samuel und Melanie Hahnemann aus ihrem Bilderrahmen freundlich herab? Eine wunderbare heilsame und energiestrake Atmosphäre war in diesem Raum, um den Geist der Homöopathie ein- und auszuatmen.

Eine schöne Aufgabe für alle Homöopathen, die Etiketten wie „klassisch, kreativ, prozessorientiert, genuin" fallen zu lassen, um frei zu werden für das innere Wesen der Homöopathie. Es ist kein Wunder, dass die japanischen Kollegen durch die Erfahrung in Hahnemanns Atmosphäre entschieden, ihre ganzheitliche Sicht der Therapie vom Begriff „klassisch" zu befreien. Alles was in der Kulturgeschichte klassisch genannt wird – vorzugsweise im Nachhinein – erhebt den Anspruch eines Standards, einer Regel und des Glaubenssatzes „Nur so ist es richtig". Dadurch wird Wandel und Entwicklung intellektuell abgebremst. So haben wir die klassische Anthroposophie, die klassische Homöopathie und das klassische Ballett usw. verbal festgezurrt und die schöpferische Kraft geknebelt. Worte und Wörter sind mächtige Energien. Darum ist es ratsam, vorsichtig damit umzugehen. So wie ich denke, formuliere ich. Die Wortwahl ist Ausdruck des Bewusstseins. Das kann einengen mit der Folge von Ängsten bis zur Tunnelsicht, die meist in die EINE Wahrheit mündet und viele Eine Wahrheiten produziert. Das kann weiten mit der Folge von frei fließender schöpferischer Kraft und in die Erkenntnis münden: Es kann auch alles mal ganz anders sein.

Damit ist der Sehsinn im ersten Durchlauf geistig umrissen. Schauen wir jetzt seine physiologischen Grundlagen und seine Entsprechungen an.

4.1 Der Sehsinn aus ganzheitlicher Sicht

Die Anatomie der Augen sei noch ein Weilchen zurückgestellt, da sie für die Behandlung chronischer Krankheiten nur die Grundlage zur Diagnose bietet und nichts für die Heilung. Heilung kann ohne Diagnose stattfinden. Jahrtausende vor genauen anatomischen Kenntnissen galten die Augen als Fenster zur Seele einerseits und Wegweiser zu inneren Krankheiten andererseits. Der Ausdruck der Augen charakterisiert einen Menschen und sagt vieles über seine psychisch-mentale bzw. energetische Verfassung aus. Hier ein paar Beispiele:

In der Schüßler-Therapie sind die Färbungen rund ums Auge wichtige diagnostische Hinweise, welche Mineralstoffe im Körper fehlen, zum Beispiel:
Blaue Schatten an der Nasenwurzel – Ferrum phosphoricum (Abb. 16)

Braunschwarze Schatten um die Augen herum – Calcium fluoratum (Abb. 15)

Rosamilchige Färbung um die Augen herum – Kalium chloratum (Abb. 17)

Eine weitere Form der Augendiagnose beherrschte der Homöopath Pastor Emmanuel Felke, indem er nur mit einer Lupe die Skleren und Iriden anschaute und daran das Stadium einer Krankheit erkannte. Seine treffsichere Methode war eine Mischung aus Detailsicht

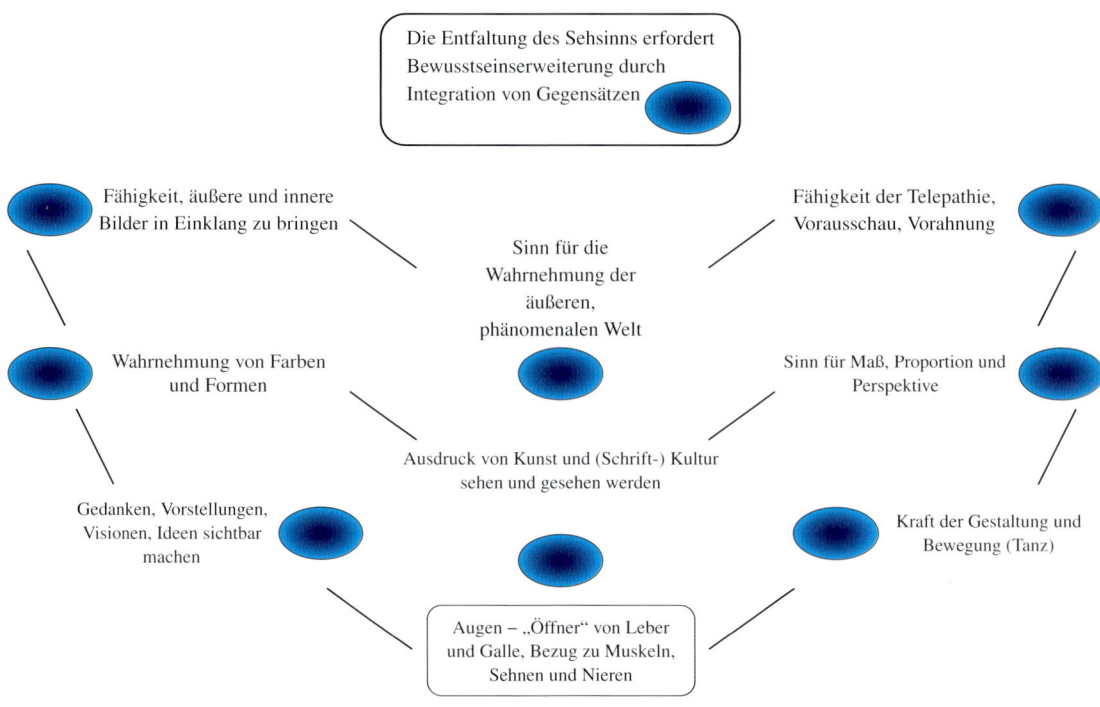

Die Entfaltung des Sehsinns erfordert Bewusstseinserweiterung durch Integration von Gegensätzen

Fähigkeit, äußere und innere Bilder in Einklang zu bringen

Fähigkeit der Telepathie, Vorausschau, Vorahnung

Sinn für die Wahrnehmung der äußeren, phänomenalen Welt

Wahrnehmung von Farben und Formen

Sinn für Maß, Proportion und Perspektive

Ausdruck von Kunst und (Schrift-) Kultur sehen und gesehen werden

Gedanken, Vorstellungen, Visionen, Ideen sichtbar machen

Kraft der Gestaltung und Bewegung (Tanz)

Augen – „Öffner" von Leber und Galle, Bezug zu Muskeln, Sehnen und Nieren

Abb. 14 Die Vernetzung des Sehsinns

des Auges und intuitivem Erfassen der Gesamtpersönlichkeit des Patienten. Auch die „Irisdiagnose" darf nicht unerwähnt bleiben. Sie wird von der konventionellen Medizin kritisch und diagnostisch als unzulänglich betrachtet. Fragen wir uns, was aus der Irisdiagnose für die Behandlung resultieren kann, sieht die Sache anders aus, denn sie weist wie jede ganzheitliche Heilweise beachtliche Heilungserfolge auf.

Der nächste Schritt sind die verschiedenen Arten der Entsprechungen der Augen. Sie werden in der Chinesischen Medizin dem Leber-Gallenblasen-Funktionskreis zugeordnet. In der Mundakupunktur entspricht dieser Funktionskreis interessanterweise den Eckzähnen, das heißt den Überbleibseln einstiger Reißzäh-

ne. Augen, Hüfte und Knie bilden eine organische Einheit. Diese Zusammenhänge werden erst verständlich, wenn wir das Wesen des Leber-Funktionskreises beachten. Hier geht es um eine extrovertierte Energie, eine gesunde Aggression, etwas Inneres nach außen auszudrücken. Darin spiegelt sich das Bemühen jedes Menschen, Eigenautorität zu erlangen[8]. In der Darstellenden Kunst, als Seminarleiter, Redner, Vortragender braucht man eine gesunde Leber-Energie, damit etwas beim Zuhörer und Zuschauer ankommt. Diese kultivierte Ausstrahlung des modernen Menschen hat eine archaische Basis: Will jemand Beute machen, muss er gute Augen und schnelle Beine haben. Wird unter Stress der Kampf-Flucht-

8 Siehe hierzu ausführlich Band 2 der Reihe Organ-Konflikt-Heilung.

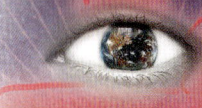

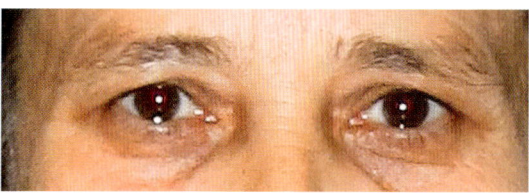

Abb. 15 Augenzeichen Calcium fluoratum

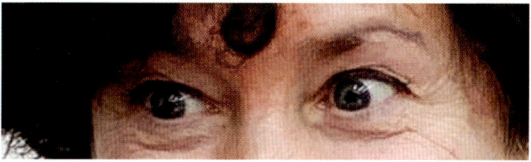

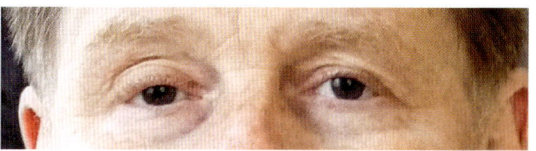

Abb. 16 a und b Augenzeichen
Ferrum phosphoricum

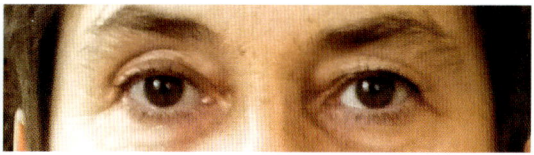

Abb. 17 Augenzeichen Kalium chloratum

aber im Gegensatz zu dem Ahnen rennen sie nicht weg oder kämpfen, um das überschüssige Adrenalin abzubauen. Sie verharren an Ort und Stelle und gehen in den höchsten Stressgrad über, in den Totstellreflex. Sie fühlen sich wie gelähmt, erleben das so genannte „Black-Out", wodurch alles intellektuelle Wissen aus dem Frontalhirn wie weggewischt ist.

Als Kinesiologin habe ich früher viel mit diesen Themen zu tun gehabt. Mein Forschergeist sammelte damals schon Fakten, um Zusammenhänge zu erkennen. Ich stellte fest:

- Menschen, die extrem unter Lampenfieber leiden, haben wenig ausgeprägte oder verletzte Eckzähne oder diese fehlen gänzlich.

- Es fehlt ihnen eine gesunde Aggression, eine Tatkraft zur Selbstverwirklichung.

- Häufig zeigt sich das Hindernis, sich zu verwirklichen in Gestalt einer hereditären Gonorrhoe, die unter anderem die Symptome Konjunktivitis, Kniearthritis hervorruft und eines der größten Heilungshindernisse darstellt.

- Häufig gibt es bei älteren Menschen Augen- und Hüftprobleme zur gleichen Zeit.

- Sie leiden schnell unter Muskelkater und schwachen Sehnen – auch dies gehört zum Leber-Funktionskreis.

Bleibt noch zu sagen, dass bei stressgeplagten Menschen im übertragenen Sinne der Biss fehlt, sie meinen, alles mit Gewalt reißen zu müssen und überfordern sich deshalb, bis sie kollabieren. Verfolgen wir diese Spur bei Menschen mit Burn-Out-Syndrom, offenbaren sich alle aufgezählten Probleme. Am deutlichsten zeigt es sich an den Augenproblemen, auch hier psychosomatisch: „Ich will nichts mehr

modus ausgelöst, nützt kein kopfloses Davonlaufen, sondern muss ein Mensch im Bruchteil einer Sekunde einen sicheren Platz ausmachen und dorthin rennen. Das geschieht stammhirngesteuert, da es ums Überleben geht und nicht ums frontalhirngesteuerte Diskutieren und Erwägen.

Wie nah auch uns modernen Menschen noch diese archaische Funktionskette Leber – Augen – Hüfte – Knie ist, zeigt sich bei Lampenfieber- oder Prüfungsstress. Hier geraten Menschen in das Gefühl, ihre Tätigkeit sei ein Kampf um Leben und Tod, sie reagieren wie der „Jäger und Sammler" vor Jahrmillionen, sehen!" oder „Da will ich nicht hinschauen!" der Sehsinn wird verschwommen, scheinbar plötzlich ist eine Brille nötig. Aber bei genauerem „Hinsehen" schränkt der zugrundeliegende Stress das Gesichtsfeld im Sinne des Wahrnehmungsradius ein. Immer wieder treffen wir auf den Beweis des Zusammenhangs von Bewusstsein und Organfunktion.

Die Augen sind der dynamische, nach außen gerichtete Sinn. Durch das Sehen gehen wir in die Welt hinaus und hinein. Sobald ein kranker Mensch einen inneren Impuls der Hoffnung und Zuversicht spürt, beginnen seine Augen zu leuchten. Im Heilungsprozess ist deutlich zu erkennen, wie der Patient seine Blickrichtung ändert, worauf er/sie im Leben jetzt schaut, was er/sie wahrnimmt und wie sich das auch im gewöhnlichen Alltag zeigt, wie zum Beispiel in der Wahl der Fernsehsendungen, Zeitungen oder Bücher. Leber/Galle – Augen – Hüfte – Knie werden wieder Ausdruck von Elastizität, Spannkraft, Zielgerichtetheit und Entfaltung. Die Energie dazu kommt von innen, wenn äußere Impulse verinnerlicht = erlebt und erfahren werden. Darum nützt es nichts, gute Augenmittel oder Lebermittel zu verordnen, wenn sich das Bewusstsein des Menschen, sein Denken, Fühlen und Handeln nicht verändert.

4.2 Die physischen Augen

Hat man erst einmal Freude daran gefunden, Organe nicht als materielle Dinge zu betrachten, sondern als lebendige Ausdrucksformen menschlichen Bewusstseins, ist auch die Physiologie keine Ansammlung von Fakten mehr. Vielmehr werden diese Fakten lebendig und offenbaren Zusammenhänge und Entspre-

chungen, die der Behandlung Kranker dienlich sind. Die physischen Augen reagieren auf das, was im Bewusstsein ist. In der Alltagssprache drücken wir das deutlich aus:

- Etwas sehen können.
- Etwas anschauen können.
- Etwas sehen müssen.
- Etwas sehen wollen.
- Etwas sehen dürfen.
- Etwas nicht anschauen können.
- Etwas nicht sehen wollen.

Jeder Satz hat verschiedene Ebenen, das spüren wir genau. Es geht nicht allein um die physische Sehfähigkeit, sondern auch um das Sehen im übertragenen Sinne. Doch je nachdem, wie lange diese Gedankenmuster in uns wirksam sind, wirken sie sich auf den Organismus aus, im Guten wie im Schlechten. Ich sage bewusst „auf den Organismus" und nicht „auf die Augen", weil die Augen keine isolierten Dinge sind, sondern ein Detail im Ganzen. Ein Mensch mag eine Praxis wegen Beschwerden aufsuchen, die scheinbar nichts mit den Augen zu tun haben, dennoch sind die Augen beteiligt, wenn es bei dem ursächlichen Problem ums Sehen geht. Darum ist es sinnvoll, eine Entsprechungslehre bereitzuhalten, die uns sofort die Zusammenhänge bewusst macht.

Wie manifestieren sich nun Gedankenmuster an den Augen?

Schauen wir uns dazu zuerst das äußere Auge an:

Die Augenhöhlen werden vom knöchernen Schädel gebildet und in ihnen, ausgekleidet von einem Fettpolster, liegen die Augäpfel. Sie werden von jeweils sechs äußeren Augenmuskeln bewegt. Die Augäpfel sind oben und unten von bewimperten Ober- und Unterli-

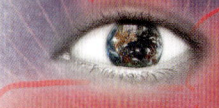

dern geschützt – vor Schmutz und Licht. Je nachdem, wie weit die Lidspalte geöffnet ist, wirkt sich dies auf dem Augenausdruck und Gesichtsausdruck aus. Die Gestalt der Lidspalte ist zudem ein charakteristisches Zeichen bei Menschenrassen wie zum Beispiel die schmale Lidspalte bei Ostasiaten und die weit geöffnete bei Europäern.

Die Lider erhalten ihre Festigkeit durch eine eingelagerte Bindegewebsplatte, enthalten Talgdrüsen, die den Lidrand einfetten und sind innen mit einer Bindehaut (Konjunktiva) ausgekleidet. Sowohl Schadstoffe als auch innere Prozesse können eine Konjunktivitis hervorrufen. Bedenkt man die typischen Symptome der Gonorrhoe, zu denen unter anderem verklebte Augenlider und Konjunktivitis gehören, wird deutlich, wie die hermetischen Gesetze „Wie innen so außen, wie unten so oben" wirksam werden. Dazu später mehr.

Die Tränen werden von Tränendrüsen gebildet, die in Mandelgröße außen oben in der Augenhöhle eingelagert sind. Dort bilden sie mehrere Ausführungsgänge in die äußeren Augenwinkel. Im inneren Augenwinkel befinden sich Tränenkanälchen, die sich im Tränensack vereinen. Von dort führt der Tränennasengang in die untere Nasenmuschel.

Die Tränenflüssigkeit ist klar, leicht salzig und antibakteriell. Sie dient rein physiologisch der Ernährung, Befeuchtung und Reinigung der Hornhaut und verbessert die optischen Eigenschaften der Augen, indem sie Unebenheiten ausgleicht und Staubpartikel ausschwemmt. Die Tränen sind aber auch eine Art „Schmiere" für die Augenlider und tragen wesentlich zum emotionalen Ausdruck bei. Durch den Lidschlag wird die Tränenflüssigkeit über die Augen verteilt.

Weinen gehört zur menschlichen Ausdrucksfähigkeit; es kann durch Lachen und Freude ebenso wie durch Traurigkeit ausgelöst werden. Nicht (mehr) weinen können, trockene Augen, wenig Lidschlag usw. sind Zeichen tief sitzender Nöte und Konflikte. Das Weinen muss in der Therapie wieder aktiviert werden, weil es nie allein um die physiologische Komponente geht, sondern um den ganzen Menschen, der sich nicht mehr natürlich über Tränen ausdrücken kann. Auch zu viel Tränenfluss zeugt von psychischen Problemen, die der Lösung bedürfen.

Der Horizontalschnitt durch das Auge zeigt auf vereinfachte Weise den höchst komplizierten Aufbau. Der durchsichtige, gallertartige Glaskörper bildet das Innere des Augapfels. Er besteht zu 98 % aus Wasser, in das ein Fibrillengerüst eingelagert ist. Das Augenwasser kann nicht komprimiert werden, daher hält der Augapfel einem großen Druck stand. Zwischen Glaskörper und Iris liegt die durchsichtige bikonvexe Linse. Sie wird zum einen durch die Linsenfäden bzw. Aufhängefasern und zum andern oben und unten durch den Linsenmuskel bzw. Ziliarmuskel gehalten. Diese Halterung ist elastisch und kann sich mithilfe des Ziliarmuskels auf die jeweilige Sehentfernung (Akkommodation) einstellen.

Das Auge ist mit einer Reihe verschiedener Häute ausgestattet. Die Lederhaut (Sklera) umhüllt den Glaskörper als Schutzschicht. Die weiße Farbe erhält die Sklera durch eine dichte Schicht zugfester Fasern. Im vorderen Augenbereich geht die Lederhaut in die vollkommen durchsichtige und stark gewölbte Hornhaut (Cornea) über. Sie ist gefäßfrei, damit das Licht ohne Hindernis ins Auge einfallen kann und sie stellt zusammen mit der Augenlinse

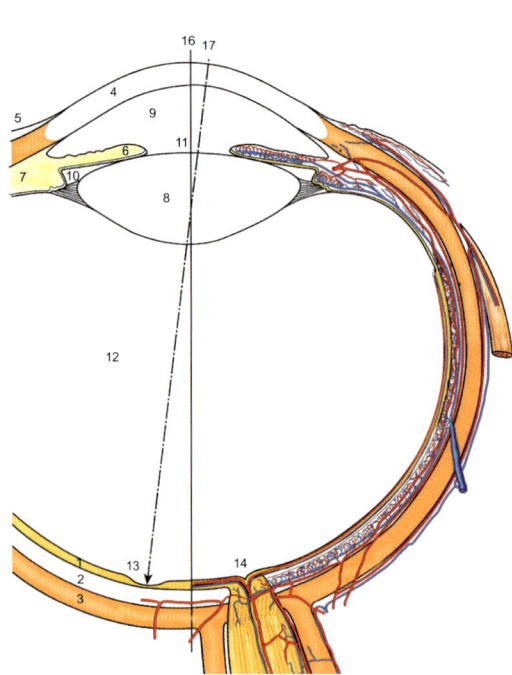

1   Netzhaut (Retina)

2   Aderhaut (Choroidea)

3   Lederhaut (Sklera)

4   Hornhaut (Kornea)

5   Bindehaut (Konjunktiva)

6   Regenbogenhaut (Iris)

7   Ziliarkörper (Corpus ciliare)

8   Linse (Lens)

9   Vordere Augenkammer (Camera anterior bulbi)

10 Hintere Augenkammer (Camera posterior bulbi)

11 Sehloch (Pupilla)

12 Glaskörper (Corpus vitreum)

13 Gelber Fleck (Macula lutea)

14 Blinder Fleck (Discus nervi optici)

15 Sehnerv (Nervus opticus)

16 Achse des Augapfels (Axis bulbi)

17 Sehachse zur Stelle des schärfsten Sehens (Axis opticus)

Abb. 18 Anatomie des Auges

den Brennpunkt der hindurchtretenden Lichtstrahlen ein. Im äußeren Augenteil wird die Hornhaut von der Tränenflüssigkeit ernährt, innen versorgt sie das Kammerwasser. Die Austrocknung und ungleichmäßige Krümmung der Hornhaut führt zu verschiedenen Graden der Seheinschränkung.

Der Lederhaut liegt innen die pigmentierte und gefäßreiche Aderhaut (Choroidea) an, die den Augapfel mit Nährstoffen versorgt. Die eingelagerten Pigmentzellen bewirken, dass die Sehfähigkeit der Augen durch reflektierende Lichtstrahlen behindert wird. Das wird besonders im Spätherbst deutlich, wenn die Sonne tief steht und die Straßen das Licht reflektieren, sodass die Augen völlig geblendet sein können. Dann hilft nur noch, mit dem Auto an den Straßenrand zu fahren und zu warten, bis die Lichtreflexe weniger werden.

Wie in Abb. 18 zu sehen ist, geht die Aderhaut vorne in den Ziliarkörper über, in dem die Ziliardrüsen und der Ziliarmuskel liegen. Die Ziliardrüsen liegen in den Strahlenfortsätzen, die wiederum mit den Aufhängefasern der Linse verbunden sind. Der Ziliarmuskel reguliert die Akkommodation durch seine Kontraktion und Extension; beides führt zu verschiedenen Stadien der Linsenkrümmung und ermöglicht das Nah- und Fernsehen. Der Ziliarmuskel wird vom III. Hirnnerv, dem Nervus oculomotorius innerviert.

Die Ziliardrüsen erzeugen das Kammerwasser, das der Formerhaltung des Augapfels und der Nährstoffversorgung von Linse und Hornhaut dient. Betrachten wir noch einmal Abb. 18. Wir unterscheiden eine hintere und eine vordere Augenkammer. Das Kammerwas-

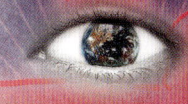

ser hat eine klar definierte Fließrichtung: aus der hinteren Augenkammer zwischen Linse und Iris in die vordere Kammer, dann in den Schlemmkanal und von dort aus ins <u>Venen</u>blut. Jeder noch so kleine Abflusswiderstand erhöht den Druck und bietet das ungesunde Milieu, in dem ein Glaukom (grüner Star) entstehen kann. Entzündungen der Iris oder des Ziliarkörpers trüben das Kammerwasser. Dort hinein gelangen Fremdstoffe und verursachen Sehbeeinträchtigungen.

Der vorderste Teil der Aderhaut bildet die Iris, die Regenbogenhaut. Die Pigmentierung der Iris gibt dem menschlichen Auge die eigentliche Ausdruckskraft, die einen Menschen auszeichnet. Dazu tragen noch zwei Faktoren bei. Zum einen ist es die Pupille, das Loch in der Mitte der Iris, die die Menge der einfallenden Lichtstrahlen reguliert. Die Möglichkeit der Pupillenveränderungen verdankt die Iris der zirkulär und radiär angeordneten Muskelfasern. Der zirkuläre Ringmuskel ist für die Verengung (Miosis) der Pupille zuständig und wird vom Parasympathikus versorgt und gesteuert. Die radiären Muskelfasern der Iris sorgen für die Erweiterung der Pupille (Mydriasis) und werden vom Sympathikus innerviert. Das bedeutet, die Pupillentätigkeit ist ein wichtiger Indikator für den energetischen Zustand eines Menschen.

Zum andern verändern sich aber auch die Iriden selbst. Je mehr Stress im Energiesystem besteht, umso mehr ziehen sie sich zusammen, wandern leicht nach oben, so dass die Skleren darunter zu sehen sind. Je besser sich jemand entspannen kann, desto größer sind die Iriden. Auch darüber später noch mehr.

Zwischen Aderhaut und Glaskörper befindet sich die Netzhaut (Retina). Sie enthält die lichtempfindlichen Zellen, die Stäbchen und Zapfen. Hier geschehen die eigentlichen, beinahe kurios zu nennenden Phänomene des menschlichen Sehsinns:

Die durch die Pupille einfallenden Lichtstrahlen werden durch die Hornhaut und Linse gebrochen und projizieren auf die Retina ein umgedrehtes und seitenverkehrtes Bild. Wir empfinden aber die Position der Dinge in unserer Umwelt so wie sie sind, weil das Sehzentrum im Gehirn das Bild nochmals umdreht und wendet. Nehmen wir als Beispiel einen Baum. Es scheint uns selbstverständlich, dass die Wurzeln in der Erde unten und die Baumkrone mit Geäst und Blattwerk oben in den Himmel ragen. Auf der Netzhaut empfangen wir das Bild des Baumes aber umgekehrt, sozusagen auf den Kopf gestellt. Das Sehzentrum hinten im Parietalschädel dreht das Bild so um, dass wir vorne mit den Augen den Baum so sehen, wie wir es gelernt haben und als richtig erachten. Da in der Natur alles einen tiefen Sinn hat und kein Naturgesetz zufällig entsteht, dürfen wir beim Sehen vom „Abbild" des großen universalen Bewusstseins im kleinen menschlichen Bewusstsein ausgehen. So fragen wir uns auch im Laufe des Lebens des Öfteren:

- Sind die Dinge wirklich so, wie sie mir erscheinen?
- Gibt es noch eine andere Realität als die sichtbare?
- Wie geht es mir, wenn mein Leben „auf dem Kopf steht"?

Jeder von uns wird hier eine andere Lebenserfahrung machen. Meine Erfahrung, Antworten auf diese Fragen zu suchen und zu finden führte zu der Erkenntnis, dass der Sehsinn mein Lehrmeister für die Tugend der Toleranz ist. Was mir so oder so erscheint, ist subjektiv; jemand anderer kann dasselbe völlig anders sehen – physisch und geistig. Sie hat mich auch gelehrt, Dinge von verschiedenen Warten aus zu betrachten, wozu auch die Umdrehung und Wendung gehören. Das hat nicht allein meinen eigenen Wahrnehmungsradius erweitert, sondern auch die Akzeptanz erbracht, dass es auch anderen Menschen so geht. Wie schon an früherer Stelle gesagt, ist kein Sinn so leicht zu täuschen wie der Sehsinn, weil das Bewusstsein sieht und die Augen nur das ausführende Organ des Bewusstseins sind. Es gibt keine

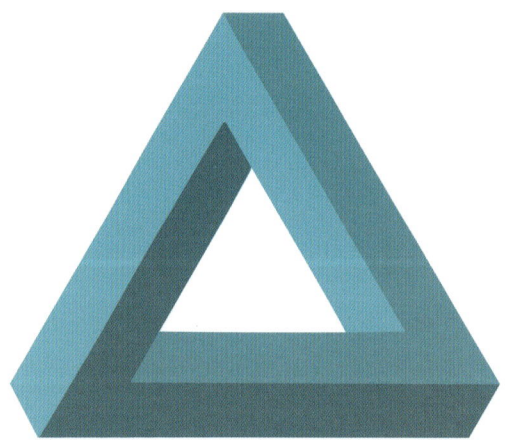

Abb. 19 Bild einer optischen Täuschung Tribar

objektive Realität, nur Abmachungen, wie die Welt draußen mit ihren zahllosen Phänomenen zu benennen ist. Zu der Erkenntnis sind seit Jahrtausenden Menschen gekommen, die spirituelle Schulungen entwickelten, um im Wesentlichen zwei Aspekte erfahrbar zu machen: Was mit den physischen Augen betrachtet werden kann, ist Illusion. Es unterliegt der ständigen Veränderung von Werden und Vergehen. Was mit den „inneren Augen" betrachtet wird, führt zur Erfahrung der LEERE der

Phänomene und zum Erlebnis der EINHEIT von Vergänglichkeit und Unsterblichkeit in uns selbst. Das kann natürlich nicht der winzige Anteil unseres Bewusstseins, der Intellekt, erfassen. Dazu bedarf es der Erfahrung mit dem ganzen Sein, mit jeder Zelle, mit dem Bewusst-Sein.

Kommen wir zu den Sinneszellen.

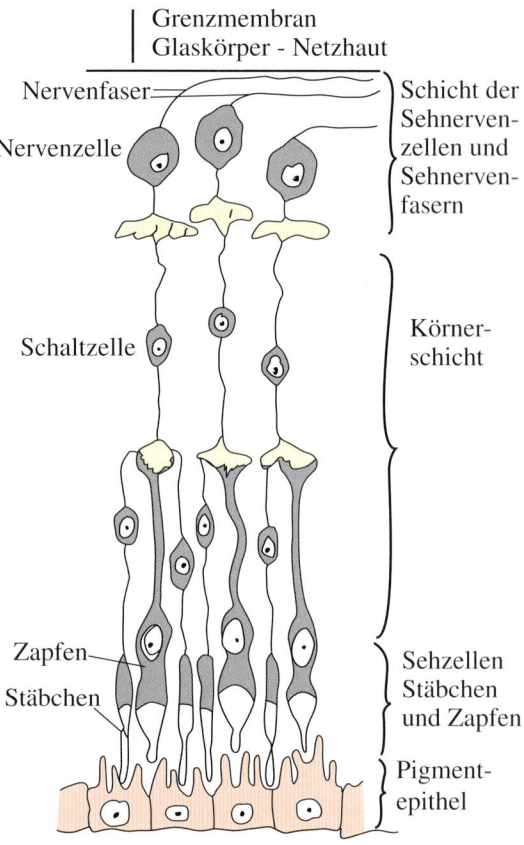

Abb. 20 Schematischer Aufbau der Netzhaut

Wie erwähnt, enthält die Retina die lichtempfindlichen Zapfen und Stäbchen. Die einfallende Lichtenergie wird in Nervenimpulse umgewandelt. Über die Fortsätze der Nervenzellen (Axone) sind sie in Kontakt mit den Schaltzellen (siehe Abb. 20) und über diese

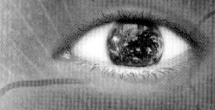

mit den Sehnervenzellen in Kontakt. Bis zu 120 Millionen Stäbchen sind gleichmäßig über die Netzhaut verteilt und sind für das Hell-Dunkelsehen in der Dämmerung zuständig. Das Zwielicht ist eine Herausforderung für die menschlichen Augen, da dies nicht die bevorzugten Lichtverhältnisse bietet, um Gefahren und Umgebung zu erkennen. Das Hell-Dunkelsehen ermöglicht ein Minimum an Sehfähigkeit und visuelles Unterscheidungsvermögen.

In einem Teil der Stäbchen befindet sich das lichtempfindliche Membranprotein Rhodopsin, das so genannte „Sehpurur". Wirkt Licht auf Rhodopsin ein, wird eine chemische Kettenreaktion ausgelöst und diese am Ende in einen Nervenimpuls umgesetzt. Bei diesem komplexen Geschehen werden die Natriumkanäle geschlossen und die Sehzellen hyperpolarisiert. Dadurch ändert sich der Ladungszustand und löst an der Synapse der Photosensorzelle ein Signal aus, das zum ZNS weitergeleitet wird.

Das Rhodopsin benötigt für seinen Aufbau Vitamin A, ein fettlösliches Vitamin. Ich betone das, weil es nicht ausreicht, Lebensmittel mit Vitamin A-Gehalt zu trinken oder zu essen, wenn nicht gleichzeitig ein paar Tropfen Öl, Butter oder Fett dafür sorgen, dass das Vitamin vom Körper verwertet wird.

Die bis zu sechs Millionen Zapfen sind für das Farbensehen zuständig. Sie sind nicht gleichmäßig verteilt, sondern besonders dicht auf dem gelben Fleck, der Stelle des schärfsten Sehens, angeordnet. Es gibt drei Zapfenarten mit unterschiedlichen lichtempfindlichen Substanzen. Sie reagieren auf Licht mit einer bestimmten Wellenlänge. Eine Zapfenart ist besonders empfänglich für rotes, eine für blaues und eine für grünes Licht. Diese drei Zapfenarten und somit auch Grundfarben bilden die Basis des Farbensehens.

Der gelbe Fleck (Macula lutea), die Stelle des schärfsten Sehens, verdient in unserer Zeit besondere Aufmerksamkeit, da die Makuladegeneration durchaus nicht mehr auf sehr alte Menschen beschränkt ist. Der gelbe Fleck liegt in der Sehachse; er enthält nur Zapfen und zwar, wie oben erwähnt, besonders dicht angeordnet. Das bedeutet, dass das scharfe Sehen in der Dämmerung schwierig ist, da die Stäbchen an diesem Ort fehlen. Damit die Zapfen angeregt werden, benötigen sie eine große Lichtmenge. Das Dämmerlicht bietet aber nur noch genügend Licht, um die Stäbchen der Retina zu aktivieren, also hell und dunkel zu unterscheiden, während das Farbensehen nicht möglich ist.

Außer der Stelle des schärfsten Sehens gibt es (sinnigerweise) auch die Stelle ohne Sinneszellen, den blinden Fleck (Papilla nervi optici). Das ist die Stelle, an der der Sehnerv (N. opticus) aus dem Augapfel heraustritt (siehe Abb. 18) und kein Sehen möglich ist. Interessant ist, dass uns dieser blinde Fleck beim Sehen nicht stört, da wir erstens mit beiden Augen sehen und zweitens das Gehirn den fehlenden Teil ergänzt.

Nun bleibt noch die Sehbahn als wichtiges Element des Sehsinns zu nennen.

Zapfen und Stäbchen geben bei Lichtreizung Impulse an die Schalt- und Sehnervenzellen. Die Axone dieser Sehnervenzellen ziehen durch die Retina zum blinden Fleck und bilden hier rechts und links den Sehnerv

(N. opticus, II. Hirnnerv). Über den Sehnerv gelangen alle visuellen Informationen von der Retina ins ZNS. Die beiden Sehnerven verlaufen zur Sehnervenkreuzung (Chiasma opticum). Diese Kreuzung der Sehnervenfasern befindet sich unterhalb des Zwischenhirns. Danach ziehen sie als Sehbahnen in das Sehzentrum des Großhirns, das im Parietallappen liegt.

Obgleich medizinische Fachbücher einstweilen noch keine Antwort parat haben, lohnt es sich, die Frage zu stellen, warum die Natur es wohl so eingerichtet hat, dass sich die Sehnerven kreuzen. Es muss ein tieferer Sinn darin liegen. Betrachten wir die Augen als Teil des Gehirns, könnte eine Erklärung sein, dass die Sehbahnen das gleiche tun wie die Überkreuzverschaltungen rechts-links und vorne-hinten durch das Corpus callosum. Interessant ist auch, dass die in der Kinesiologie üblichen Überkreuzübungen zur Stärkung der Gehirnintegration vorne-hinten und rechts-links eine deutlich positive Wirkung auf die Sehfähigkeit haben. Ist aber Stress vorhanden und bewegt sich ein Mensch homolateral (rechtes Bein-rechter Arm, linkes Bein-linker Arm), wirkt sich das auf die Augen aus, indem der Blick starr wird. Die Überkreuzung ist Teil der liegenden oder stehenden Acht, Zeichen für Unendlichkeit und Inbegriff der Integration.

Die Augen werden von sechs Augenmuskeln bewegt und diese von vier Hirnnerven innerviert: Nervus opticus (II), oculomotorius (III), trochlearis (IV) und Nervus abducens (VI). Das erlaubt sowohl differenzierte Augenbewegungen als auch Augenausdrucksformen, die oft mehr sagen als Worte.

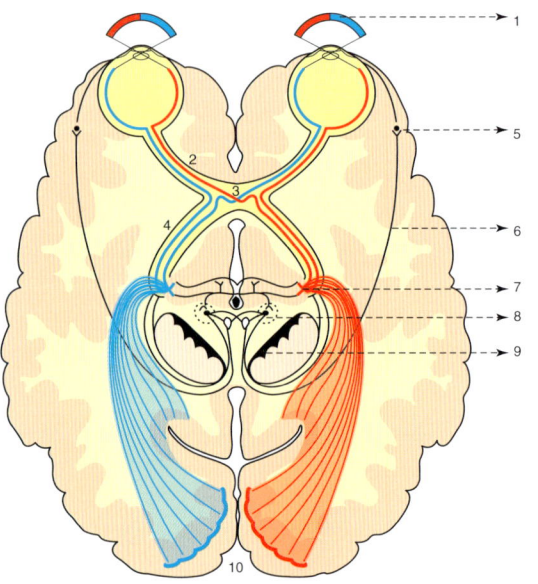

1   Gesichtsfeld

2   Sehnerv (Nervus opticus)

3   Sehnervenkreuzung (Chiasma opticum)

4   Sehstrang (Tractus opticus)

5   Augenhöhlenganglion (Ganglion ciliare)

6   Augenbewegungsnerv (Nervus oculomotorius)

7   Äußerer Kniehöcker (Corpus genuculatum laterale)

8   Kern des augenbewegungsnervs (Nucleus nervi oculomotorii)

9   Schwarze Substanz (Substantia nigra)

10   Hinterhauptlappen (Lobus occipitalis)

Abb. 21 Sehbahn

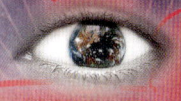

4.3 Die naturheilkundliche Behandlung der Augen

Die Augen lassen sich äußerlich auf vielfache Weise behandeln. Mittlerweile gibt es viele Bücher über Augentraining, so dass jeder sich kundig machen kann, was es alles für Übungen gibt, um die Sehkraft zu erhalten und zu verbessern. Es taucht immer wieder eine Übung auf, die ich hier aufgreifen möchte:

Setzen Sie sich an einen Tisch, stützen Sie die Ellbogen auf und legen Sie die leicht gewölbten Handteller auf die geschlossenen Augen. Achten Sie darauf, dass Ihre Zunge am Mundboden liegt, die Kiefergelenke entspannt sind und der Atem gleichmäßig strömt. Verharren Sie so 5 – 10 Minuten.

Die Augen entspannen sich und erhalten von den eigenen Händen Heilungsenergie.

Eine alte naturheilkundliche Maßnahme sind Augenkompressen mit Euphrasia, um die Augen zu entspannen und zu klären. Man kann auch andere Kräuterdrogen wie zum Beispiel Calendula, Hamamelis und/oder Kamille als dünnen Tee aufgießen, den Sud etwas abkühlen lassen, damit zwei Wattebäusche tränken und auf die Augen legen.

Selten wird heute noch eine Augenbadewanne benutzt, um die Augen auszuspülen, obgleich das eine effektive Art ist, Entzündungen und Infektionen äußerlich zu behandeln. Das beste Phytotherapeutikum dafür ist Sassafras-Holz[9].

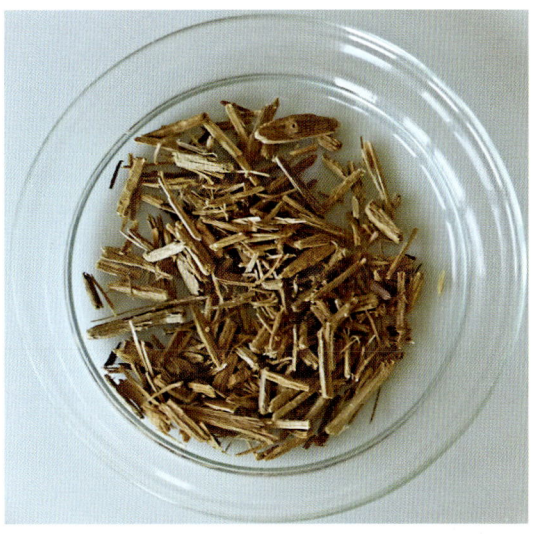

Abb. 22 Sassafras-Holz

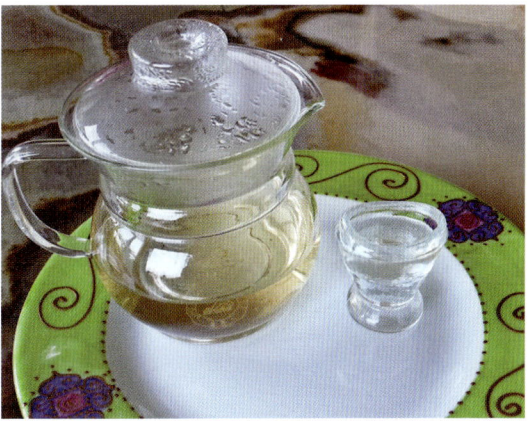

Abb. 23 Sassafras-Aufguss und Augenbadewanne

Die Wurzelrinde von Sassafras officinalis, dem nordamerikanischen Fenchelholzbaum, wurde seit dem 17. Jahrhundert bei Leberkongestionen, Magenschwäche und Nierenschwäche eingesetzt. Auch bei Haut-Skrofulose und Augen-Syphilis galt Sassafras – oft in Kombination mit Sarsaparilla, Rhus toxicodendron oder Guajacum – als bewährtes Heilmittel, um das Blut zu reinigen und den Schweiß aus den Poren zu treiben. Ich lernte die Augenspülung

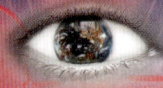

mit Sassafras vor 42 Jahren kennen, interessanterweise, um die Leber über die Augen zu stärken und die Augen zu reinigen. Inzwischen habe ich sie etlichen Patienten verordnet, die aufgrund von Leberbelastung immer wieder zu Augenentzündungen neigten. Die Augenspülung wird folgendermaßen durchgeführt:

Setzen Sie 1 Teelöffel Sassafras-Holz abends in einer Tasse Wasser kalt an. Morgens erhitzen Sie den Sud, seihen dann das Holz mit einem feinen Sieb ab und lassen den Tee auf Körpertemperatur abkühlen. Gießen Sie die Augenbadewanne zu Dreiviertel voll mit dem Tee, beugen sich vor, setzen die Wanne auf eines der Augen fest auf und neigen den Kopf nach hinten. Öffnen Sie das Auge und bewegen es hin und her. Nach zirka einer Minute neigen Sie den Kopf wieder nach vorne und nehmen das Glaswännchen von dem Auge. Gießen Sie den Tee weg und füllen neuen ein, um das andere Augen zu baden. Wechseln Sie das Augenbad drei Mal.

Auch als Tee leistet Sassafras gute Dienste, beispielsweise für die Blutreinigung im Frühjahr oder während einer Fastenkur. Er wird so zubereitet:

Setzen Sie 2 Teelöffel voll mit 1 Glas kaltem Wasser über Nacht an. Gießen Sie das Wasser in ein leeres Glas ab und übergießen den Teerückstand mit kochend heißem Wasser. Lassen Sie ihn 10 Minuten lang ziehen und gießen den kalten Auszug dazu. Trinken Sie von diesem Tee über den Tag verteilt.

Es lohnt sich, dieses alte Heilmittel wieder in die ganzheitliche Therapie aufzunehmen, denn sein Bezug Augen – Leber bewährt sich bei vielen Krankheiten mit geschwächtem Leberstoffwechsel und Augensymptomen.

Die physiologischen Gegebenheiten der Augen machen hinreichend klar, dass sowohl über das Blut als auch über den eigenen Stoffwechsel des Kammerwassers Nährstoffe in die feinsten Bereiche gelangen. Folglich ist es auch sinnvoll, hier therapeutisch anzusetzen und eine nährstoffreiche Ernährung zu empfehlen. Diesbezüglich hatte ich selbst ein positives Erlebnis. Ich ließ mich von einer in Süddeutschland bekannten, ganzheitlich praktizierenden Augenfachärztin untersuchen. Da in meiner Familie Glaukom und Katarakt als Krankheiten vertreten sind, hielt es diese Ärztin für angebracht, meine Augen allen möglichen Prüfungen zu unterziehen. Am Schluss sagte sie: „Achten Sie weiter auf Ihre nährstoffreiche Ernährung mit viel Grünzeug und Früchten und gehen sie so oft wie möglich in die Natur. Es gibt momentan keinen Grund, dass ich Ihnen ein homöopathisches Mittel verschreibe oder akupunktiere. Über die Ernährung kann man sowieso das meiste für die Augen tun.“

Eine sehr aufbauende Botschaft!

Auch der Umkehrschluss wurde im kollegialen Gespräch klar: Die meisten Augenkrankheiten unserer Zeit basieren auf mangelhafter Ernährung und Bewegungsmangel. Darum stelle auch ich in meiner Praxis immer die Homöopathie in das Zentrum von Ernährung, Atem- und Drüsenübungen und erlebe dadurch mehr Heilungserfolge. Bei Augenproblemen sollte die Akupunktur, Schüßler-Therapie, Fußzonenbehandlung und Konflikt-

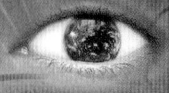

lösung ebenfalls in Betracht gezogen werden. Um das Augenlicht einem Menschen so lange wie möglich zu erhalten, damit sich sein Herz an der Schönheit der Natur und der Künste erfreue, werfe ich gerne alle Glaubenssätze und dogmatischen Vorstellungen über Bord.

Für die Körperebene sind schnell die Lebensmittel aufgezählt, die die Augen mit Nährstoffen versorgen:

➢ Karotten

➢ Tomate

➢ Kürbis (gelbe, orangefarbene Sorten)

➢ Apfel

➢ Weintraube

➢ Heidelbeere

➢ Holunderbeere

➢ Schwarze Johannisbeere

➢ Grünes Blattwerk von allen grünen Salatsorten, Wildkräuter, das Grünzeug von Karotten, Rote Bete, Stangensellerie, Kohlrabi, Mangold, Spinat.

Damit die Nährstoffe dieser Lebensmittel bis in die feinsten Gefäße der Augen gelangen, müssen sie optimal gekaut werden. In den Kernen der Trauben und Beeren sind winzige Mengen Öl enthalten, die dazu dienen, die fettlöslichen Vitamine aufzuschließen. Halten wir hier kurz inne.

Was sind Vitamine?

Es sind organische Verbindungen für <u>lebenswichtige</u> Funktionen des Organismus. Sie werden nur zum Teil vom Körper selbst produziert, die meisten müssen über die Nahrung aufgenommen werden – und zwar regelmäßig! Es gibt wasserlösliche und fettlösliche Vitamine. Nur fettlösliche können überdosiert werden (Hypervitaminose), da der Körper sie speichert. Das geschieht beispielsweise durch den Konsum isolierter Vitamine als Nahrungsergänzungsmittel. Ehe man die Nahrung ergänzt, sollte man sie erst einmal optimieren! Vitaminmangel (Hypovitaminose) entsteht durch Mangelernährung und bewirkt viele Arten von Stoffwechselstörungen, führt zu Depotverlust, Störung der intestinalen Resorption (z.B. perniziöser Anämie) und Leberschäden. Schwangerschaft und Leistungsanspruch im Berufsleben erfordern die Erhöhung vitaminreicher Nahrung. Hier die Übersicht der Vitamine:

Vitamin C	Ascorbinsäure	
Vitamin B1	Thiamin	
Vitamin B2	Riboflavin	
Vitamin B6	Pyridoxin	
Vitamin B12	Cobalamin	Wasserlösliche Vitamine
Niacin		
Pantothensäure (Coenzym A)		
Biotin		
Folsäure		

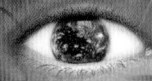

Vitamin A	Retinol, Retinsäure	
Vitamin D	Calciferole	
Vitamin E	Tocopherole	Fettlösliche Vitamine
Vitamin K1	Phyllochinon	
Vitamin K2	Menachinon	

Die beste Art, Vitamine und aktive Enzyme zu erhalten, sind Rohsäfte, die im Entsaftungsvorgang nicht erhitzt werden. Dafür gibt es Entsafter mit zwei sich langsam drehenden Walzen, die sogar aus Gras- und Kräuterhalmen Saft pressen[10]. In jeder Frucht, in jedem Gemüse ist immer eine optimale Komposition der Nährstoffe vorhanden. Deshalb gelangen alle lebensnotwendigen Vitamine, Aminosäuren, Fette, Spurenelemente und andere Vitalstoffe in ausreichendem und gut verträglichem Maße in den Organismus und bis in die Augen, so wir denn wieder weg vom Konsum von Pillen hin zur dankbaren Nahrungsaufnahme wechseln. Für die Augen sind die oben genannten Lebensmittel besonders wertvoll. Sie beziehen die Verbindung Augen – Leber – Galle – Muskeln – Sehnen ein. Vergessen wir nicht, dass die Augen von sechs Muskeln bewegt werden. Merkliche Besserungen der Augenfunktionen sind durch folgende Säfte zu beobachten:

Täglich ½ l frisch gepressten Karottensaft

oder/und

Täglich ½ l Saftkomposition aus Karotten, Stangensellerie, Petersiliengrün und Spinat

oder/und

Täglich ½ l Saftkomposition aus Karotten, Petersiliengrün und Endiviensalat.

10 Siehe Bezugsquellen im Anhang

Wichtig ist, dass diesen Säften stets ein paar Tropfen hochwertigen kalt gepressten Öls (Leinöl, Olivenöl) beigegeben wird. Wer das nicht mag, kann zum schluckweisen Trinken des Saftes einen Teelöffel Kokosöl oder süße Sahne einnehmen. So werden die fettlöslichen Vitamine verwertet.

Interessant ist, dass schon zu Beginn des 20. Jahrhunderts die Gesundheitslehrer Norman Walker (1865 – 1964) und Dr. Ann Wigmore (1909-1994) in ihren Sanatorien erkannten, dass im Endiviensalat alle Nährstoffe für die Sehorgane enthalten sind. Unter den Gemüsen ist er die reichste Quelle für Vitamin A. Das ist in Vergessenheit geraten und möchte ich wieder ins Bewusstsein bringen.

Bei den oben genannten Säften ist klar, dass die Karotte aus geschmacklichen Gründen die Basis bildet und die Zusätze in kleinen Mengen zugefügt werden, da sie bitter schmecken oder wie bei Spinat in größeren Mengen zu alkalisch für den Magen sind und Übelkeit verursachen können. Man nimmt also 2 Stängel Stangensellerie, ein Handvoll Petersiliengrün, etwa 4 – 5 Blätter Endivie (und zwar die äußeren grünen Blätter). Die gelben inneren Blätter sind besser als Salat mit Öl und Zitrone geeignet.

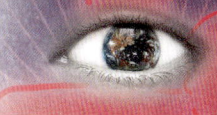

was eine Saftkomposition aus Endivie, Sellerie und Petersilie bewirken kann. Wir müssen immer bedenken, dass die Augen zwar körperlich an der Peripherie liegen, aber mit dem ganzen Organismus verbunden sind. Mängel in der Nährstoffversorgung mögen zwar in einer umfassenden Blutprobe festgestellt werden, aber in der Behandlung werden oft die Augen vergessen. Tauchen dort Probleme auf, wertet man sie als separate Symptome. Was immer Gutes dem Organismus getan wird, wirkt sich auf die Augen aus.

Über solche hochwertigen Lebensmittel wie Rohsäfte erreichen wir tatsächlich den „hintersten Winkel" des Körpers. Das fällt besonders auf, wenn Patienten durch eine schwere Krankheit in die Kachexie geraten sind und lieber sterben, als das Elendsgefühl weiter auszuhalten. Hier erlebe ich immer wieder, wie vitalisierend Rohsäfte sind, die zu 100 % vom Körper verwertet werden und ihn aufbauen. Das kann man nicht mehr kalorienmäßig erklären, sondern allein durch die Energie des Saftes.

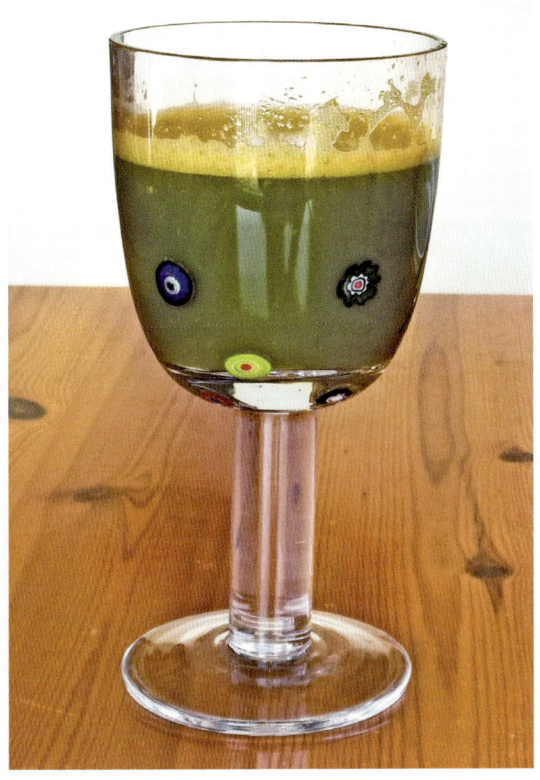

Abb. 24 Karotten – Spinat – Endiviensaft

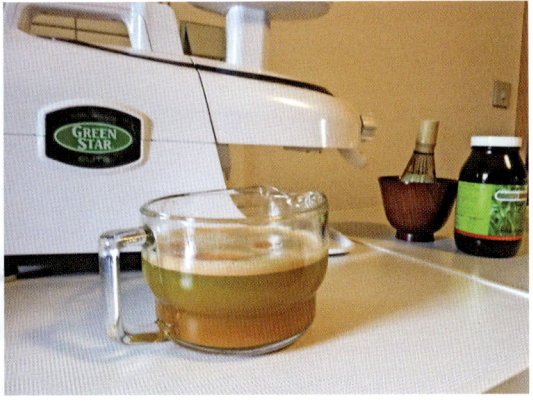

Abb. 25 Karotten – Endiviensaft

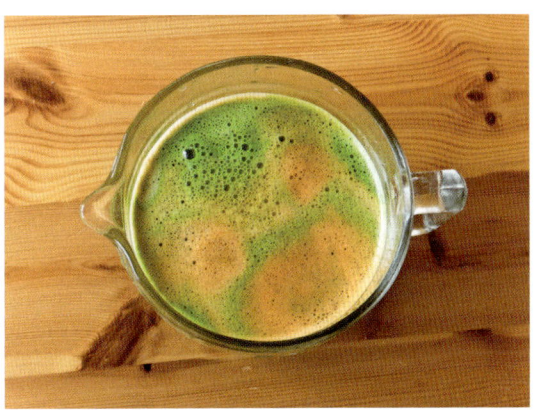

Abb. 26 Karotten – Petersilie – Kopfsalatsaft

Liegt eine Anämie vor, wirkt sich das auch auf die Augen aus. Hier ist es erstaunlich,

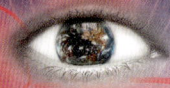

Es spricht nichts dagegen, bei Augenproblemen stoßtherapeutisch eine Komposition aus Vitalstoffen <u>zusätzlich</u> zur nährstoffreichen Ernährung zu verordnen. Doch der Fokus sollte auf der täglichen Nahrungsaufnahme liegen. Da ist als Beispiel das Saftkonzentrat der oben genannten Gemüse und Früchte (Karotte bis Johannisbeere) zu nennen, das als „Augenfutter"[11] auf dem Markt gehandelt wird.

Auch bestimmte Aminosäuren sind für den Mikrostoffwechsel der Augen notwendig:

Arginin

Eine stark basische proteinogene und glucogene Aminosäure, die im Körper als Zwischenprodukt des Harnstoffwechsels entsteht. Arginin wirkt durchblutungsfördernd.

Taurin

Diese Aminoethansulfonsäure ist ein Abbauprodukt der Aminosäure Cystein, wird an die Gallensäure gebunden und ausgeschieden. Da Cystein wichtig für die Zellatmung ist und sogar zur Prophylaxe von Strahlenschäden eingesetzt wird, ist es besonders wichtig in der konventionellen Krebstherapie. Taurin wirkt im Augenstoffwechsel antioxidativ.

Je nach Krankheitsbefund und Schweregrad der Augenkrankheit kann es notwendig sein, die genannten Aminosäuren als orthomolekulare Stoffe ergänzend zur Nahrung einzunehmen.

Die für den Augenstoffwechsel notwendigen Spurenelemente Chrom, Zink, Selen und Kupfer lassen sich am einfachsten über eine Schüßler-Therapie einregeln.

11 Siehe Bezugsliste

4.4 Die Schüßler-Therapie für Augenprobleme

Schon mit Hinblick auf die nachfolgende Darstellung der homöopathischen Behandlung von Augenkrankheiten möchte ich an dieser Stelle auf das Miasma eingehen, das wie ein Januskopf in der Therapie wirkt. Es hat in der Tat zwei Gesichter, die einen irreführen können, wenn man ihre gemeinsame Basis nicht kennt oder beachtet. Es handelt sich um die Skrofulose, eine Verschmelzung psorischer und tuberkuliner Anteile. Die Skrofulose manifestiert sich hauptsächlich im Kopfbereich, an Augen, Ohren und Halsdrüsen. Damit die genaueren Zusammenhänge deutlich werden, stelle ich mein miasmatisches Arbeitskonzept noch einmal vor:

Wie schon so oft in meinen Büchern[12] erklärt, arbeite ich mit einem Miasmenmodell, das nicht nur die Eigendynamik eines Miasmas sowie seine arzneilichen „Regenten" verbildlicht, sondern die dynamische Interaktion der Miasmen untereinander berücksichtigt. Das unterscheidet mich von Homöopathen, die die Miasmen als einzelne Basiskräfte einer Krankheit betrachten und entsprechende Arzneien wählen wie Anti-Sykotica bei sykotischen Erkrankungen oder Anti-Syphilitica bei destruktivem bzw. syphilitischem Krankheitsgeschehen. Mich interessiert vielmehr die Bewegungsrichtung einer Krankheit und die Heilungsrichtung im Heilungsprozess. Wohin bewegt sich eine sykotische Erkrankung, wenn die Sykose aktiv ist und nicht ausgeheilt wird? Sie bewegt sich tiefer in den Organismus

12 Siehe im Literaturverzeichnis: Miasmen und Kultur, Miasmatische Krebstherapie, Der Miasmen-Test, Buchreihe „Organ-Konflikt-Heilung".

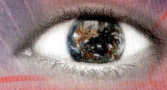

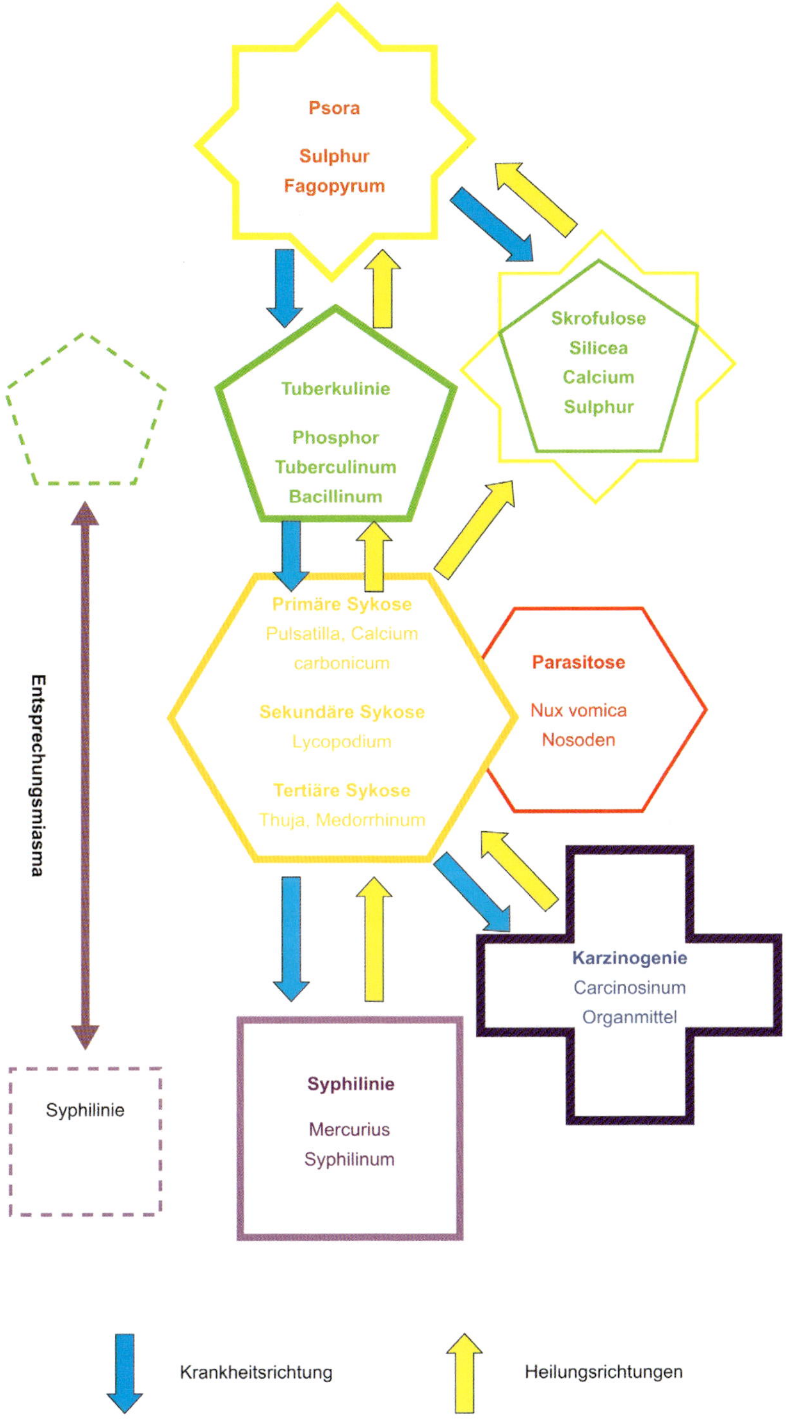

Psora

**Sulphur
Fagopyrum**

**Skrofulose
Silicea
Calcium
Sulphur**

Tuberkulinie

**Phosphor
Tuberculinum
Bacillinum**

Primäre Sykose
Pulsatilla, Calcium
carbonicum

Sekundäre Sykose
Lycopodium

Tertiäre Sykose
Thuja, Medorrhinum

Parasitose

Nux vomica
Nosoden

Karzinogenie
Carcinosinum
Organmittel

Entsprechungsmiasma

Syphilinie

Syphilinie

Mercurius
Syphilinum

Krankheitsrichtung   Heilungsrichtungen

Abb. 27 Miasmen-Arbeitskonzept

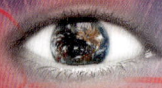

hinein, denn der Organismus ist ein Wunderwerk an Kompensationsmöglichkeiten, damit immer das Ganze überlebt. Er versucht immer, schwerwiegende Symptome auf eine leichtere Ebene zu bewegen, was wir heute dank der Neurobiologie-Erkenntnisse den „biologischen Heilungsversuch" nennen. Der Heilungsprozess folgt einer Körperlogik, indem immer eine leichtere Schicht der Krankheitsmanifestation angestrebt wird. Das heißt, syphilitische = destruktive Krankheiten bewegen sich in der Regel zu sykotischen Prozessen, diese wiederum zu psorischen oder skrofulösen oder tuberkulinen. Wie auch immer die Logik des Heilungsverlaufs ist, alles mündet in die Psora, wo die Krankheit den Organismus über die Haut verlässt.

In Abb. 27 kennzeichnen die senkrecht verlaufenden blauen Pfeile die miasmatische Dynamik einer Krankheit, die immer harmlos in der Psora beginnt und dann unterschiedlich tief in den Organismus sinkt, gleitet oder abstürzt. Die gelben senkrecht aufsteigenden Pfeile kennzeichnen Möglichkeiten des Heilungsverlaufs. Uns interessiert bezüglich der Augenbehandlung mit Schüßler-Salzen sowie den noch zu besprechenden Homöopathika der obere, komplexe Bereich von Tuberkulinie, Skrofulose und Psora. Wie erwähnt, ist das skrofulöse Miasma eine Verschmelzung tuberkuliner und psorischer Anteile. Das erklärt, warum an so vielen chronischen Krankheiten die Augen – und wie noch zu lesen sein wird, auch die Ohren – beteiligt sind. In der Anamnese sind folgende Zeichen der Skrofulose zu beachten, die oft nur im Kindesalter deutlich auftraten:

- Milchschorf, Kopfgrind
- Krustige Ekzeme hinter dem Ohr

- Oft geschwollene Mandeln
- Oft geschwollene Halsdrüsen
- Neigung zu Drüsenschwellungen allgemein
- Otitis media
- Knötchenbildung an Auge, Ohr, Haut, Hals
- Schwere Infektionskrankheiten des Hals-Nasen-Rachenbereichs wie z.B. Hals-Nasendiphtherie
- Schilddrüsenfehlfunktionen

Im Erwachsenenalter können sich Lokalkrankheiten an den Augen mit destruktivem Charakter manifestieren wie Katarakt, Glaukom oder Maculadegeneration. Sie sind auf dem Nährboden der Skrofulose herangewachsen. Deshalb reicht es nicht, nur das einzelne Augensymptom zu bewerten, sondern vor allem die Vorgeschichte mit Stoffwechselschwäche, Verschlackung der Hohlorgane (Gefäße, Blase, Gallenblase, Magen usw.) in eine ganzheitliche Diagnose einzubeziehen. Das bedeutet für die Behandlung, dass die Skrofulose, das aktive Miasma, beruhigt werden muss. Das führt zu einer Milieuänderung im Organismus und auf dieser Basis wirken dann die energetischen Heilungsimpulse der Homöopathie wesentlich schneller, als wenn man die Verschlackung des Körpers ignoriert.

Bei skrofulösen Augenkrankheiten handelt es sich zwar um eine Lokalkrankheit, aber in der Skrofulose gibt es den gleichen destruktiven, syphilitischen „Keim" wie in der Tuberkulinie, der zu rasanten „Abstürzen" in die Syphilinie führen kann. Das ist in Abb. 27 auf der linken Seite dargestellt. An der Entsprechung Tuberkulinie – Syphilinie ist also auch die Skrofulose beteiligt. Schließlich kommen auch noch pso-

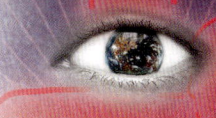

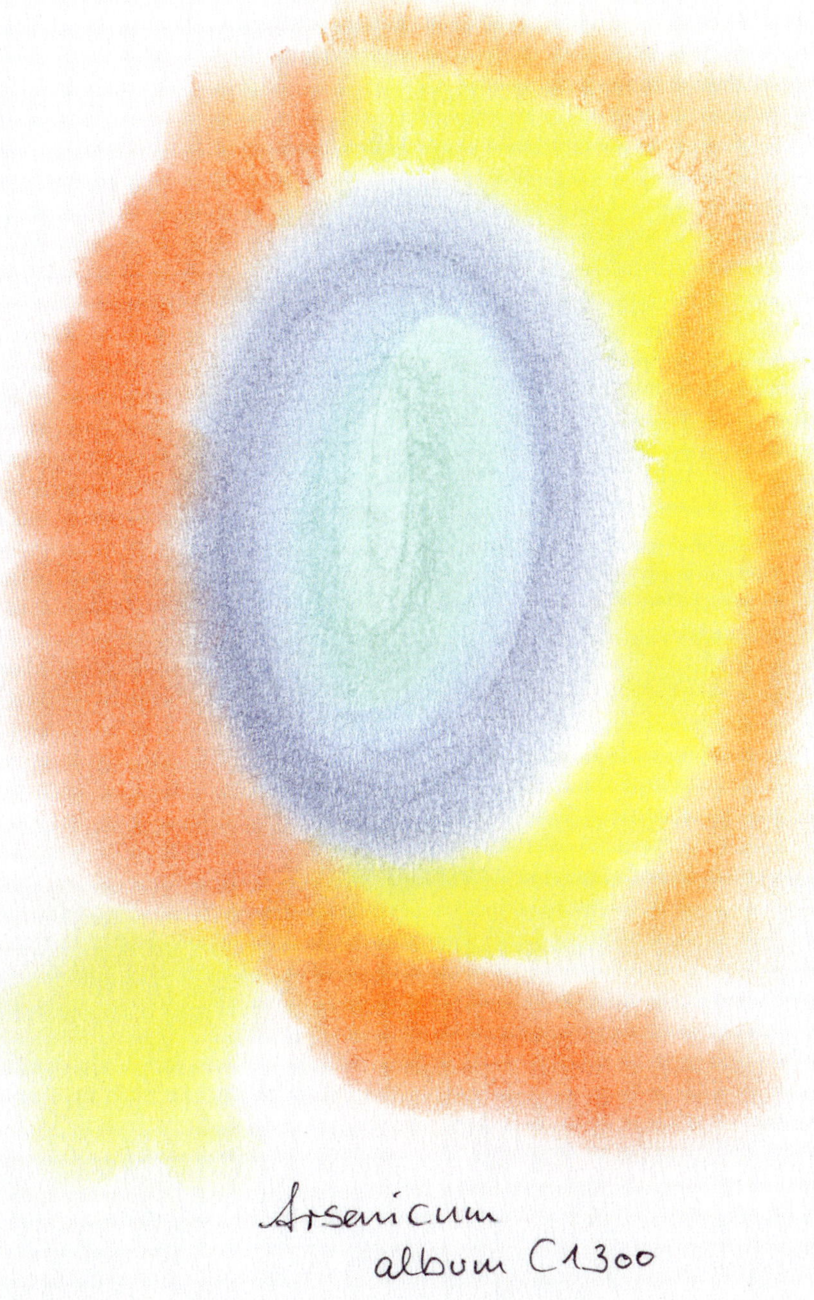

Arsenicum
album C1300

rische Anteile zum Tragen, indem alle möglichen Hautaffektionen, vor allem Knötchenbildung und Ekzeme im Gesicht, am Hals oder im Brustbereich (Achseln) vorkommen. Aus der Psora kann jeder Krankheitsgrad hervorgehen!

In Abb. 27 oben rechts sehen wir grafisch dargestellt die Skrofulose und ihre Regenten: Silicea, Calcium carbonicum und Sulphur.

In der Praxis hat sich die Schüßler-Therapie bei Augenkrankheiten besonders gut bewährt, da sie die Einregelung der Nährstoffe bewirkt. Folgende Schüßler-Salze verdienen besondere Aufmerksamkeit, da sie außerdem die Skrofulose ausheilen helfen. Sie können auch miteinander kombiniert werden:

- *Magnesium phosphoricum* (Nr. 7). Es entspannt die Gefäßmuskulatur der Augen.

- *Natrium sulfuricum* (Nr. 10). Sein Zeichen sind die gelben Skleren. Es entschlackt vor allem das Unterhautgewebe und entlastet den Leberstoffwechsel.

- *Calcium carbonicum* (Nr. 22). Es hilft bei früher Vergreisung mit nachlassender Sehfähigkeit und Gedächtnisleistung (Merke: Die Augen sind Teil des Gehirns!)

- *Zincum chloratum* (Nr. 21) und Zincum sulfuricum (noch unbeziffert) sind zwei bewährte Mittel bei Katarakt und Glaukom, da sie den Sehnerv versorgen und am Vitamin A- Stoffwechsel beteiligt sind.

- *Chromium kali sulfuratum* (noch unbeziffert) wirkt ausgezeichnet auf den Leber- und Augenstoffwechsel.

- *Manganum sulfuricum* (Nr. 17) ist notwendig, wenn die Verwertung von Vitamin A

und B1 gestört ist, was zu einer Hemmung der Glutaminsynthese im Gehirn führt.

Auf die Schüßler-Mineralstoffe 13 - 36 jenseits der üblichen 1 – 12 gehe ich ausführlich in dem Buch „Die Schüßler-Therapie mit 36 Mineralsalzen" ein[13]. An dieser Stelle mag es genügen, die bewährten homöopathischen Mineralsalze zu nennen. Man kann sie in D6 oder D12 verordnen und mit allen anderen Heilungsimpulsen kombinieren.

4.5 Die homöopathische Behandlung von Augenkrankheiten

Bevor einzelne Indikationen besprochen werden, möchte ich noch einmal die meist skrofulöse Grundlage der chronischen Augenprobleme mit destruktiver Tendenz an den Anfang stellen. Bleibt die Skrofulose aktiv und missachtet man die Beziehung Augen – Leber – Galle, kommt es zu solch fatalistischen Behauptungen, die leider auch bekannte Homöopathen in die Welt setzen, homöopathische Arzneien könnten schwere chronische Krankheiten nicht heilen. Das können sie auch nicht, wenn nicht der ganze Mensch erfasst und ganzheitlich behandelt wird. Die Lage verändert sich sofort, wenn die homöopathischen Arzneien in ein sich auf dem Weg der Reinigung von Fremdstoffen befindliches Milieu gelangen.

Schauen wir uns daher zunächst die wichtigsten Arzneien an, die die skrofulöse Basis ausheilen helfen:

---

13 Siehe Literaturverzeichnis

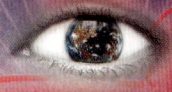

Tabelle 6 Skrofulose – Hauptarzneien (Augen)

Arznei	Indikation
Aethiops antimonialis (Aethi-a) (2 Teile Antimon–Schwefelverbindung + 1 Teil Quecksilber Spießglanzmohr)	Ulzera der Hornhaut, Katarakt, Skrofulöse Hautausschläge (herpesähnlich = bläschenbildend), schmerzhaft und entzündet, schorfig
Aethiops mercurialis mineralis (Aethi-m) schwarzes Quecksilbersulfid	**Ulzera der Hornhaut**, Katarakt, Skrofulöse Hautausschläge herpesähnlich, verkrustet, schmerzhaft
Calcium phosphoricum	Stabilisiert Knochenstruktur und Zellmembran, regt die Blutregeneration an. Skrofelbildung auf den Skleren und am Augenlidrand
Silicea	Ideale Immunstimulans, regt die Leukozyten- und lymphozytenbildung an. Verschleppte Scheimhauterkrankungen, eitrige Augen- und Ohrenerkankungen, Schwellung und Verhärtung der Lymphknoten.
Sulphuricum iodatum	**Glaskörpertrübung**, Dyspnoe, beginnende Atrophie des Sehnervs

Wir sehen, welche Krankheiten an verschiedenen Organorten eine skrofulöse Diathese haben können. Indem wir die Zusammenhänge und Verknüpfungen buchstäblich „im Auge behalten", begreifen wir immer besser, was eine ganzheitliche Therapie eigentlich ist. Die Augenprobleme sind Lehrmeister des hermetischen Gesetzes „Wie oben, so unten. Wie unten, so oben."

Bei den Augenkrankheiten unterscheide ich zwischen zwei Kategorien:

1. Symptome innerer Prozesse, die sich am äußeren Augenbereich wie Bindehaut, Lidrand und Lid manifestieren und die Skleren färben (rötlich, bläulich, gelb).
2. Symptome innerer Augenprozesse ohne äußerlich sichtbare Zeichen.

Grundsätzlich empfehle ich bei chronischen Krankheiten zusätzlich zu meiner miasmatischen Diagnose eine fachärztliche Abklärung der Sinnesorgane, hier also der Augen. Das betrifft besonders die 2. Kategorie. Augentumore, Hornhautverkrümmung, Glaukom und Maculadegeneration sind schwere Erkrankungen, die lange unerkannt bleiben können, weil der sichtbare Teil des Auges unauffällig ist. Die 1. Kategorie ist in der miasmatischen Behandlung von größtem Wert. Während die Sehfähigkeit und der Augeninnendruck völlig normal sind, weist die Neigung zu Konjunktivitis, Gerstenkörnern und verklebten Augen in den meisten Fällen auf eine sykotische Belastung hin, wie die unterdrückte oder hereditäre Gonorrhoe. Dann ist es notwendig, das gesamte, oft aber über Jahre verteilte Symptombild wie ein Puzzle zusammenzusetzen:

Arthritis in einem der Knie,
fischig riechender Ausfluß,
Konjunktivitis,
Zystitis.

Wie gesagt, können sich diese Symptome über Jahre und Jahrzehnte verteilen – die einen kommen, die anderen gehen, sie tauchen auf, sie tauchen ab, je nachdem, wie lange der Tripper schon im System ist. Er ist das größte Heilungshindernis. Deshalb erfragen wir die oben genannten Symptome stets in der Erstanamnese. Viele endlose Geschichten homöopathischer Behandlungen gehen zu Lasten einer unerkannten hereditären Gonorrhoe!

Ist sie erkannt, hat ihre Behandlung oberste Priorität und zwar mit *Thuja* und *Medorrhinum* im wöchentlichen Wechsel und im Plus-Verfahren[14]. Die Potenz C30 hat sich sehr bewährt, aber ebenso gut ist die C200. Sollte sich der unterdrückte oder hereditäre Tripper besonders an den Augen manifestieren, kommen noch andere Arzneien in Frage:

Kalium bichromium: Die Augenlider sind morgens gelblich verklebt. In der Augenumgebung befinden sich punktförmige, druck- und schmerzempfindliche Stellen. Wärme und frische Luft verbessern, Biergenuss – vor allem am Abend – verschlechtert.

Stibium sulfuratum nigrum: Die Lidwinkel sind entzündet, morgens sind die Augen verklebt. Typisch ist der heftige Juckreiz. Verschlimmerung tritt durch Alkoholgenuss ein.

Staphisagria: Gerstenkörner kehren immer wieder. Sie basieren auf einer bakteriellen Infektion, meist durch Staphylokokken. Das äußere Gerstenkorn (Hordeulum) befällt die Zeiss-Talgdrüsen oder Moll-Schweißdrüsen. Das innere Gerstenkorn befällt die Meibom-

14 Siehe im Anhang

Drüsen an der Lidinnenseite. Zusätzlich zur homöopathischen Behandlung empfiehlt sich eine Sanum-Therapie mit isopathischen Nosoden. Wie die Symptomatik verdeutlicht, ist es sinnvoll, den Leberstoffwechsel anzuregen, den Organismus zu entsäuern und zu entschlacken.

Eine Konjunktivitis kann natürlich auch andere Ursachen haben: chemische und physikalische Reize wie Wind und Staub, Fremdkörper, Kälte, UV-Einstrahlung, Bakterien (Diphtherie, Tuberkulose), alle Kokken-Arten, Viren, Allergien, Nebenwirkung von Medikamenten, Heuschnupfen, falsche Brillen, Schielneigung. Die wichtigsten Arzneien sind hier:

Ruta graveolens: bei Überanstrengung der Augen (Lesen, Nähen, Arbeit am PC, langes Fernsehen).

Gelsemium sempervirens: bei Infektionskrankheiten, besonders nach Grippe. Die Arznei ist auch bei Folgen wiederholter Impfung älterer Menschen angesagt! Es kommt zu Schwindel, Benommenheit, verstärkter Sehschwäche und erhöhtem Augeninnendruck.

Natrium muriaticum: bei Sehschwäche und Konjunktivitis durch viel Weinen, Fernsehen und Überanstrengung der Augen. Die Augenlider sind gerötet. Hier sind außerdem die trockene Körperhaut und Schleimhaut typisch.

Aluminium oxydatum: bei ausgemergelten, ausgetrockneten chronisch Kranken wie zum Beispiel in Altersheimen oder Alzheimer-Heimen, die selbst bei geringster Anstrengung kaum die Augen offen halten können. Die Augen „brennen".

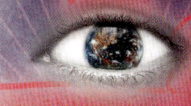

4.5.1 Retinitis

Einige Augenkrankheiten verdienen eine umfassendere Betrachtung, weil ihre erfolgreiche Behandlung vom Verständnis weiterer Zusammenhänge abhängt. Dazu zählen die verschiedenen Ursachen einer Netzhautentzündung. Wir erinnern uns: Die Retina enthält die lichtempfindlichen Zellen, die die Lichtwellen in „gehirntaugliche" Signale umwandeln und zum Gehirn weiterleiten. Sie wird durch die Arteria centralis mit Blut versorgt. Die größeren Gefäße laufen alle auf die helle Scheibe (Fundus) der Sehnervpapille zusammen. Von der Papille aus verlassen die Nervenfasern der Retina das Auge und ziehen zum Zwischenhirn. Mittels der Ophthalmoskopie kann man auf dem Augenhintergrund Gefäß- und Parenchymveränderungen feststellen. Interessant ist nun, dass die möglichen Veränderungen auf dem Augenhintergrund eine Parallelität zu Nierenveränderungen aufweisen. Wird klinisch ein Fundus hypertonicus diagnostiziert, verbergen sich hinter diesem Etikett verschiedene Grade des Elastizitäts- und Minutenvolumenhochdrucks in den Blutgefäßen der Retina und der Nieren. Obgleich die Beziehung Augen (Retina) und Nieren offensichtlich ist und die Retinopathia hypertonica dem renalen Hochdruck entspricht, sollten wir nicht die Ursache vergessen: den geschwächten Leberstoffwechsel. Das Auge ist der Öffner des Leberfunktionskreises und diese Beziehung hat absolute Priorität. Die Hierarchie ist somit:

Für die Behandlung von Retinitis mit renalem Bluthochdruck heißt das: die Leber entlasten. Das lege ich besonders den Verfechtern von Einzel- bzw. Konstitutionsmitteln in der Homöopathie warm ans Herz. Es reicht schon, diese Zusammenhänge im Bewusstsein zu bewahren, denn dadurch ändern sich die Intention der Mittelverordnung und die Wirkungsstärke der gewählten Arznei. Es ist daher hilfreich zu wissen, welches Organsystem ein homöopathisches Mittel primär erreicht. Es werden auch die Modalitäten verständlicher.

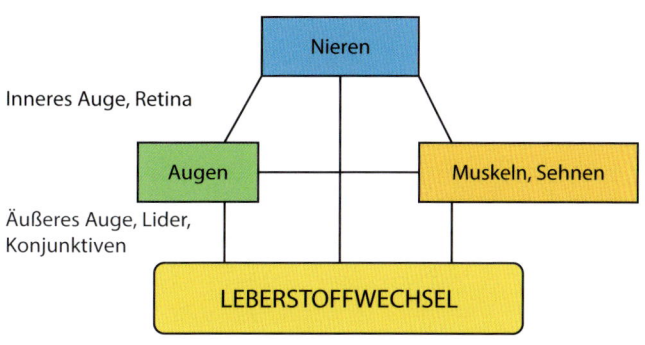

Abb. 28 Augenbeziehungen

Eines der wichtigsten Basismittel der Retinitis mit renaler Hypertonie ist *Kalium carbonicum*. Als Symptome tauchen auf: Entzündungen des äußeren und inneren Auges, dunkle Punkte, strahlende Räder oder farbige Flecken nimmt der Patient vor den Augen wahr. Die inneren Augenwinkel sind aufgedunsen, die Oberlider sackartig angeschwollen. Der Stuhl ist hart und klumpig und wird nur mit Mühe ausgeschieden. Die Ödembildung an den Augen weist auf den Nierenstau, die Obstipation auf den Leberstau, ganz zu schweigen von den geschwächten Verdauungsorganen, die leidenden Geschwister der Leber: Magen, Pankreas, Dünndarm.

Wollen wir mit *Kalium carbonicum* die renale Hypertonie und Retinitis behandeln, wäre es sinnvoll, gleichzeitig die Essgewohnheiten in Richtung Kauen, Einspeicheln, ableitende Kost und Entsäuerung und Entschlackung des Organismus zu lenken. Vergessen wir nie, dass der physische Körper am langsamsten reagiert und Zeit braucht, um den energetischen Heilungsimpuls zu verwirklichen.

Ein weiteres großes Mittel ist *Arsenicum album*. Auch hier sind die Augenlider ödematös aufgedunsen – ein Hinweis auf den Bezug zur Niere. Das äußere Auge ist entzündet, löst ein brennendes Gefühl aus und sondert scharfe, wundmachende Tränen ab. Konsultieren wir das miasmatische Arbeitskonzept (Abb. 27), können wir diese Symptome der sekundären Sykose zuordnen. Da *Arsenicum album* bis in die oberste Schicht der Syphilinie reicht, dient das Mittel auch dem Heilungsprozess, wenn durch die Retinitis, die im Hintergrund schwelt, die Sehkraft dramatisch herabgesetzt wird. Eine Retinitis mit renaler Hypertonie kann sogar zum Verlust des Sehvermögens führen. Das ist ein syphilitisches Symptom! Beim Konstitutionstyp des Arsens, der eher schlank, drahtig oder hager gebaut ist, vermutet man nicht sofort eine renale Hypertonie. Doch hat es sich bewährt, eine Ophthalmoskopie bei den genannten arsenischen Beschwerden vornehmen zu lassen, die die Netzhautveränderungen belegt.

Auch *Glonoinum* gehört in den Reigen der starken Arzneien bei Retinitis mit renaler Hypertonie. Der Blutandrang im Kopf ist so groß, dass der Patient das Gefühl hat, die Augäpfel würden aus den Höhlen gedrängt. Berstende Kopfschmerzen sind Begleitsymptome. Blitze- und Funkensehen, Gegenstände, die zur Hälfte

dunkel, zur Hälfte hell gesehen werden und die Schwierigkeit, selbst mittelgroße Buchstaben lesen zu können, weisen auf die Retinitis und vielleicht sogar auf erste Anzeichen der Retinaablösung hin.

Es versteht sich von selbst, dass bei Patienten mit Bluthochdruck der Augeninnendruck gemessen werden muss.

Kommen wir zur **Retinopathia diabetica**. Bei zirka 60 % der Diabetiker stellt sich im Laufe der Jahre eine Netzhauterkrankung ein. Es bilden sich Mikroaneurysmen. Sie sind von der Retinaeinblutung zu unterscheiden, da sie über lange Zeit konstant bleiben. Ich möchte einmal provokativ sagen, dass die meisten degenerativen Verläufe des Diabetes hausgemachter Natur sind. Die Fixierung auf „Broteinheiten", Insulin-Mengeneinstellung und Unterweisung, wie man selber spritzt vermitteln den Eindruck, das müsse alles so sein. Es wird ein Zustand und kein Wandel vermittelt. Kein Wunder, dass die meisten Diabetiker eine fatalistische Lebenseinstellung einnehmen. Hingegen zeigt sich eine erstaunliche Regenerationsfähigkeit und das Ausbleiben der Retinopathien, wenn von Anfang an am Konflikt hinter dem Diabetes gearbeitet wird, der Patient angehalten wird, sich regelmäßig und rhythmisch an der frischen Luft zu bewegen, seine Ernährung auf ein basisches Milieu zu bringen und den Organismus regelmäßig zu entsäuern, sofern das nicht über die Nahrungsmittel allein geschieht. Bedenken wir noch einmal das Beziehungsgeflecht der Organe auf Abb. 28, liegt die Notwendigkeit, den Leberstoffwechsel zu regenerieren, auf der Hand. Immer wieder begegnen uns die Bezüge Leber – Augen –

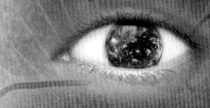

Nieren beim Diabetes. Deshalb sind hier Arzneien notwendig, die diese drei Organorte erreichen. Dazu zählen *Natrium salicylicum, Naphtalinum, Mercurius corrosivus, Arsenicum album* und *Benzinum denitricum*.

Die Arznei *Natrium salicylicum* (Nat-sal) hat ihre „große Stunde" bei Retinopathien als Folge einer unterdrückten Influenza. Wie schon an anderer Stelle erwähnt, treffen wir auf allerlei Augenprobleme als Folge häufiger Grippeimpfungen. Bei Nat-sal finden wir im Arzneibild viele Schwindelsymptome, übrigens auch viele Ohrbeschwerden.

Naphtalinum (Naphtin) ist das wichtigste Mittel, wenn in Begleitung der Retinopathie gonorrhoische Symptome auftauchen. Die hereditäre Gonorrhoe behelligt hierbei weniger die Gelenke oder Harnblase als vielmehr die Augen – Netzhaut, Aderhaut, Lederhaut – und die Atemwege. *Naphtalinum* ist auch ein großes Asthma-Mittel bei gonorrhoischer Belastung.

Mercurius corrosivus ist bekannt für seine Wirkungstiefe in die Organsysteme von Augen, Blase, Nieren und Rektum. In einer miasmatischen Behandlung von Retinopathien ist Merc-c oft das Einstiegsmittel im Wechsel mit Sy3philinum.

Benzinum denitricum (Ben-d) ist hilfreich, wenn beim Patienten eine hereditäre Syphilinie vorliegt. Die Arznei wirkt bei vielen verschiedenen Sehstörungen, aber ganz besonders bei beginnender Netzhautablösung. Auffällig ist das Symptom des tintenschwarzen Urins, der den Bezug zur Niere und die Aktivität des syphilitischen Miasmas dokumentiert.

4.5.2 Iritis

Bei der Iritis unterscheiden wir zwischen der akuten und chronischen. Die Iris wirkt als Blende und reguliert den Lichteinfall. Entsprechend erweitert (sympathikoton) oder verengt (parasympathikoton) sich die Pupille in ihrer Mitte. Die verästelten Bindegewebszellen der Iris sind verschieden stark pigmentiert und bilden so die unterschiedlichsten Augenfarben. Fehlt jegliches Pigment (Melanin), ist die Iris blau. Bei einer Iritis entstehen Schmerzen im Auge. Durch die Erhöhung des Proteingehalts im Kammerwasser tritt eine Sehverschlechterung ein. Liegt beim Patienten eine skrofulöse Diathese vor, erscheinen auch kleine Knötchen in der Iris. Meistens bleibt die Entzündung nicht auf die Regenbogenhaut beschränkt, sondern ergreift auch die Ziliarkörper, wodurch sich eine Trübung im vorderen Bereich des Glaskörpers einstellt. Der Patient empfindet einen dumpfen Schmerz im Auge und bei der Untersuchung ist eine mangelhafte Akkommodation festzustellen. Das Auge wirkt starr und stechend oder zeigt einen „leeren Blick". Dann haben wir es mit einer Iridocyclitis zu tun, bei der zudem eine Behinderung im Abfluss des Kammerwassers besteht. Dies führt wiederum zu einer Augendrucksteigerung, aus der eine Linsentrübung folgen kann.

Bei der chronischen Iritis oder Iridocyclitis sind die Symptome weniger stark ausgeprägt, was miasmatisch gesehen darauf hinweist, dass die Krankheit von der skrofulösen oder tuberkulinen Ebene bereits in die Sykose abgesunken ist. Hier liegt schon eine deutliche Trübung des Glaskörpers vor. Die folgende Tabelle stellt die Hauptmittel vor:

Tabelle 7 Hauptmittel bei Iritis

Arznei	Indikation	Miasma
Aurum	Brennende und tränende Augen, Pupillenerweiterung, Doppeltsehen, Druck in den Augen und Verschlechterung der Sehfähigkeit.	Skrof
Cinnabaris	Chronische Iritis und Keratitis, scharfe brennende Absonderungen.	Syp
Clematis recta	Chronische Iritis und Konjunktivitis, sehr harte geschwollene Lymphknoten.	Syk II - III
Mercurius corrosivus	Iritis, Lidränder geschwollen und entzündet, Tränen sind scharf und fressend, eitrige Absonderungen, Hornhaut und Bindehaut geschwürig.	Syp
Rhus toxicodendron	Chronische Iritis mit Katarrh der Bindehaut, eitrige und scharfe Absonderungen, stechende Schmerzen im kranken Auge, rheumatische Beschwerden.	Syk II - III
Silicea	Iridocyclitis, Retinitis mit entzündlichen und eitrigen Prozessen.	Syk II
Staphisagria	Chronische Iritis mit berstenden Schmerzen im Augapfel und in der betroffenen Gesichtsseite.	Syk II

4.5.3 Katarakt (Grauer Star)

Da die Augenlinse keine Gefäße und Nerven enthält, erfolgt die Ernährung durch Diffusion und können weder Entzündungen noch Schmerzen entstehen. Wohl aber büßt die Linse mit fortschreitendem Alter bei den meisten Menschen ihre Eigenelastizität ein und verliert mit der Zeit Wasser. Diese Form der Sklerotisierung führt dazu, dass die Linse trüb wird und ihre Lage und Form verändert. Die Linsentrübung nennt man Katarakt oder Grauer Star. Die Linse nimmt im Laufe der verschiedenen Stadien eine graue Farbe an und kann sich beim Lesen nicht mehr genug anpassen. Der Patient sieht bei schwachem Licht besser als bei hellem. Die Pupille weitet sich und der Patient kann an der Kerntrübung vorbei sehen. Es gibt viele Arten des Katarakts; wer sich speziell für Augenkrankheiten interessiert, wird in der Fachliteratur fündig. An dieser Stelle sei betont, dass die Homöopathie genügend Arzneien bereit hält, um die Frühzeichen des Ka-

tarakts erfolgreich zu behandeln – was leider in der Augenheilkunde viel zu selten genutzt wird. Die Mikrochirurgie ist so weit entwickelt, dass lieber eine neue Linse eingesetzt wird, als dass man die Ursache der Erkrankung erkundet. Bewährte Arzneien sind:

Causticum: Trockenheit der Augen, große Lichtempfindlichkeit, Flimmern vor den Augen, Funkensehen, Trübsichtigkeit, beginnender Katarakt.

Kreosotum: Katarakt bei Diabetes mellitus. Die Augenlider sind rot und geschwollen, es treten weiße, schneeflockenartige Trübungen auf.

Secale cornutum, Graphites, Phosphorus: Diese Arzneien wirken allgemein Verhärtungsprozessen entgegen, so auch im Augenbereich. Es sollte überprüft werden, ob das Psychogramm des Patienten mit einer der Arzneiwesen zusammenpasst und entsprechend die Arznei konstitutionell in Hochpotenz und miasmatisch in einer Tiefpotenz gegeben werden.

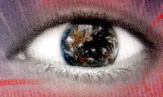

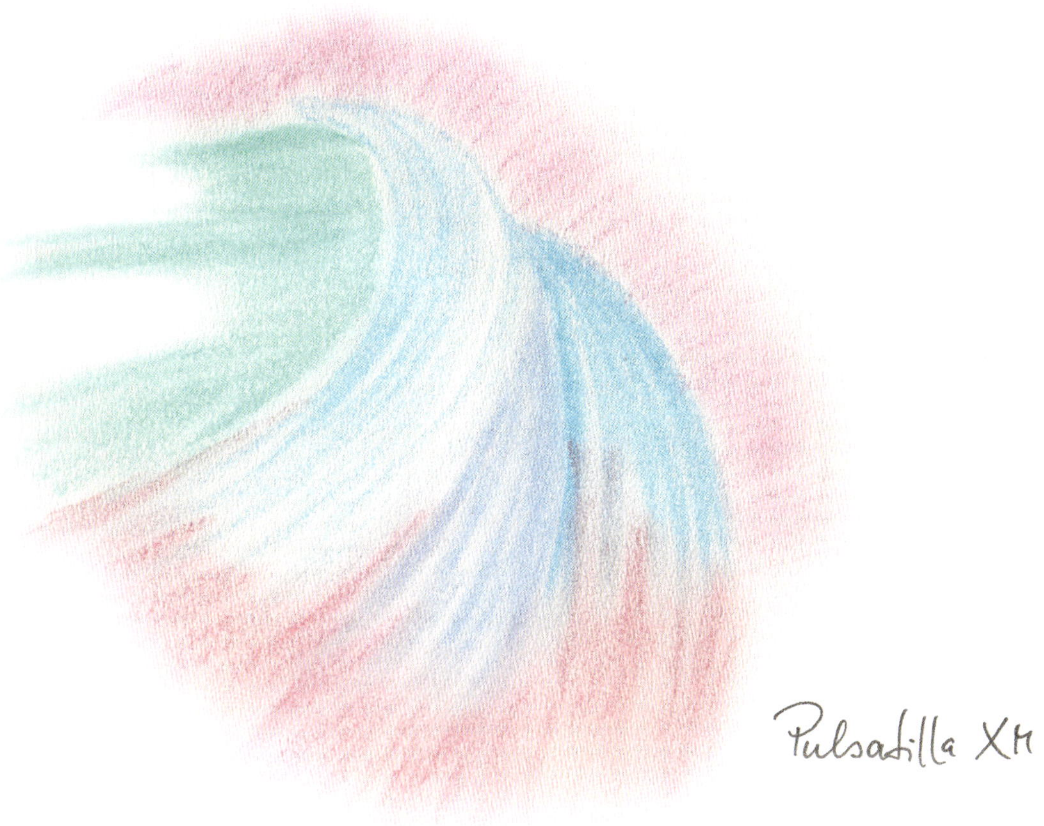

Pulsatilla XM

Calcium fluoratum: Diese Arznei bringt in Form, was aus der Form geraten ist und hält die Entwicklung des Katarakts auf, wenn bei den ersten Zeichen eine Schüßler-Therapie mit *Calcium fluoratum, Calcium phosphoricum* und *Silicea* eingesetzt und Calc-f zusätzlich als miasmatisches Mittel in C30 oder C200 gegeben wird.

Plumbum metallicum: Dieses Mittel kann man bei allen Arten des Katarakts einsetzen; es wirkt auch dem Elastizitätsverlust der Linse entgegen.

Belladonna: Diese Arznei ist geeignet, Frühzeichen aller Arten des Katarakts zu behandeln.

Es steht außer Frage, dass auch beim Katarakt dringend eine Lebertherapie anberaumt werden sollte, sei es homöopathisch mit *Colchicum, Kreosotum, Chelidonium* und *Carduus marianus* in Tiefpotenzen, mit einem Lebertee oder entsprechenden phytotherapeutischen Mitteln eigener Wahl.

4.5.4 Glaukom (Grüner Star)

Unter den Begriff des Glaukoms fallen verschiedene Augenkrankheiten zusammen. Sie gehen mit der Schädigung des Sehnervs und erhöhtem Augeninnendruck einher. Es kommt zu Ausfällen des Gesichtsfeldes oder gar zur Erblindung, wenn sie nicht rechtzeitig

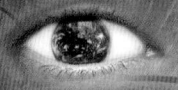

behandelt werden. Das ist deshalb so wichtig, weil bereits abgestorbene Sehnervenzellen vom Körper nicht erneuert werden.

> *Zu einer effektiven Glaukomtherapie gehört in erster Linie die Senkung des Augeninnendrucks, wobei jeder einzelne Patient seinen ganz privaten und eigenen „Zieldruck" hat. Dieser hängt von der Glaukomart ab... Je mehr Defekte bereits vorhanden sind, desto weiter muss der Augeninnendruck gesenkt werden... ein zweiter, aber ebenso wichtiger Punkt ist die Durchblutung der Augen, die bei praktisch allen Glaukompatienten sehr gestört ist... Auch sonstige Veränderungen des Körpers, die mit Durchblutungsstörungen einhergehen, beeinflussen die Augensituation erheblich. Dazu gehören u.a. hohe, aber auch niedrige Blutdrücke, Herz-Kreislauf-Erkrankungen, Diabetes, erhöhte Blutfette und Arteriosklerose.*
>
> Prof. Dr. med. Ilse Strempel,
> Naturarzt Nr.7, 2009

Hat das Glaukom erst einmal einen fortgeschrittenen Zustand erreicht, geht es nicht ohne konventionelle Therapie (Tropfen zur Senkung des Augendrucks usw.). Das Problem des Glaukoms ist zweifach: Zum einen sind die Frühstadien symptomarm, zum zweiten ist die Veranlagung zum Glaukom erblich. Daher ist in der homöopathischen Behandlung unbedingt auf Augenkrankheiten zu achten und die Glaukomart eines Patienten miasmatisch zu erfassen. Entweder liegt eine hereditäre Skrofulose vor, bei der in der Vita des Patienten auch Ohren- und Drüsenprobleme auftauchen, oder es gibt syphilitische Krankheiten oder gar eine reale Syphilis im familiensystemischen Feld des Patienten. Oder – was am häufigsten zu beobachten ist – es liegt eine karzinogene miasmatische Basis beim Patienten und seinem Familiensystem vor.

Die Materia medica bietet Hunderte von Arzneien, bis ins letzte Detail in Rubriken geordnet. Wer wirklich ganzheitlich auch an diese weit verbreitete Krankheit unseres karzinogenen Zeitgeistes herangehen möchte, wird fündig und kann einen Glaukom-Patienten ganz individuell behandeln. Das karzinogene Miasma zeigt sich beim Glaukom darin, dass im Leben der Patienten die Ausnahme zur Regel gemacht wird. Dauerstress ist die Grundlage ihres Lebenswandels und das notorische Nichtbeachten von Frühzeichen der Augenüberforderung. Alle karzinogenen Krankheiten eint, dass der gestresste Mensch kein Gefühl mehr für seinen Körper hat, sich freundlich an Situationen und Forderungen anpasst, die gegen seine Natur sind. Ein krankhafter Altruismus ist typisch. So auch beim Glaukom.

Es würde den Rahmen dieses Buches sprengen, wollte ich auf alle Arzneien eingehen. So beschränke ich mich auf die wichtigsten Arzneien zur Glaukombehandlung, da noch Raum für die Konfliktlösung notwendig ist:

Comocladia dentata: Die Arznei wirkt bei allen Stadien des Glaukoms und hat im Arzneibild die typischen Frühzeichen des Glaukoms wie „ein Augapfel erscheint größer als der andere, einseitige Ziliarneuralgie".

Bei skrofulöser Diathese sind folgende Hauptmittel in der Reihenfolge des miasmatischen Schweregrades zu bedenken: *Causticum, Graphites, Euphrasia, Calcium carbonicum* und *Pulsatilla*.

Bei karzinogener Diathese sind viele Arzneien angezeigt. Aber die wichtigsten möchte ich herausfiltern, die darauf hinweisen, dass das Glaukom auch als Folge der Nebenwirkungen

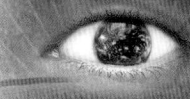

durch regelmäßigen Medikamentenkonsum auftritt:

Ammi visnaga: Diese organotrope Augen-Arznei gehört zu Beschwerden, die durch mangelhafte Durchblutung und Hypotonie entstehen.

Carcinosinum: Da das Glaukom hauptsächlich als karzinogene Krankheit zu verstehen ist, leuchtet es ein, die Krebsnosode miasmatisch und konstitutionell einzusetzen.

Cedron: Diese organotrope und Skrofulose-Arznei gilt für viele Frühzeichen und Schmerzen bei Augenkrankheiten. Auffällig sind die vielen Fiebersymptome, die zeigen, dass das Immunsystem des Patienten noch gut arbeitet. Diese Fähigkeit, die heute nicht mehr selbstverständlich ist, sollte niemals unterdrückt werden, sondern gefördert. *Cedron* kann deshalb sehr gut ein Glaukom im Frühstadium ausheilen.

Cortisonum: Diese Arznei entwickelt sich rasant vom miasmatischen Mittel zum Konstitutionsmittel, da Kortison bei vielen chronischen Krankheiten über längere Zeit verordnet wird und das Psychogramm vieler chronisch Kranker bestimmt: die Sucht nach der schnellen Lösung, kein Gefühl mehr für physische und psychische Bedürfnisse, Stress mit dem stolzen Unterton: „Ich arbeite immer am Limit!"

Eserinum: Diese Arznei ist organotrop bei allen degenerativen Augenkrankheiten angezeigt, so auch beim Glaukom.

Haloperidolum: Diese Arznei steht stellvertretend für andere Psychopharmaka, die regelmäßig eingenommen werden. In der Psychiatrie bleiben die Tore für die Homöopathie meistens immer noch verschlossen – leider!

Es könnten so viele Krankheiten ganzheitlich behandelt und schon im Frühstadium aufgefangen werden, ehe es zu Nebenwirkungen der Medikamente kommt. So ist denn auch das Glaukom als Folge von Haloperidol-Konsum zu beklagen. Hier geht die Erkrankung mit vielen Herz- und Darmproblemen einher. Oft ist der Auslöser eine Allergie, die wiederum mit anderen pharmazeutischen Medikamenten unterdrückt wird, so dass ein wahrer Teufelskreis entsteht. *Haloperidolum* hat sich auch in der Krebstherapie bewährt, wenn ein Glaukom zu Krebs degeneriert. Überhaupt wird das Glaukom in vielen Arzneibildern mit Krebs in einem Atemzug genannt, was auch auf die miasmatische Grundlage der Krankheit hinweist.

Mucor racemosus: Diese Pilzart kann an vielen Körperstellen auftauchen und das karzinogene Miasma wecken. Leider sind Fälle von Glaukom im Erwachsenenalter als Folge der in der Kindheit mit Cortison behandelten Neurodermitis nicht selten. Im Falle von Glaukom-Erkrankungen sollte unbedingt auch eine isopathische Behandlung (Sanum) zusätzlich zur miasmatischen empfohlen werden, damit sich das Milieu im Organismus ändert.

Osmium metallicum (*acidum, oxydatum*): eigentlich sind alle Osmium-Verbindungen beim Glaukom sinnvoll, denn es eint sie ihr Bezug zu Augen, Nase und Hals. Sie können organotrop bei skrofulöser und tuberkuliner Diathese eingesetzt werden.

Physostigma venenosum: Das ist eines der größten Skrofulose-Mittel mit inzwischen über 4000 Symptomen. Es ist für alle Arten und Grade des Glaukoms, aber auch für die Makuladegeneration <u>das</u> Mittel. Multiple

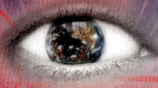
Sklerose, psychosomatische und sexuelle Probleme bieten das Milieu, in dem sich ein Glaukom entwickelt.

Prednison: Diese Arznei zeigt das Glaukom in Verbindung mit chronischen Herz-Kreislaufproblemen.

Wiesbaden aqua: Diese Arznei ist angezeigt, wenn die Glaukom-Erkrankungen mit chronischen Verdauungsproblemen gekoppelt sind

4.5.5 Makuladegeneration

Die syphilitische Augenerkrankung der Macula lutea (siehe Abb. 18), des gelben Flecks auf der Netzhaut, des Ortes des schärfsten Sehens und der Anhäufung von Zapfen, hat drastisch zugenommen. Meist sind beide Augen betroffen; das scharfe Sehen schwindet, das periphere Gesichtsfeld bleibt erhalten. In der Fachliteratur liest es sich so einfach: „mäßiger Sehschärfeverlust bei Atrophie des retinalen Pigmentepithels… starker Sehschärfeverlust bei seröser Abhebung von Netzhaut und Pigmentepithel infolge subretinaler Neovaskularisation mit zentraler, prominenter Narbe als Endstadium"[15]. Die „Neovaskularisation" ist für das praxisorientierte Verständnis der Krankheit entscheidend. Es bedeutet die Neubildung von Gefäßen bei der „feuchten" Makuladegeneration im Gegensatz zur ersten, der „trockenen". Solch ein Detail hilft, die biologischen Selbstheilungsprogramme des Organismus zu verstehen. Feuchtigkeit, Zellvermehrung und Neubildungen gehören zur Sykose. Trockenheit, Zelluntergang und Atrophie gehören zur Syphilinie. Der biologische Heilungsversuch besagt, dass sich die Syphilinie über die Sykose ausheilt. Diesen Prozess gilt es

15 Pschyrembel

therapeutisch zu erkennen und zu unterstützen. Mit Fremdwörtern vollgepfropfte Lehrsätze vermitteln immer nur einen Zustand, weil ihr Wissen aus der Pathologie stammt. Leben bedeutet aber ständiger Wandel. Wir werden in unseren Ausbildungen nicht – nicht einmal in der Homöopathie – darin geschult, prozesshaft die Physiologie des Organismus zu begreifen, obgleich darin viele Ideen an Heilungsangeboten lägen. Der lebendige Körper, egal wie krank er momentan ist, ist der wahre Lehrmeister des Heilens.

Die Makuladegeneration kann gewiss in manchen Fällen chirurgisch behandelt werden. Auch neue pharmazeutische Medikamente werden fieberhaft gesucht, den zerstörerischen Prozess aufzuhalten. Das hat alles seinen Platz. Aber wir verfügen über ein Arsenal miasmatischer Arzneien in der Homöopathie, die die Wurzel der Syphilinie erreichen und ausheilen helfen. Wie schon so oft betont, stehen die Augen in Bezug zu Leber und Nieren. Das grenzt die Wahl der Arzneien ein. Es kommen vor allem *Mercurius solubilis* und *Mercurius corrosivus* in Betracht zusammen mit der Nosode *Syphilinum*.

Bedenken wir aber auch das Wesen eines Menschen, der die Sehschärfe verliert, den Focus, während das periphere Sehen, also das Sehen am Rande mehr oder weniger erhalten bleibt, stoßen wir auf Aurum-Verbindungen. Wer ist denn das, mit wem haben wir es zu tun, was für eine Persönlichkeit entwickelt eine Macula-Zerstörung? Es sind starke Persönlichkeiten, oft auch Pioniere in ihrem Lebensumfeld, Menschen, die etwas bewegen und voran bringen wollen. Eben: Sie wollen viel. Ihre Willenskraft ist aber ohne sanften Ausgleich des Einfach-Geschehen-Lassens. *Aurum,*

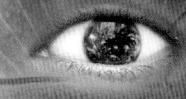

Arsenicum album, *Cuprum* und *Causticum* sind Konstitutionen mit dieser energetischen Disposition.

Dann ist die miasmatische Dynamik zu berücksichtigen. Gerade bei der feuchten Makuladegeneration wird offensichtlich, dass sich die Krankheit an der Schwelle von der Syphilinie zur Sykose bewegt. Hier sind die harten Säuren wie *Nitricum acidum*, *Hydrocyanicum acidum*, *Fluoricum acidum* im Verbund mit organotropen Arzneien wie *Euphrasia*, *Physostigma*, *Amma visnaga* und *Eserinum* starke Helfer, die destruktiven Prozesse in Richtung Sykose zu bewegen.

Besonders die Makuladegeneration nötigt uns, das Detail im Ganzen zu sehen, was eine erweiterte Wahrnehmung bedeutet. In der ganzheitlichen Augenheilkunde ist gerade diese moderne Erkrankung der Auslöser neuer Denkansätze.

> *Die Netzhaut… ist für die optische Wahrnehmung unserer Umwelt verantwortlich. Bedingt durch damit verbundene ständige Auseinandersetzung mit dem auf die Netzhaut treffenden Licht (und hier besonders die kurzwelligen, energiereichen Lichtanteile) unterliegt sie einem sehr hohen Stoffwechselbedarf. In dem besonders davon betroffenen Zentrum der Netzhaut, der Makula, gibt es eine Anhäufung von Carotinoiden. Das sind gelbe Pigmente mit Vitamincharakter, die die Retina vor oxidativem Stress schützen. Der wichtigste Vertreter dieser Carotinoide ist das Lutein (und der mit ihm verwandte Stoff Zeaxanthin). Ihre Aufgabe ist es außerdem, die beim Auftreffen des Sonnenlichts auf die Netzhaut entstehende Wärme aufzunehmen und abzuleiten. Durch diese Eigenschaf-*

> *ten bieten Carotinoide einen besonders guten Netzhautschutz und werden auch als „innere" oder „natürliche Sonnenbrille" bezeichnet. Beide Stoffe können vom Körper selbst nicht hergestellt werden, man ist also darauf angewiesen, sie durch die Nahrung zuzuführen. Den höchsten Grad an Lutein haben einige grüne Gemüsesorten (in absteigender Menge): Grünkohl, Spinat, Petersilie, Broccoli, Kopfsalat, Erbsen und Rosenkohl.*

Dr. med. Brigitte Schüler,
Naturarzt Nr. 7, 2009

… womit wir wieder bei meinem Lieblingsthema der Heilnahrung sind! Was die Augenärztin schreibt, ist seit über 100 Jahren bekannt und wurde durch die Rohsäfte von Gemüse, Weizengras und Gerstengras in der Gesundheitslehre des 19. und 20. Jahrhunderts immer wieder bestätigt. Die Basis dieser grünen Gemüse oder Gräser ist immer der Karottensaft mit ein paar Tropfen Öl zur Aufschließung der fettlöslichen Vitamine A, D, E, K.

Wir kommen also nicht umhin, die Patienten mit Makuladegeneration auch ernährungsmäßig zu unterweisen. Über die tägliche Nahrung, hier pro Tag 3 x ½ Liter schluckweise aufgenommenem grünen Saft, wird die Grundlage gelegt, die degenerativen Prozesse in generative umzuwandeln. Sicher sind mitunter auch Stoßtherapien mit Enzymen und Vitaminpräparaten für kurze Zeit sinnvoll. Doch kommt der Milieuänderung durch grüne Säfte aus den genannten Gräsern und Gemüsen nichts gleich, da sie alle Selbstheilungsprogramme des Körpers auslöst und das Immunsystem anregt. In einem solchen Milieu wirken die homöopathischen Arzneien schnell und nachhaltig.

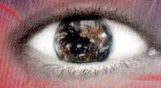

4.5.6 Hornhautverkrümmung

Je nachdem, in welchem Grad sich die Hornhaut (Kornea) ungleichmäßig krümmt, entstehen verschiedene Grade der Sehschwäche (Weit-, Kurzsichtigkeit). Erinnern wir uns: Im äußeren Augenteil wird die Hornhaut von der Tränenflüssigkeit ernährt, innen versorgt sie das Kammerwasser. Die Austrocknung und ungleichmäßige Krümmung der Hornhaut führt zu verschiedenen Graden der Seheinschränkung. Wir lassen einmal angeborene Faktoren beiseite. Heute ist das so genannte „trockene Auge" eine weit verbreitete Krankheit, die dadurch bagatellisiert wird, indem Augentropfen genommen werden. Hinter dieser Krankheit verbergen sich aber entzündliche Prozesse. Es ist eine Wohltat, folgende Worte aus dem Mund einer Augenfachärztin zu hören:

> *Neben einer individuellen lokalen Therapie mit Augentropfen sind Entsäuerung, Ernährungstherapie und Darmsanierung die grundsätzlichen Prinzipien einer ganzheitlichen Therapie. Eine besondere Rolle spielen die Ω-3-Fettsäuren. Neben ihrem antientzündlichen Effekt führen sie zu einer Verflüssigung des Talgsekretes der Lidranddrüsen – die Qualität des Tränenfilmes wird dadurch nachhaltig verbessert. Der gewünschte Effekt tritt allerdings frühestens sechs Wochen nach Einnahmebeginn ein.*
>
> Dr. med. Brigitte Schuler, ebenda

Was sind ein paar Wochen Wartezeit im Vergleich zu der fortschreitenden Sehschwäche, wenn die Entzündungen und Austrocknung des Auges nicht behandelt werden. Oftmals werden Antibiotika gegen die Entzündung eingesetzt und man sich wundert dann, warum „plötzlich" Rücken- und Muskelschmerzen auftauchen. Was unterdrückt wird, kann nicht heilen, sondern nur weiter nach innen verlagert werden. Das ist die Reise jeder Krankheit mit „Antis". Hier ist es die Reise Auge – Leber – Muskeln.

Die Erfahrung lehrt, dass die Ω-3-Fettsäuren[16] viel schneller wirken, wenn die entsprechenden homöopathischen Mittel eingesetzt werden. Außerdem sollten bei der Substituierung auch die Ω-6- und -9-Fettsäuren bedacht werden (siehe Fußnote).

Es ist immer wieder unbegreiflich, warum Heilungsangebote nicht miteinander vernetzt werden; stattdessen bauen Therapeuten ihr kleines Wirkungsreich auf und schauen nicht über den Zaun zum Nachbarn. Der Leidtragende ist der Patient.

Hornhautverkrümmung und Austrocknung des Auges sind miasmatisch gesehen Prozesse der sekundären und tertiären Sykose. Da sie lokal stattfinden, können Arzneien eingesetzt werden, die aus der tuberkulinen oder skrofulösen Miasmenebene die Tendenz haben, in die Sykose abzusinken. Hier stehen an erster Stelle *Calcium carbonicum, Pulsatilla, Euphrasia*. Nimmt die Krankheit destruktive Formen an, sind *Mercurius solubilis, Aurum metallicum, Graphites, Syphilinum, Cadmium metallicum* und *sulfuratum* die wichtigsten Mittel. Organotrop im Verbund mit einem der genannten Mittel sollte *Filix mas* (Wurmfarn) gegeben werden, wenn ein Patient als Kind den Bandwurm hatte und nach der konventionellen Therapie eine deutliche Sehverschlechterung einsetzte – was bedeutet, dass die Gifte

---

16 Siehe Anhang

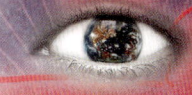

nicht ausgeleitet wurden, sondern langfristig die Leber und die Augen affizierten.

Hat der Patient allopathische Medikamente über längere Zeit genommen, bildet sich eine Arzneikrankheit (Parasitose[17]), die im Rah-

17 Den Begriff habe ich von dem Miasmenforscher Peter Gienow übernommen.

men der Sykose unbedingt behandelt werden muss, soll eine Heilung im Rahmen der Energiereserven des Patienten stattfinden. Darum sind auch folgende Arzneien bei Hornhautkrümmung und Hornhauttrübung in Betracht zu ziehen:

Tabelle 8 Die Behandlung der Arzneikrankheit bei Hornhauttrübung

Arznei	Indikation
Carbamazepin	Hornhauttrübung. Carbamazepin hemmt die synaptische Reizübertragung im spinalen Trigeminuskern. Einsatz bei: Epilepsie, MS, Trigeminusneuralgie, diabetischer Neuropathie. Nebenwirkungen: Malfunktion immunkompetenter Zellen, Agranulozytose, Eosinophilie, Leukopenie. Aplastische, hämolytische, megaloblastische Anämie mit Milzvergrößerung, Leukämie = malignes Lymphom, Meningeom bei Neugeborenen!
Chininum arsenicosum	In der Vita des Patienten gab es eine konventionelle behandelte Diphtherie mit starker Entkräftung. Atembeschwerden. Bei malariaähnlichen Beschwerden (Wechsel zweier Symptome hin und her). Folge von Gallenblasenentfernung.
Chloroquinum phosphoricum	Bronchialasthma, jugendliche Epilepsie, Retinitis, Hornhauttrübung, Herzschwäche als Hintergrund, viele Haut- und Muskelprobleme (Muskelatrophie, Myopathie, Neuromyopathie). Folgen regelmäßiger Impfungen und Chinin-Substituierung.
Methylenum coeruleum	In der Vita des Patienten gab es Rheuma, Neuralgien, Gonorrhoe, Abszess- und Geschwürbildung auf der Hornhaut.

4.5.7 Die Konfliktlösung bei Augenkrankheiten

Der zentrale Konflikt ist Stress. Jeder ganzheitlich Denkende weiß, ohne <u>Stressabbau mit Bewusstseinsänderung</u> ist Heilung nicht möglich. Psychopharmaka täuschen darüber hinweg. Doch, wie der Volksmund treffend sagt, „bleiben die Folgen nicht in den Kleidern hängen". Der Stress dringt tief in das Energiesystem, in die Physis und Psyche ein und löst die Überlebensmodi Kampf, Flucht und Totstellreflex aus. Aufgrund unseres Zeitgeist-Miasmas der Karzinogenie machen wir die Ausnahme = Stress zur Regel, arbeiten am Limit, rasen mit Burn-Out-Syndrom auf Abgründe

zu, ganz so, als gäbe es etwas Wundervolles und überaus Kostbares zu gewinnen. Leider entpuppt sich das Ziel meistens als chronische Krankheit mit destruktiven Tendenzen.

Die Angewandte Kinesiologie bietet viele Möglichkeiten, den Stressor genau zu bestimmen und kreativ zu lösen. Der Patient ist aktiv beteiligt, denn er/sie findet die Lösung selbst. Da die Kinesiologie auf der Elementen- und Entsprechungslehre der Chinesischen Medizin aufbaut, sind bei der Stressablösung rund um Augenthemen immer Leber, Muskeln und Nieren im Blickfeld.

In der Augenheilkunde setzt man auf alle möglichen Entspannungsmethoden, denn

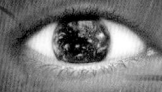

der Wechsel von der Sympathikotonie zur Parasympathikotonie ist unabdingbar für die Senkung des Augeninnendrucks und der Augendurchblutung. Doch zu meiner großen Freude wird auch eines der ältesten Heilmittel eingesetzt: Musik. Frau Prof. Dr. med. Ilse Strempel von der Uniklinik Marburg hat sich hier sehr verdient gemacht, indem sie den Patienten das Hören von Musik verordnet, die im Pulsschlag von 60 Schlägen pro Minute Elemente klassischer Musik und Naturgeräusche beinhaltet. Sie integriert auch Texte und Visualisierungsübungen. Inzwischen hat die Hirnforschung hinlänglich bewiesen, dass Musik äußerst heilsam auf die Plastizität des Gehirns einwirkt und Singen die beste Medizin gegen Demenz und Depression ist. Nun mag man denken, das sei doch eher etwas für Hörprobleme als für Augenprobleme. Aber mit den Augenkrankheiten gehen bestimmte Einbußen der Lebenskraft, Lebensfreude und Kreativität einher. Was fehlt, ist die Vorstellungskraft, sind die inneren Bilder. Das Problem beginnt schon damit, dass wir von Kindesbeinen an verlernen, uns zu Informationen und Lernstoff innere Bilder zu erzeugen. Alles wird abstrakt abgehandelt. Unser Gehirn arbeitet aber zu 90 % in Bildern. Der nächste Schritt ist, die „inneren Augen" zu aktivieren und sich darin üben, durch das vordergründig Sichtbare hindurchschauen zu können. Das geschieht beispielsweise, wenn ich beim Patienten zuerst auf die Potenziale schaue, die er mitbringt, um heil und ganz zu werden. Erst in zweiter

Instanz interessieren mich die Krankheitssymptome. Wer ist diese Persönlichkeit, die die Symptome hat? Die Antwort darauf geben mir nicht die physischen Augen. Welche Bilder tauchen vor meinen geistigen Augen auf? Welche Gefühle verknüpfen sich damit? Ich lasse mich vom Patienten beeindrucken und nehme mit allen Sinnen wahr, mit wem ich es zu tun habe. Daraus ergibt sich für die Therapie die Antwort, was ich ihm/ihr zutrauen kann.

Den Augenkranken fehlen die inneren Bilder, ihr Blick ist ganz nach außen gerichtet. Für die Heilung brauchen sie aber Vorstellungskraft. Ich verordne daher Musik, genauer orchestrale Barockmusik von Corelli, Händel, Sammartini, Vivaldi usw., da dieses Musikgenre die Menschen entspannt, heiter und positiv stimmt und ideal geeignet ist, Farben zu assoziieren. Der Kranke sieht alles Grau in Grau, die Farben des Lebens fehlen. Barockmusik entstand aus dem Bemühen im 17. Jahrhundert, mittels der Affektenlehre zu erforschen, welche Töne, Tonarten und Klangfarben welche Farben und Gefühle hervorrufen[18].

Stehen hinter schweren chronischen Augenerkrankungen wie Glaukom, Tumor, Geschwüre traumatische Themen, so sollte der Patient zusätzlich eine kreative Psychotherapie und familiensystemische Therapie durchführen.

---

18 Siehe hierzu ausführlich mein Buch „Miasmen und Kultur" Barock – Zeitalter der Sykose. Im Literaturverzeichnis

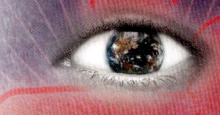

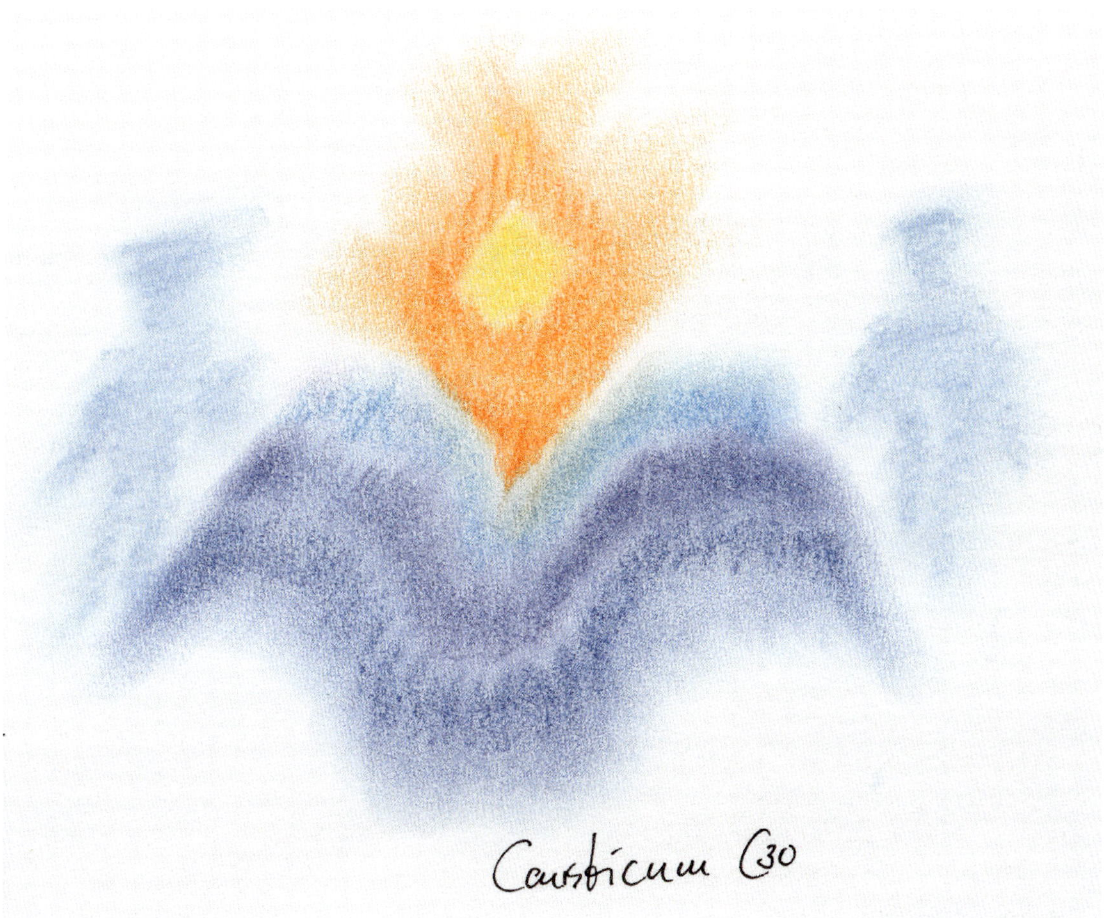

Causticum C30

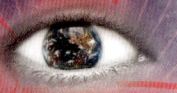

5. Der Hörsinn

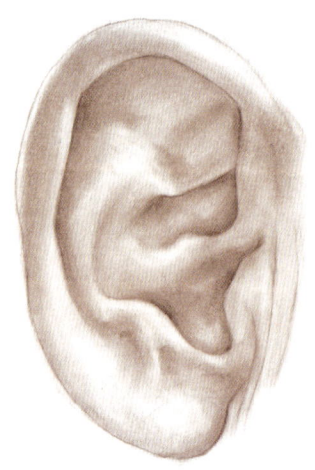

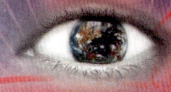

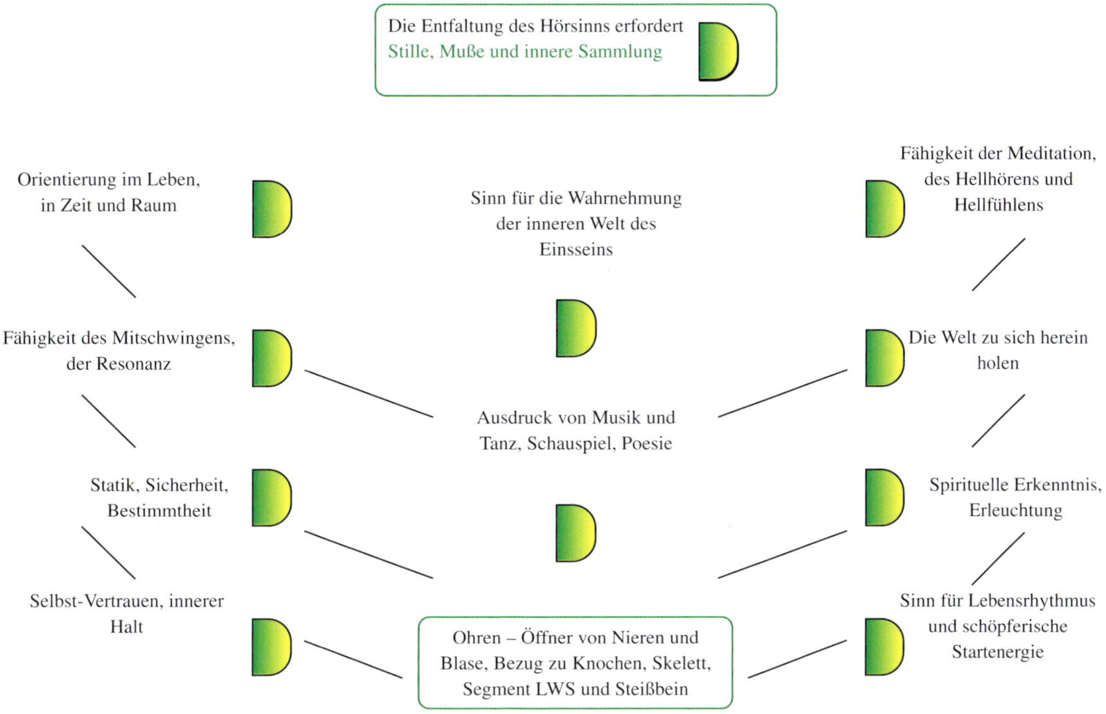

Die Entfaltung des Hörsinns erfordert
Stille, Muße und innere Sammlung

Orientierung im Leben,
in Zeit und Raum

Sinn für die Wahrnehmung
der inneren Welt des
Einsseins

Fähigkeit der Meditation,
des Hellhörens und
Hellfühlens

Fähigkeit des Mitschwingens,
der Resonanz

Die Welt zu sich herein
holen

Ausdruck von Musik und
Tanz, Schauspiel, Poesie

Statik, Sicherheit,
Bestimmtheit

Spirituelle Erkenntnis,
Erleuchtung

Selbst-Vertrauen, innerer
Halt

Ohren – Öffner von Nieren und
Blase, Bezug zu Knochen, Skelett,
Segment LWS und Steißbein

Sinn für Lebensrhythmus
und schöpferische
Startenergie

Abb. 29 Die Vernetzung des Hörsinns

Kein Musiker, kein Wissenschaftler im Westen hat sich so intensiv mit dem Hörsinn befasst wie Joachim-Ernst Berendt (1922-2000). Ende der sechziger Jahre begann eine auditive Globalisierung durch die Hippie-Bewegung und eine neue New-Age-Welle (die erste hatte Anfang des 20. Jahrhunderts stattgefunden) Es brach eine Zeit heran, als Radiosender noch regelmäßig außereuropäische Musik sendeten, als Rundfunkredakteure es noch für nötig befanden, das Ohr des Hörers auch in ungewohnte Klänge einzuführen, als für uns Teenager das Ohr für fremde Musiktraditionen offen war und ein neues Studienfach angeboten wurde: Musikethnologie[19]. An

dieses Studienfach war in den siebziger Jahren noch obligat eine Feldforschung angeschlossen, die man an Ort und Stelle im jeweiligen Kontinent und Land als junger Student durchzuführen hatte. Dafür standen großzügige Gelder bereit. Man erwartete von uns Studenten eine intensive Erforschung der jeweiligen Musikkultur aus eigener Erfahrung und musste durch die Forschungsarbeit selbstständiges Denken und neue Erkenntnisse unter Beweis stellen – alles Forderungen, die leider mit der Studienreform 1979 verloren gingen.

Die Begeisterung für die Indische Klassische Musik inspirierte den Jazz und Joachim-Ernst Behrendt entdeckte den spirituellen Kern dieser Musik: Nada Brahma. Seine Forschungen ergaben „Die ganze Welt ist Klang". Die

---

19 Musikethnologie konnte man nur in Köln und Berlin studieren, weil dort Lehrstühle für außereuropäische Musik eingerichtet waren.

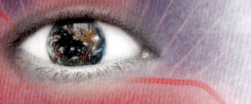

Möglichkeit, in fremdländische Klangkulturen eingeführt zu werden, ihre Schönheit auf sich wirken zu lassen, führte dazu, dass Hunderte Zuhörer zu Konzerten mit asiatischer, afrikanischer oder australischer traditioneller Musik strömten. Wenn man bedenkt, dass in einem geisteswissenschaftlichen Fach wie Musikethnologie mehrere Semester lang das Ohr für außereuropäische Musik nur durch Zuhören geschult wurde, lässt sich ermessen, um wie viel langsamer das Zeittempo damals war. Hören braucht Zeit, damit etwas gefühlt und erlebt werden kann. Niemand fragte, ob das Hören fremder Musik nützlich, geldbringend oder berufstauglich sei. Die Erweiterung des emotionalen und geistigen Horizonts war maßgeblich – und davon profitiere ich noch heute in der homöopathischen Praxis. Sicher wurde durch das Musik- und Musikethnologiestudium mein Ohr musikalisch geschult. Aber viel wichtiger war der musische Aspekt, die Entwicklung des Sinns für Lebensrhythmus, in dem der schöpferische Selbstausdruck Raum und Zeit erhält und einen Gegenpol zu nutzorientierter Arbeit bildet. Daraus ging das kreative und ganzheitliche Denken hervor. Da ich die Vorzüge und Bereicherung der Lebensfreude durch den „Sinn fürs Musische" aus eigener Erfahrung kenne, ermuntere ich auch meine Patienten und Kollegen dazu, Raum und Zeit fürs Hören, Lauschen und Erleben zu erschaffen.

Der Hörsinn leidet in unserer Zeit am meisten, ohne dass es einem bewusst ist. Wir haben uns von ihm am weitesten entfernt. Alles ist visuell ausgerichtet, das schnelle, oberflächliche Hinschauen und Wegschauen, Lesen, Schreiben bringt nichts innerlich zum Erleben. Das Hören braucht viel mehr Zeit, aber es ist der Sinn, der sich am wenigsten täuschen lässt. Die vielen Täuschungen und schmerzhaften Ent-Täu-

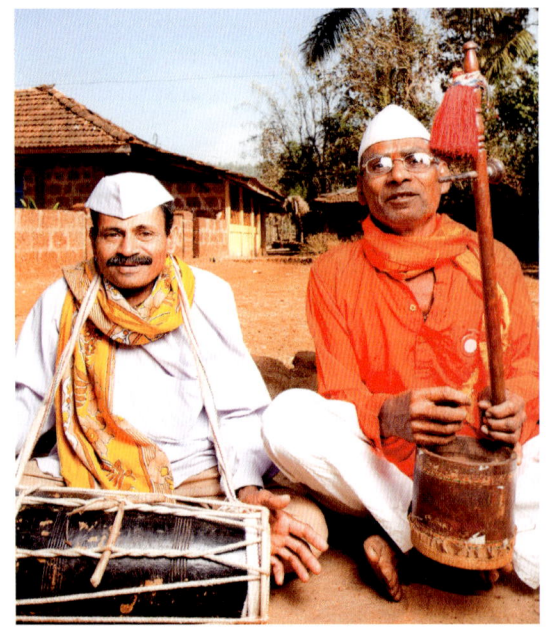

Abb. 30 Fremdländische Klangkulturen wie die aus Indien erweitern den Horizont maßgeblich

schungen im Alltagsleben sind visueller Natur, nicht auditiver. Es ist aufschlussreich, dass blinde hörfähige Menschen wesentlich umgänglicher, kreativer und experimentierfreudiger sind als taube sehfähige. Letztere neigen deutlich mehr zu Aggression und Depression. Das Hören ist eng mit dem Fühlen verbunden. Über das Ohr dringt die Welt in uns hinein, erzeugt Bilder und Gefühle, die verarbeitet werden. Es geht nicht darum zu fragen, was schlimmer ist, blind oder taub zu sein. Wir sollten alles tun, um beide Sinne funktionsfähig zu erhalten, das steht außer Frage. Da aber das Gehör heutzutage extrem leidet, im wahren Wortsinn „misshandelt" wird und die Ursache vieler chronischer Krankheiten ist, müssen wir schon etwas genauer seine Qualitäten und Fähigkeiten betrachten.

Was wir hören, dringt tief in unser Energiesystem und in den Organismus ein. Schon im Mut-

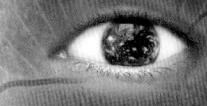

terleib hören wir mit, was draußen geschieht. Die Ohren sind früh entwickelt. Die Ohrakupunktur belegt, dass die Ohren somatotopisch den gesamten Organismus abbilden. Das Hören, Lauschen, Hinhören und Zuhören war die Grundlage aller Kulturen der Menschheitsgeschichte. Lesen und Schreiben kamen viel später und dienten zunächst als Erinnerungsstützen von mündlich Tradiertem. Das ist der Grund, warum beispielsweise die Weisheitsbücher in Ost und West in kurzen Versen als Essenz verfasst wurden, nicht als Lese-Lehrwerke. Die mündliche Tradition bedurfte und bedarf auch noch heute bei den wenigen überlebenden Stammeskulturen eines hoch entwickelten Hörsinns. Es wurde und wird nicht einfach irgendein Text formuliert und weiter erzählt, sondern das A und O der mündlichen Weitergabe ist der Sprachrhythmus, die Rhythmisierung von Worten, mit einem Wort – die Poesie.

Nehmen wir als Beispiel die Sprache der Aborigines in Australien. Sie ist so komplex und im höchsten Maße differenziert wie Sanskrit oder Latein oder Altgriechisch. Lange glaubte man, Stammeskulturen hätten eine primitive Sprache. Doch die Sprachwissenschaftler wurden bald eines Besseren belehrt. Die hochmütige Meinung und Degradierung von Völkern ohne Schriftkultur musste zwangsläufig revidiert werden und man kam (ungerne) zu dem Schluss: die Differenziertheit einer Sprache hängt nicht von Schreiben und Lesen ab, sondern allein vom Hören und Fühlen. Viele Sprachen, die heute auch geschrieben werden, waren ursprünglich lautmalerisch (onomatopoetisch). Lauschen wir zum Beispiel afrikanischen oder indonesischen Sprachen, hören wir deren Instrumente. Am Anfang war das Lied und nicht der Prosatext. Die mündlichen Traditionen erlauben einen Blick in die Anfänge menschlicher Kultur, die noch eng mit der Natur verbunden war. Es entstanden Ruflaute, um sich über Distanzen zu verständigen wie das Jodeln der Pygmäen im Urwald und das Jodeln der Bergvölker, beide zum Verwechseln ähnlich. Es entstanden Tierlautimitationen, die als Klangvorbilder in der Menschenmusik dienten und spezielle emotionale Botschaften aussandten. Eine der Wurzeln unserer Musikkultur basiert zum Beispiel auf dem Amselgesang und der Kuckucksruf war eines der wichtigsten Elemente der so genannten „Programmmusik" im 18. Jahrhundert. Mit Tönen, Intervallen, Melodien menschliche Gefühlsregungen nachzuzeichnen, war das Anliegen aller Kulturen. So etwas Gigantisches wie die Musikkulturen aller Zeiten und aller Völker wäre ohne den Hörsinn nie entstanden. Musik- und Sprachkultur zeichnet uns Menschen aus und hebt uns vom Tierreich ab. Musik und Sprache individualisieren auch die Menschen nach Klimazonen, Rasse und Mentalität. Im Abendland fand im Zeitalter der Renaissance ab 1450 ein Quantensprung statt, der uns von allen Kulturen der Welt abhob, indem wir die Idee der Mehrstimmigkeit verwirklichten. Die Musik, die daraus seit der Renaissance bis ins 19. Jahrhundert entstand, wurde zum Inbegriff muskalischer Schöpferkraft in der ganzen Welt. Das schmälert nicht alle übrigen einstimmigen Musikkulturen in ihrer Leistung und Schönheit, aber es muss auch gewürdigt werden, dass nur die europäische Musikkultur den Sprung in eine neue Dimension, eben die der Mehrstimmigkeit, wagte und zu einer neuen Blüte trieb. Komponisten wie Händel, Bach, Mozart, Haydn, Beethoven, Debussy, Tschaikowsky oder Frédéric Chopin, um nur ein paar große Glanzlichter zu nennen, schufen ein Kulturerbe menschlicher Höchstleistung. Dies alles war und ist nur möglich, weil wir Ohren haben, mit denen wir hören, lauschen, zuhören, hinhören können, durch die Sprechen, Singen, Poesie und Erlebnistiefe kultiviert werden können.

Viele neue Erkenntnisse der Hirnforschung bestätigen, was Jahrtausende lang von Indern und Ostasiaten tradiert wurde: die Einheit von Spiritualität, Musik und Heilkunde und die besondere Heilkraft von Musik. Warum? Weil Musik aus geordneten Klängen geboren wird und auf kosmischen Zahlenproportionen basiert. Auch der menschliche Körper besteht aus solchen Proportionen. Darum bietet er den besten „Resonanzboden" und ist einem Orchester vergleichbar, in dem jeder seine eigene Stimme „spielt" und dennoch alles perfekt harmoniert und stimmig ist. Musiker und Sänger kennen das: Ist man an einem Tag innerlich verstimmt und fühlt sich nicht wohl = nicht in seiner Mitte, ist das Instrument schlecht zu stimmen und die Intonation unrein. Das bestätigen sogar Musiker wie Pianisten, Cembalisten und Organisten, deren Instrumente von einem externen professionellen „Stimmer" vorbereitet wurden. Kaum sitzen sie am Instrument, klingt die Musik verstimmt. Die Materie folgt auch hier dem Geist, genauer dem inneren Ohr.

Am ganz anderen Ende der Lautskala, mit der sich unsere Ohren und damit unser Körper arrangieren müssen, ist der Dauerlärm. Jemand wohnt an einer verkehrsreichen Straße oder an der Bahn, schläft am Anfang schlecht, weil er/ sie jedes Auto, jeden Zug wahrnimmt. Nach einer Weile schläft dieser Mensch angeblich gut und wacht nur auf, wenn das Muster und der Grad des Geräuschpegels sich plötzlich ändern. Jetzt tauchen Schlafstörungen auf, weil der Krach nicht mehr so ist wie vorher. Absurd, aber wahr!

Was über die Ohren in den Organismus hereindringt, muss dem Klangmuster angepasst werden. Das ist eine Überlebensstrategie, wenn es sich um unangenehme, krankmachende Informationen handelt. Als Selbstschutzmaßnahme dient das Weghören mit der Folge, dass die Ohren „zugehen" und Schwerhörigkeit entsteht. Diese Art von Selbstschutz kann auch vor Stimme, Worten und Sprache aufgebaut werden.

Tinnitus und Schwerhörigkeit entstehen ferner, wenn jemand dauerhaft Musik hört, die einen gnadenlosen „Beat" aufweist, der wesentlich schneller als der Herzrhythmus mit 60 Schlägen pro Minute ist. Der Körper, ein Wunderwerk an synergetischen Rhythmen reagiert äußerst empfindlich darauf. Nicht allein, dass der Hörsinn leidet, es folgt die Gefühllosigkeit im körperlichen und emotionalen Sinne. Wer seine Ohren abschaltet, schaltet auch das Fühlen ab. In der Therapie ist es deshalb so auffällig, wie sich Wesen, Verhalten, Emotionalität und Körpergefühl positiv verändern, wenn jemand singt, auf seine Worte achtet und mit geordneter Musik beschallt wird, die einen langsamen Pulsschlag hat. Es ändert sich die Atmung, der Stresslevel sinkt, der Mensch richtet sich auf, wird wieder offen für Neues. Alles dies sind wichtige Stationen in einem Heilungsprozess. Das ist nicht die Domäne der Musiktherapie, die für den Anspruch eines professionellen Musikers oft zu wünschen übrig lässt. Es reicht bei weitem nicht, Orff-Instrumente und Trommeln zu bedienen. Der ganze Mensch muss schwingen und klingen, Klänge müssen in ihm zum Erleben kommen. Deshalb müssten Tanz- und Musiktherapie eine Allianz zum Wohl der Patienten bilden. Die Traumata, die über das Hören in den Organismus gedrungen sind und sich an lebens-

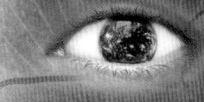

wichtigen Organen manifestiert haben, lösen einen Totstellreflex aus. Dieser kann erst gelöst werden, wenn die Ohren real und im übergeordneten Sinne wieder aufgehen. Die Sprache kehrt wieder, die Erinnerung erwacht und die Gefühle dringen wieder ins Tagesbewusstsein.

Mit welchen Problemen wir es ursächlich bei Krankheiten rund ums Ohr und Hören zu tun haben, wird deutlich, wenn wir dieses Sinnesorgan ganzheitlich betrachten.

5.1 Die Ohren in der chinesischen Entsprechungslehre

Die Ohren sind die „Öffner" des Nieren-Funktionskreises. Er umfasst die Funktionen des Urogenitaltraktes; die „Urnieren-Energie" oder das „Nieren-Jing" ist das Potenzial an Lebensenergie, das wir für diese Inkarnation zur Verfügung haben[20]. Die Organe des Urogenitaltraktes dienen auf der physischen Ebene der Arterhaltung und sichern die Kontinuität einer „Linie" im familiensystemischen Feld. Als Funktionsschlüssel dienen die Ohren, Knochen, Zähne und das gesamte Skelett. Sie stehen für Stabilität, Halt, Sicherheit und Dauer.

Das Sinnesorgan Ohr ist in seiner Sinneswahrnehmung rein perzeptiv, es scheint eher passiv, ist jedoch ständig bereit und streckt sich horchend und lauschend der Sinneswahrnehmung entgegen (im Volksmund: „Ohren-Spitzen"). Gegenüber den von außen kommenden Reizen läßt sich das Ohr nicht verschließen; die für alle Sinnesfunktionen gültige fil-

---

20 Siehe dazu ausführlich Band 5 dieser Organreihe („Nieren und Blase")

terartige Reduktion des Wahrgenommenen durch das Gehirn spielt beim Hören bekanntlich eine besondere Rolle. Das selektive Hören, z.B. der Mutter eines Säuglings, wird hierdurch möglich, wie überhaupt Geräusche beim Schlafenden die Bewußtseinsschwelle oft erst dann durchbrechen, wenn die signalisierte Situation eine Reaktion erfordert.

Gleditsch,
Reflexzonen und Somatotopien

Das härteste Gewebe wie die Knochen und die Struktur des Skeletts garantieren Stabilität, Halt, Sicherheit und Permanenz. Der Mensch erhält dadurch die körperliche Kraft, in sich zu ruhen, einen inneren Halt und entwickelt daraus Selbstvertrauen, Festigkeit im Willen, Standhaftigkeit, Durchhaltevermögen, Verlässlichkeit, Treue und Geradlinigkeit. Mit dem Nieren-Jing und seinem Öffner, den Ohren erhält der heranwachsende Mensch die Basis zur Erfüllung der beiden Grundbedürfnisse „Urvertrauen" und „Bindungsfähigkeit".

Ein inneres Bejahen von Ordnung und Gesetzlichkeit, überhaupt das Annehmen des Vorgegebenen und der Gehorsam sind Stärke und Tugend des „Niere-Funktionsbildes". Bedürfnis nach stabilen Verhältnissen, nach Rückhalt durch feste Bezugspersonen sowie nach Kontinuität, die Pflege von Tradition und Vergangenem sind typische Wesenszüge. Die Bindung bezieht sich nicht nur auf das selbst Erlebte, die eigene Vergangenheit, sondern auch auf die Verankerung im Kollektiven.

Gleditsch, ebenda

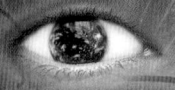

Alle beschriebenen Tugenden können zu Untugenden degenerieren. Wir experimentieren auch als Menschen in verschiedenen Epochen mit den bestehenden Regeln und Gesetzen, die wir selbst erschaffen und für eine Zeitspanne als sinnvoll erachteten. Momentan wird alles erschüttert, was zum Nieren-Funktionskreis zählt: Statik, Sicherheit, Bestimmtheit, Start-Energie, Vertrauen, Halt und Orientierung. Das offensichtliche Zeichen dieses Chaos ist die Handy-Sucht, die zudem genau für das schädlich ist, was man für die Entwicklung der Nieren-Qualitäten benötigt: freie Ohren. Früher dienten die Eltern und die Familie als Halt und boten „Schutzmechanismen", damit die Ordnung und die Naturgesetze wenigstens einigermaßen erhalten bleiben. Heute wachsen die Kinder in Patchwork-Familie mit Handy auf, damit jederzeit jemand geortet werden kann. Meistens sind es Standortbeschreibungen, die übers Mobiltelefon in Torsosprache oder SMS-Torsotext vermittelt werden. Für Zustandsberichte und die tief im Unterbewusstsein schwelenden Verlassenheitsängste wurden Handys von uns Menschen erfunden, um jederzeit erreichbar zu sein. Aber die Handy-Süchtigen sind nicht wirklich erreichbar. Sie drehen sich nur im kleinen Kreis der Ich-Bezogenheit. Sie können nicht zuhören, es interessiert sie auch nicht, wie es anderen geht, was sie tun, was sie im Leben bewegt. Sie stellen sich auch nicht die Frage, wie es ihnen mit dem oder jenem emotional geht. Sie haben Angst vor der inneren Leere und sind deshalb im Außen orientiert.

Werden die dem Funktionsbild „Niere" entsprechenden psychischen Qualitäten – aus welchen Gründen auch immer – nicht verwirklicht, so entsteht *ein übertriebenes Sicherheitsbedürfnis, ein Mangel an Vertrauen, d.h. Angst. Schreck, Starre und Angst hatte bereits die klassische Akupunkturlehre als die psychischen Entsprechungen des Nieren-Elements gedeutet.*

Gleditsch, ebenda

Dem ist aus therapeutischer Erfahrung mit Hör- und Ohrenproblemen hinzuzufügen, dass die chronisch Kranken zunächst nicht akzeptieren können, was Regel, was Ausnahme, was Naturgesetz und selbstgebasteltes Recht sind. Die Unfähigkeit der Annahme im engeren Sinne unabänderlicher Lebenssituationen, einer Krankheit und im weiteren Sinne ihres Lebens schlechthin zeigen, wie umfassend die Nieren-Ohren-Thematik ist. Neidprotest, Kampf gegen Windmühlen, Revolution, Aufbegehren gegen bestehende Ordnungen usw. resultieren aus geschwächter Nieren-Energie, es fehlt die Basissicherheit, der innere Halt, die Verlässlichkeit auf stabile Werte. Keine Frage, dass unser Zeitgeist Menschen hervorbringt, die orientierungslos umherirren, Halt hier und dort suchen und sich mit Gewalt Nahrhaftes erobern wollen, von dem sie tief im Herzen spüren, dass es ihr Recht ist: Liebe und Selbstvertrauen. Sie wollen in Beziehung treten, wählen aber dafür Mittel, die genau das Gegenteil erreichen.

Wenn ich das einmal auf unsere Ebene des Therapierens herabtransformiere, erleben wir die schwache Nieren-Energie allenthalben dort, wo Kollegen andere ausgrenzen, Meinungen und Urteile abgeben, Gerüchte verbreiten, Wissen aus zweiter Hand weitergeben. „Wenn du nicht so wie ich tickst, bist du mein Feind." Im Mittelalter zog man per Kreuzzug zu Fuß und per Schiff Tausende von Kilome-

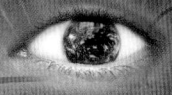

tern nach Jerusalem, um den Andersgläubigen den Kopf abzuschlagen. Heute hat sich nicht viel geändert an diesem Schwäche-Verhalten, nur die Mittel sind zeitgemäß.

Fassen wir an dieser Stelle zusammen:

Die Ohren als Öffner der Basis = Nierenenergie leiten die äußere Welt tief ins Innerste des menschlichen Bewusstseins. Sie verhelfen dem Menschen, ganz bei sich zu Hause zu sein, sich zu spüren. Sie lassen sich nicht täuschen, sie lassen sich nur abschalten als Selbstschutz. Selbst der unmusikalischste Mensch spürt, dass bei einer schlechten Intonation etwas nicht stimmt. Auch den hartherzigsten Menschen erreichen Worte und Klänge, solange die Ohren noch funktionstüchtig sind. Der Hörsinn verleiht Sicherheit, Orientierung und Standortbestimmung im Leben. Das drückt sich auch in der Somatotopie aus:

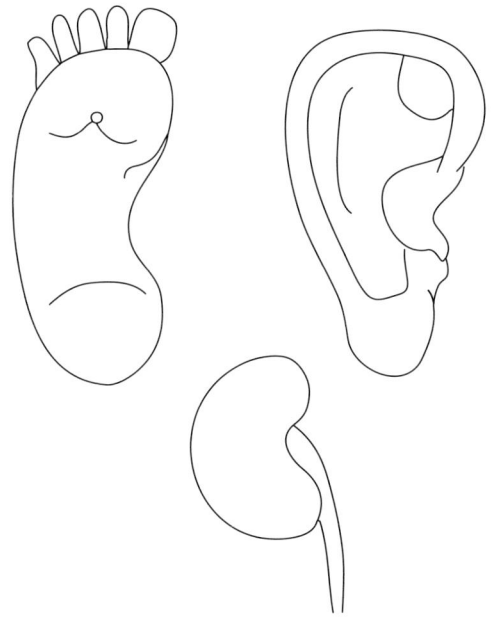

Abb. 31 Die Beziehung Ohr – Nieren – Fußsohle

Die Fußsohle steht für Standfestigkeit und sicheren Schritt. Der Ting-Punkt Ni1 unter dem Fußballen zentriert diese Qualitäten.

Wer tief in sein Inneres lauscht, wie zum Beispiel bei der Meditation, den Atem gleichmäßig strömen lässt, zieht die gesamte Aufmerksamkeit in einen „Punkt", den man zwar nicht lokalisieren, aber spüren kann. In dieser gesammelten Aufmerksamkeit baut sich ein Energiefeld auf, das wie ein schwarzes Loch im Universum alles verschluckt. Vom Vorgang her gesehen ist das der Prozess des Einswerdens mit dem Meditationsinhalt, gleich welcher Art. Das völlige Einsein mündet in einen Durchbruch durch das Ego-Bewusstsein in die Dimension der LEEREN WEITE, auch „Erleuchtung" genannt. Gleichzeitig wird die äußere Welt, das Vogelgezwitscher, das vorbeifahrende Auto, das Husten des Nachbarn – alles Mögliche wahrgenommen, jedoch ohne daran zu haften.

Über das Lauschen nach innen offenbart sich die eigene unsterbliche Lichtnatur. Darum haben seit Jahrtausenden Menschen spirituelle Schulungswege erschaffen, die alle eben dieses gemeinsam haben: in die Ruhe zu kommen durch die Sammlung auf den Atem und die inneren Ohren zu öffnen. Im alten China, als Spiritualität, Musik und Heilkunde noch eng miteinander verknüpft waren, bestand zum Beispiel eine Übung darin, sich vor eine Laute ohne Saiten zu setzen und so lange zu meditieren, bis die unsichtbaren Saiten, nämlich die im eigenen Selbst, zu klingen beginnen.

In Indien erlebte ich noch in den siebziger Jahren, wie Kinder in der mündlichen Tradition von Musikwerken geschult werden: sie sitzen vor einer Wand und der Lehrer flüstert ins rechte Ohr Weisheitstexte in Versform. Dabei schwingt das

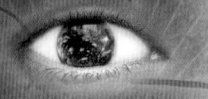

Kind seinen Körper vor und zurück und wiederholt jeden Vers. Nach der Unterrichtsstunde bewegt sich das Kind rhythmisch zu dem gelernten Text und verankert ihn so in seinem Zellgedächtnis. Die Gedächtnisleistung der Inder ist phänomenal, weil sie es musisch schulen und die Entwicklung des Hörsinns stärker beachtet wird als der visuelle Sinn. Das mag sich in einigen Kasten der Mittelschicht durch den Boom der Computer- und Internetarbeit geändert haben, aber in Indien gibt es auch heute noch 3600 Kasten (obgleich offiziell 1947 von Mahatma Gandhi abgeschafft), die immer noch undurchlässig für eine in unserem Sinne demokratische Kommunikation sind. Die Spanne zwischen den verwestlichten ultramodernen Menschen und den Angehörigen von Stammeskulturen ist gewaltig; dazwischen besteht eine Vielfalt mündlicher Traditionen, in denen die Ohren mit Rhythmus, Klang, Wort und Sprache geschult werden.

Was wir daraus für unsere eigene Kultur gewinnen, liegt auf der Hand: Kinder müssen musisch und nicht einseitig intellektuell-visuell erzogen werden. Warum nicht mathematische Aufgaben rhythmisieren? Warum nicht, wie ich es noch im Gymnasium als Zehnjährige erleben durfte, vom Deutschlehrer angehalten werden, ein eigenes Gedicht zu verfassen, zu dem man sich bewegt, um ein Versmaß zu begreifen, ja, ganzkörperlich zu erleben? Die Poesie, das Lauschen auf den Klang der eigenen Stimme, das Bemühen um eine „Schönsprache" neben der Alltagssprache, das Hinhören, wie etwas klingt – das war es, was die ärmliche Nachkriegszeit in verrußten Zechensiedlungen erträglich machte, nicht das Taschengeld und die Gier nach immer mehr Haben-Müssen. Kinder und Jugendliche lechzen nach inneren Werten. Ihre Wünsche zu erfüllen bedarf nur der Fantasie, nicht neuer Techniken und komplizierter Lehrpläne. Sich zuzudröhnen mit Techno-Krach, laut grölend als Fußballfan

durch Bahnhofshallen zu ziehen oder cool Leute zusammenzuschlagen, das sind Zeichen innerer Leere und Entäußerung, die Angst, mit sich allein zu sein, weil innen kein Halt, keine Orientierung, keine selbst erschaffenen Werte spürbar sind. Gewalttätige Jugendliche haben kein gutes Gehör mehr und spüren sich nicht. Wie sollen sie dann jemand anderen spüren?

Was ich hier etwas pointiert beschreibe ist durchaus nicht mehr die Ausnahme in unserer Zeit, sondern wird zunehmend zur Regel, wodurch ein Zerrbild von Kindern und Jugendlichen entsteht. Unsere Kinder sind unser Spiegel. Wenn wir keine Zeit mehr erschaffen, um hinzuhören, zuzuhören, zu lauschen, zu horchen, was erwarten wir dann von Kindern und Jugendlichen? Sie sind nicht unsere Lehrer, wir sind ihre Lehrer und tragen die Verantwortung für unser Seelenheil, für unseren Lebensrhythmus. Leben wir ihn, strahlt das ganz automatisch auf Kinder und Jugendliche über.

Die chinesische Entsprechungslehre ist Gold wert, wenn wir in der Praxis mit Kindern, Jugendlichen und Erwachsenen konfrontiert werden, die unter Hörproblemen bzw. Konzentrationsmangel, Frühdemenz (heute keine Seltenheit mehr!) oder Ängsten leiden. Bewahren wir die Entsprechung Ohren – Nieren (Blase) – Genitalien – Knochen (Skelett) im Gedächtnis, begreifen wir auch, dass eine ganzheitliche Behandlung diese Organsysteme einschließen muss. Nichts ist törichter, als monatelang oder gar jahrelang mit periodisch wiederkehrenden Otitiden oder Schwerhörigkeit herumzudoktern, ohne die Funktionsfähigkeit und psychische Thematik der anderen Organsysteme einzubeziehen. Sicher, nicht jede Schwerhörigkeit im Alter lässt sich vollständig beheben, wenn die Sklerotisierung ein gewisses Maß erreicht hat. Doch gibt es immer Verbesserungen, wenn im Leben der Patienten wieder das Gefühl von Sicherheit, Urvertrauen, Verläßlichkeit und innerem Halt erwachen. Diese Lebensqualitäten sind unabhängig vom Alter. Bei jüngeren Menschen kann das Gehör wieder gesunden, wenn außer Arzneien auch Musik und rhythmische Bewegungen, Poesie und Sprachkultur geboten werden. Die zentralen Fragen, die der Patient in der Therapie lernt sich zu stellen lauten: Was da von außen in mich hineindringt – wie geht es mir <u>damit</u>? Was macht <u>das</u> mit mir? Was bringt es <u>in mir zum Erleben</u>? Das ist der Weg, in sich zu gehen. Dadurch wird es stiller und man merkt, wie laut die Welt ist. Dann hat man das Bedürfnis nach mehr Stille, sucht stillere Plätze auf und merkt, wie laut es in einem selbst noch ist. Dann lauscht man auf seinen Atem, wird still und vergisst die Welt da draußen.

5.2 Anatomie und Physiologie der Ohren

Wie die Augen sind auch die Ohren paarig angelegt. Bei den Augen unterscheiden wir das äußere und innere Auge, was wir als Proportion 1:2 darstellen können. Das ist die musikalische Zahlenproportion der Oktave und im Sinne der Zahlenmystik die Dualität. Der visuelle Sinn ist mehr als jeder andere Sinn vom Bewusstseinsstand abhängig: Ich sehe, was <u>ich</u> sehe und leite davon mein Verständnis der Dinge ab. Die Zahl 3 steht für die Bewegung der schöpferischen Kraft (Vater – Mutter – Kind). Die geistige Beweglichkeit der 3 finden wir im Bau des inneren Auges in Gestalt der drei Häute wieder, wodurch das Farbensehen möglich wird. Der Weg des dualistischen Hell – Dunkelsehens wandelt sich in die Vielheit der Farben.

Beim Ohr ist bereits der Weg von außen nach innen dreifach gegliedert: Außenohr, Mittelohr und Innenohr. Sind die Augen das Fenster zur Seele, so sind die Ohren die Trichter zur Seele. Das äußere Ohr besteht aus Ohrmuschel und Gehörgang. Über die Beziehung zwischen Ohren und Nieren haben wir schon gesprochen. Doch seien uns weitere Beziehungen noch einmal bildlich in Erinnerung gerufen:

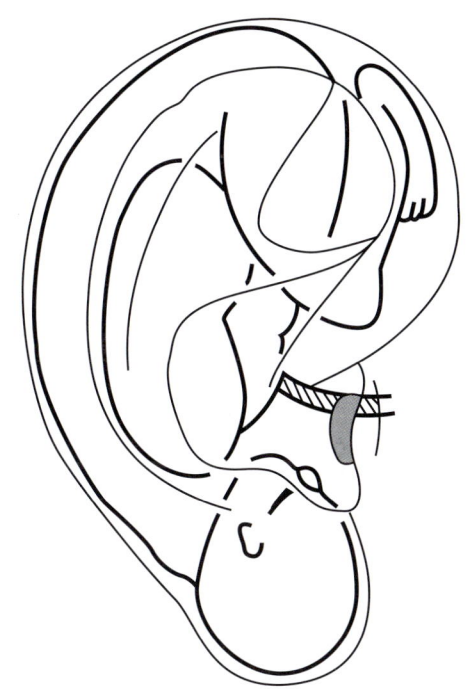

Abb. 32 Ohr und Fötus

Die Somatotopie des Ohres geht, wie schon erwähnt, noch mehr ins Detail im Rahmen der Ohrakupunktur, so dass das äußere Ohr als Abbild des gesamten Organismus therapeutisch genutzt werden kann. Unter den Zahnärzten gibt es Koryphäen, die sogar jeden einzelnen Zahn und dessen Bestandteile über die Ohrakupunktur behandeln. Auf Abb. 32

erkennen wir, dass der Fötus in Geburtsrichtung abgebildet ist. Die Geburt ist die Folge der Ausreifung einer Schöpfung, ob als Kind im kleinen Maßstab oder als sichtbare Natur im kosmischen Maßstab. So wie es einen Geburtskanal, also einen Prozess der Inkarnation gibt, entspricht dem auch der Gehörgang. Was beide eint, ist die Rhythmik des Prozesses: die wellenartigen Wehen der leiblichen Geburt und die Brechung der Schallwellen auf dem Weg zum Innenohr. Nur der Weg ist umgekehrt: das Kind wird nach außen in die sichtbare Welt geboren, die Schallwellen „gebären" nach innen Klangbilder mit Empfindungen. Auf diesem Weg gibt es drei Stationen:

1. Die Ohrmuschel ist der Schalltrichter. Dieser Trichter besteht aus Ohrmuschel, äußerem Gehörgang und Trommelfell. Das ist die Auffangstation akustischer Signale.

2. Der Gehörgang ist der Verstärker der Schallwellen, die in der Paukenhöhle mit Gehörknöchelchen, Ohrtrompete und Hohlräume des Warzenfortsatzes entstehen.

3. Das Innenohr ist für die Differenzierung und Analyse des Gehörten zuständig und besteht aus dem Schneckenlabyrinth, dem eigentlichen Hörorgan, dem Vorhoflabyrinth, dem Gleichgewichtsorgan mit zwei Vorhofsäckchen und drei Bogengängen.

Die im **äußeren Gehörgang** ankommenden Schallwellen werden auf das Trommelfell übertragen und von dort auf die Gehörknöchelchen. Es ist die Trennwand zwischen äußerem Gehörgang und Paukenhöhle. Das Trommelfell ist nicht quer zum Gehörgang aufgespannt, sondern schräg geneigt (von hinten-oben-außen nach vorne-unten-innen).

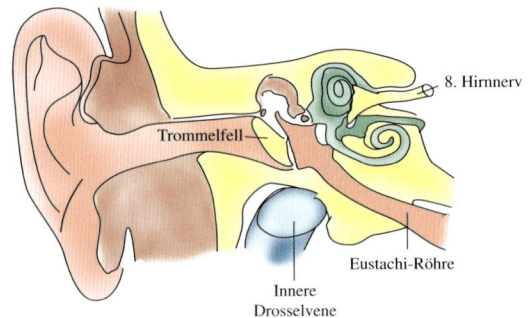

Abb. 33 Außen- und Innenohr

Das **Mittelohr** beinhaltet das Trommelfell, das, wie gesagt, die Grenze zum äußeren Gehörgang bildet. Der Hauptraum des Mittelohrs ist eine kleine, luftgefüllte Knochenhöhle im Felsenbein – die Paukenhöhle mit den drei Gehörknöchelchen Hammer, Amboss und Steigbügel, benannt nach ihrer Form.

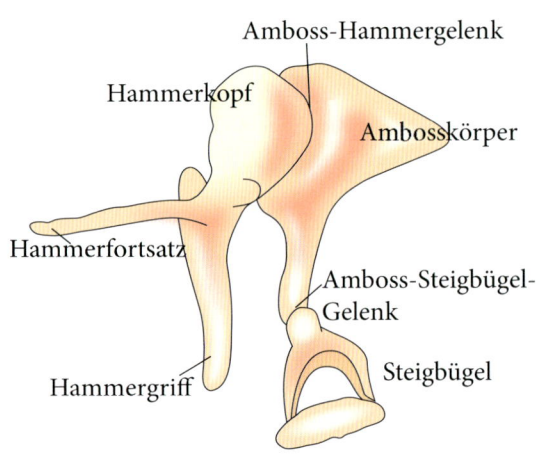

Abb. 34 Gehörknöchelchen

Der Hammergriff ist in dem Trommelfell fest verankert. Sein kürzerer Fortsatz ist gelenkig mit dem Amboss und dieser wiederum gelenkig mit dem Steigbügel verbunden. Der Steigbügel hat eine so genannte „Fußplatte", die im ovalen Fenster (siehe Abb. 34) befestigt ist. Die Kette der Gehörknöchelchen wandelt die auf das Trommelfell treffende Luftschwingung in eine Knochenschwingung um. Sie dämpft starke Trommelfellschwingungen ab, damit das Innenohr nicht durch extreme Vibrationen und Lärm beschädigt wird.

Die Paukenhöhle ist mit Epithel ausgekleidet und erstreckt sich vom Trommelfell bis zu einer knöchernen Wand des Innenohrs. In dieser Wand befinden sich zwei membranverschlossene Knochenfenster: das ovale und das runde Fenster. Beide bilden die Verbindung zum Innenohr.

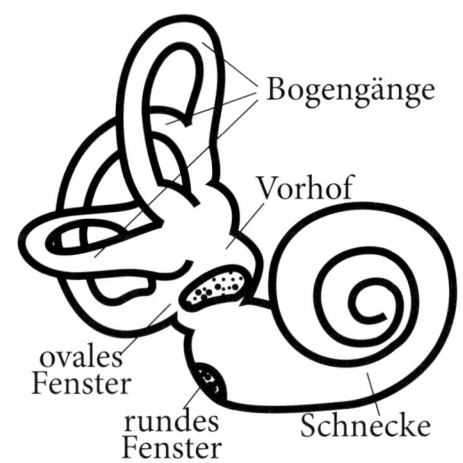

Abb. 35 Ovales und rundes Fenster

Das Mittelohr stellt auch die Verbindung zum Nasenrachenraum durch die Ohrtrompete (Eustachi-Röhre) her. Diese bewirkt einen Luftdruckausgleich zwischen beiden Räumen, indem sie bei jedem Schluckakt geöffnet wird. Bei jedem Schlucken, Gähnen und weiter Mundöffnung wie beim Singen öffnen die Gaumensegelmuskeln die Ohrtrompete, damit Luft in den Nasenrachenraum zwecks Belüftung der Paukenhöhle strömt. Die Eustachi-Röhre ist mit Schleimhaut ausgekleidet. Bei einer Pharyngitis schwillt diese Schleimhaut an und hebt dadurch die Belüftung auf. Der Körper saugt dann die Luft aus der Paukenhöhle auf. Der äußere Luftdruck bewirkt das Hineinpressen des Trommelfells in die Paukenhöhle. Dadurch kann das Trommelfell nicht mehr schwingen und es stellt sich eine vorübergehende Schwerhörigkeit ein. Vor allem aber kennt jeder das unangenehme Gefühl, wenn das Ohr „zugeht" und kein Gähnen oder Schlucken die Ohrtrompete zu öffnen vermag. Die Ohrtrompete ebnet auch den Weg für Krankheitserreger in die Paukenhöhle. Die bekannte Mittelohrentzündung ist in der Regel die Folge einer Racheninfektion.

Schließlich sind noch die Nebenräume in Gestalt der Warzenfortsatzzellen zu nennen, die durch ihre Nähe zum Kiefergelenk und Gelenkfortsatzes des Unterkiefers die Beziehung Ohren – Zähne ins Bewusstsein rücken.

Das **Innenohr** ist in das knöcherne Labyrinth des Felsenbeins eingebettet und enthält das Hör- und Gleichgewichtsorgan. Es ist ein höchst kompliziertes System aus Kanälen und schlauchartigen Gebilden. Darum hat man auch den Begriff „Labyrinth" gewählt. Es handelt sich genau genommen um zwei Sinnesorgane im Innenohr.

1. Die knöcherne Schnecke (Cochlea); sie ist ein Teil des Labyrinths und enthält das eigentliche Hörorgan, das heißt die Sinnesrezeptoren. Sie ist mit einer liquorähnlichen Flüssigkeit (Perilymphe) gefüllt. Der Schneckengang ist in zwei Ebenen

oder Etagen durch eine Zwischenwand geteilt. Die obere „Vorhoftreppe" (Scala vestibuli) beginnt am ovalen Fenster und geht an der Schneckenspitze in die unten gelegene „Paukentreppe" (Scala tympani) über, die am runden Fenster endet.

2. Das Gleichgewichtsorgan, das aus zwei Vorhofsäckchen, zuständig für die Lageempfindung im Raum, und drei Bogengängen, zuständig für die Empfindung von Bewegungen im Raum, besteht.

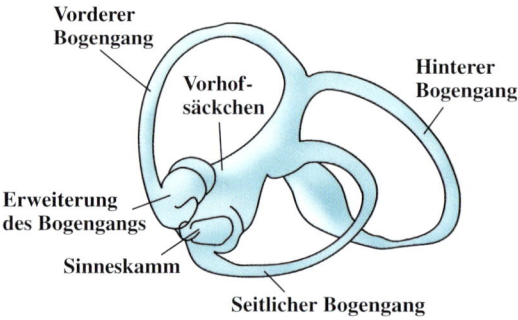

Abb. 36 Gleichgewichtsorgan

Die Bogengänge sind in drei verschiedene Richtungen des Raumes ausgerichtet. Sie sind mit Lymphe gefüllt. Bei einer Körperbewegung bewegt sich die Flüssigkeit in den Bogengängen mit. Spezialisierte Sinneszellen registrieren die Bewegungen und leiten ihre Informationen über den Gleichgewichtsnerv an das Gehirn weiter. Auf diese Weise weiß das Gehirn immer, welche Lage und Position unser Körper im Raum einnimmt.

Orientierungslosigkeit, Angst in engen Räumen, Unfähigkeit, mit der Stimme einen Raum füllen und seine Energie in einen Raum dreidimensional ausstrahlen zu können, sind Themen des Gleichgewichtsorgans. Wer vorne steht und lehrt, musiziert, rezitiert oder eine Schauspielrolle spricht, muss lernen, den ganzen Raum dreidimensional zu fühlen und zu füllen. Es gibt eben nicht nur ein Vorne und Hinten, Oben und Unten, sondern sechs Flächen und vier Ecken/Raumwinkel und der ganze Raum dazwischen soll mit Hilfe dieser Organe mit Körper- und Sprachbewegungen gefüllt werden. Anfänger meinen, man müsse laut reden, musizieren oder singen, damit der Raum in Schwingung versetzt wird. Es verhält sich aber so, dass der ganze Mensch dreidimensional schwingen muss, damit ihm der Raum folgt! Das ist auch das „Geheimnis" von Ausstrahlung, die bis in die letzte Reihe und im hintersten Winkel spürbar ist.

Nicht minder geheimnisumwoben ist der Hörvorgang.

Die Informationen aus dem Hör- und Gleichgewichtsorgan werden über den N. vestibulocochlearis, den VIII. Hirnnerv, an das Gehirn übertragen. Zusammen mit den die Ohren versorgenden Blutgefäßen verläuft dieser Hirnnerv vom Innenohr ins Schädelinnere.

Während die Gehörknöchelchen im Mittelohr von Luft umgeben sind, ist das Innenohr mit einer klaren Flüssigkeit im Peri- und Endolymphraum gefüllt. Hier liegen in der Schnecke auf der Basilarmembran feine Haarzellen. Je nach Tonhöhe schwingen verschiedene Bereiche der Basilarmembran besonders stark. Hohe Töne werden nahe an der Schneckenbasis, tiefe Töne nahe an der Schneckenkuppe registriert.

Nach der heute gültigen Wanderwellentheorie laufen die Schallwellen je nach Tonhöhe mit unterschiedlicher Geschwindigkeit durch die Schnecke... Die Welle „brandet" an eine bestimmte Stel-

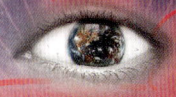

le der Basilarmembran… Bei mittlerer Tonhöhe schwingt etwa ein Drittel der ganzen Basilarmembran.

Lippert, Lippert-Burmester, ebenda

Das der Basilarmembran anliegende Corti-Organ, auch „Spiralorgan" genannt, besteht aus vielen verschiedenen Arten von Hörzellen, deren Funktion noch nicht vollständig geklärt ist. So viel lässt sich allerdings sicher sagen: Am Hörvorgang sind sehr viele energetische Prozesse beteiligt, die über die physiologischen hinausreichen. Interessant ist, dass das eigentliche Hörorgan spiralig aufgerollt ist und dadurch sowohl die zentrifugale als auch die zentripetale Kraft des Hörens zum Ausdruck kommt. Das bedeutet, Schallwellen werden wie magnetisch angezogen – das ist der Sog nach innen in die Spirale bzw. Schnecke. Die Sinneszellen nehmen die Schwingungen wahr und verwandeln sie in elektrische Impulse und diese werden über den Hörnerv an das Gehirn weitergegeben. Das Gehirn schließlich nimmt die Impulse dann als Töne oder Geräusche wahr. Wir als Hörende haben dadurch den Eindruck, als hörten wir draußen etwas.

5.3 Die naturheilkundliche Behandlung der Ohren

Es versteht sich von selbst, dass die Ohren in die Körperpflege einbezogen werden sollten. Bei einer normalen Produktion von Ohrenschmalz reicht es, den äußeren Gehörgang mit den Fingern und die Ohrmuschel vorne und hinten mit den Händen zu waschen. Da die Ohrmuschel Reflexzonen und Akupunkturpunkte als Spiegel des ganzen Körpers bietet, lohnt es sich, die Ohren jeden Tag kräftig mit leicht eingeölten Fingern zu massieren,

einen Finger in die Ohren zu stecken, darin zu drehen und hin und her zu bewegen und am Schluss mit leichtem Ruck wieder herauszuziehen. Das öffnet die Eustachi-Röhre und verbreitet das Wohlgefühl, offene Ohren zu haben. Als Öl empfiehlt sich das sanfte und weiche australische Eukalyptusöl oder das damit hergestellte Balsam Rot[21]. Im Rahmen der Kurse „Spirituelle Heilkunst" lernt man zu Beginn eine hervorragende rhythmische Drüsenübung, bei der <u>singend</u> und <u>rhythmisch massierend</u> folgende Stellen mit dem Balsam Rot angeregt werden[22]:

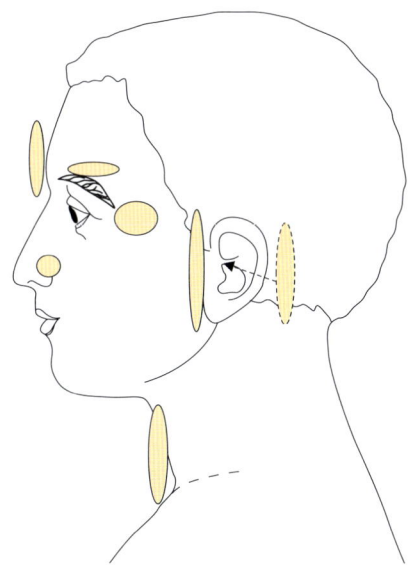

Abb. 37 Massage zur Anregung des Drüsensystems

Die Drüsenübung erstreckt sich auch auf die Nierengegend, doch lässt sich das schlecht theoretisch beschreiben, man muss die Übung praktisch erlernen. Sie gehört in unserer wie auch in der Praxis von vielen Kollegen zur Standard-Übung für Patienten. Durch die

21 Bezugsquelle siehe im Anhang.
22 Kurse siehe im Anhang

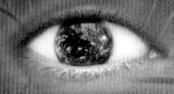

Massage wird man nicht allein wach und warm im ganzen Körper, es zeigt sich auch bald eine Stärkung des Immunsystems, der Sinnesorgane und der emotionalen Befindlichkeit. Ohren und Nieren reagieren sehr positiv auf Rhythmus und Klang. Daher wird bei Drüsenübungen gesungen und sich rhythmisch bewegt. Sie dienen der Gesunderhaltung und der Behandlung von chronischen Krankheiten. Sie sind – wie auch die rhythmischen Atemübungen – ideal für die Patienten, weil sie zu Hause, wo ja die Heilung stattfindet, selbst etwas tun können.

So weit die Behandlungen, die man selber durchführen kann.

Kurmäßig empfiehlt sich eine Behandlung mit Ohrkerzen oder mit warmem Mandelöl. Inzwischen gibt es im Wellness-Bereich Fachkräfte für die Anwendung von Ohrkerzen. Auch für die Anwendung mit Mandelöl braucht man eine zweite Person, die das auf einem Teelöffel angewärmte Mandelöl tropfenweise in das Ohr träufelt. Das Öl sollte etwas mehr als Körpertemperatur haben. Dazu liegt man bequem und entspannt auf jeder Körperseite. Das überflüssige Öl fließt wieder aus dem Ohr heraus.

Anstelle von Mandelöl kann man auch eine Mischung aus Teebaumöl und Schwarzkümmelöl nehmen. In jedem Falle ist wichtig, dass nur kleine Mengen verwendet werden, etwa drei Tropfen. Man kann als Behandler auch das Öl in eine Pipette aufziehen, damit lassen sich die Tropfen leichter dosieren.

Zur naturheilkundlichen Behandlung der Ohren gehören therapeutische Maßnahmen, wenn Ohrenleiden bestehen. Bei Ohrensausen als Folge erhöhten Blutdrucks hilft das Herz- und Kreislaufmittel Mistel.

12 Stunden weicht man einen gehäuften Teelöffel Mistel pro Tasse in kaltem Wasser ein. Anschließend wird der Kaltansatz erwärmt, abgeseiht und schluckweise getrunken. Pro Tag trinkt man zwei bis drei Tassen Tee, am besten vor und nach den Mahlzeiten. Praktischerweise füllt man die Tagesration in eine angewärmte Thermoskanne.

Treben, Aus meiner Hausapotheke

Während Maria Treben sich auf keine spezielle Mistelart beruft, setze ich in der Praxis zusätzlich die homöopathische Viscum-Arznei ein, die zum Patienten konstitutionell passt: *Viscum album abies, Viscum album quercus* und *Viscum album betula*.

Das gilt auch für die Krebstherapie, bei der die Anthroposophische Medizin ebenfalls die Baumart beachtet, auf der die Mistel wächst.

Unschlagbar bei Ohrenschmerzen und Ohrensausen als Folge tiefer liegender Krankheiten ist der Einsatz von Maria Trebens Schwedenbitter. Das Ohr wird mit Ringelblumensalbe (in jedem Bioladen erhältlich) eingerieben, dann steckt man einen mit Schwedenbitter getränkten Wattebausch ins Ohr.

Es gibt sicher noch viele weitere naturheilkundliche Behandlungen; denken wir nur an

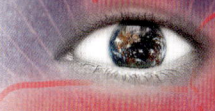

die Fußzonenbehandlung nach Marquardt, an die Ohrakupunktur oder an die Viszerale Osteopathie, die über die Nieren und Nebennieren auch die Ohren stimuliert. Für die Ernährung gilt das gleiche wie bei den anderen Sinnesorganen auch: viel grüne Säfte und grünen Tee trinken.

Zwischen einer naturheilkundlichen und homöopathischen Therapie vermittelt die Behandlung mit Schüßler-Mineralsalzen. Sie ist als begleitende und Haupttherapie geeignet. In beiden Fällen sollte eine klinische Diagnose vorliegen, damit man weiß, welche Mineraldepots aufgefüllt werden müssen.

Liegt ursächlich eine Halsentzündung vor, die mit einem Antibiotikum unterdrückt wurde, entsteht oft eine Otitis media. Hier bewährt

sich zum einen eine Therapie mit *Kalium chloratum* (vor allem, wenn die Ohrtrompete verstopft ist), *Kalium phosphoricum* und *Kalium sulfuricum*. Bei Mittelohrkatarrh bewährt sich die Mittelkombination *Kalium phosphoricum*, *Silicea* und *Natrium phosphoricum* – letzteres Mittel ist vor allem bei Eiterung angezeigt. Ist der Eiter bereits verhärtet, empfiehlt es sich, *Calcium fluoratum* dazu zu nehmen.

Zum andern wähle ich gerne die homöopathischen Spurenelemente Bismuthum und Niccolum und kombiniere sie mit Kalium chloratum, damit die Neigung zu Rachenentzündungen mit behandelt wird.

Eine Otitis media kann auch die Folge einer Eisenmangelanämie sein; dann ist *Manganum sulfuricum* das Mittel der Wahl.

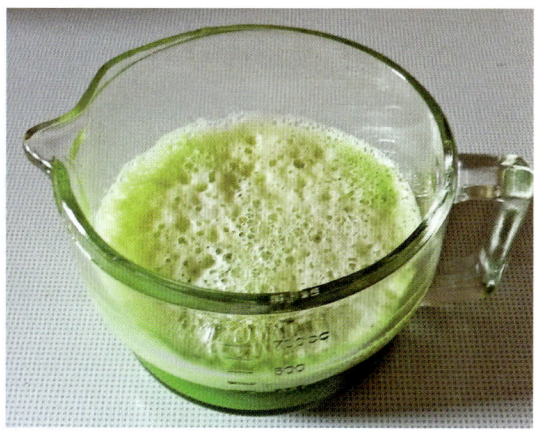

Abb. 38 Weizengrassaft mit Ananas

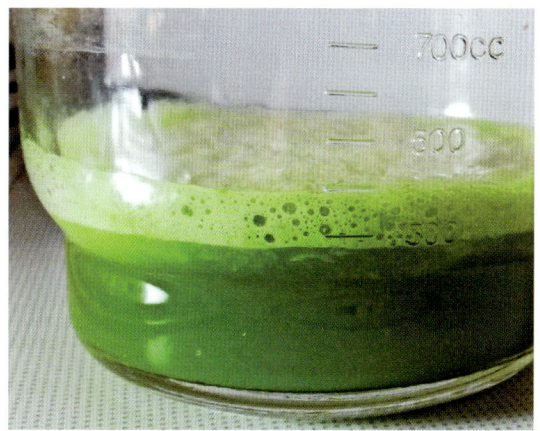

Abb. 39 Gerstengrassaft mit Apfel

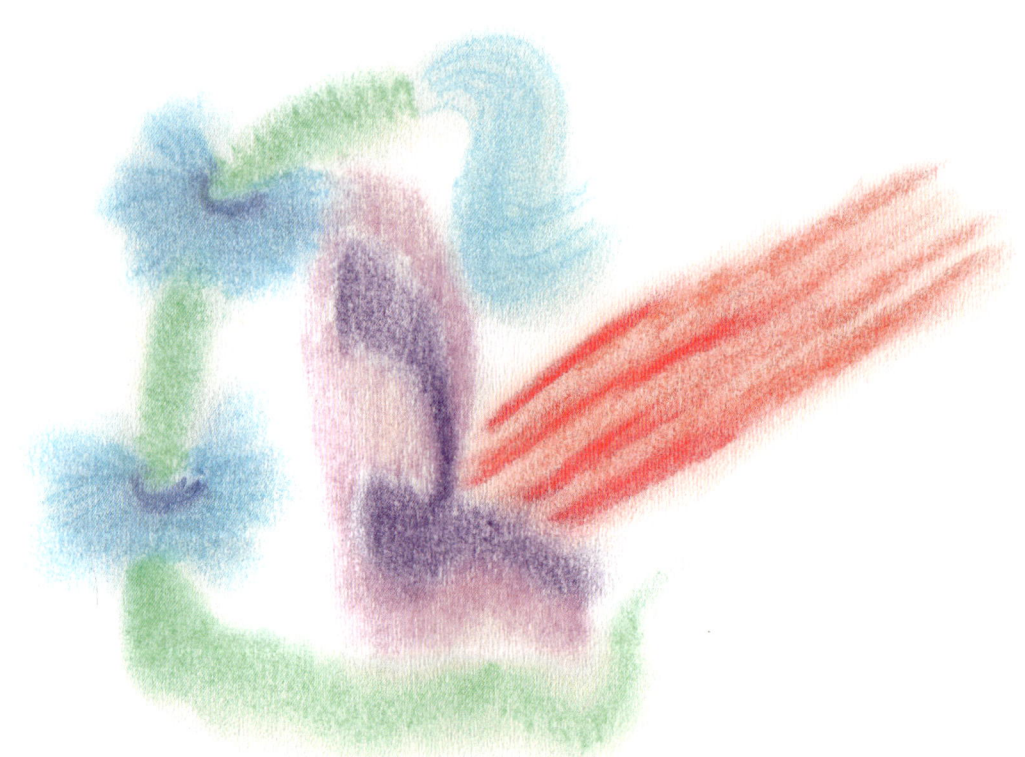

China C200

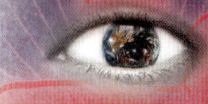

5.4 Die Behandlung von Ohr- krankheiten mit Homöopathie

Nach einer evidenzbasierten Leitlinie sind Antibiotika bei einer Mittelohrent- zündung auch schulmedizinisch sinnlos (www.evidence.de).

Friese,
Homöopathie in der HNO-Heilkunde

Es ist eine Wohltat, den Ausführungen des HNO-Arztes Dr. med. Karl-Heinz Friese zu folgen. Er hat sein Buch "Homöopathie in der HNO-Heilkunde"[23] zwar primär für HNO- Ärzte geschrieben, aber wir Heilpraktiker pro- fitieren nicht minder davon, zumal man uns nicht erst überzeugen muss, dass allopathische Medikamente selten heilen, sondern allenfalls akut die Symptome zum Verschwinden brin-

---

23 Siehe im Literaturverzeichnis

gen. Fragen wir stets: Wohin? Die Antwort, und das bezieht sich besonders auf die bei Kindern auftretende Mittelohrentzündung, ist: nach innen, nämlich in Richtung Nieren. Fragen wir auch: Woher kommt sie? Dann können wir in den meisten Fällen die akute und chronische Otitis media als Folge einer unterdrückten Laryngitis, Pharyngitis und Si- nusitis feststellen. Wohl dem Organismus, der hier noch akut reagieren kann!

Die Hauptmittel bei der **akuten Otitis media** sind: *Aconitum, Pulsatilla, Apis, Belladonna, Dulcamara, Capsicum* und wenn sie eitrige Formen der Sykose annimmt *Silicea, Thuja, Lycopodium und Lachesis.*

Bei der **chronischen Otitis media** lohnt es sich, miasmatisch zu therapieren, denn es schwelen im Untergrund alte Konflikte, die einer Lösung harren. Das zentrale Miasma, das hier aktiv ist, ist die Skrofulose.

Tabelle 9 Skrofulose – Hauptarzneien (Ohren)

Arznei	Indikation
Aethiops antimonialis (Aethi-a) (2 Teile Antimon–Schwefelverbin- dung + 1 Teil Quecksilber Spieß- glanzmohr)	Skrofulöse Ophtalmie, Skrofulöse Otorrhoe, Skrofulöse Hautaus- schläge (herpesähnlich = bläschenbildend), schmerzhaft und entzün- det, schorfig.
Aethiops mercurialis mineralis (Aethi-m) (schwarzes Quecksilber- sulfid)	Skrofulöse Ophtalmie, und Otorrhoe, Skrofulöse Hautausschläge herpesähnlich, verkrustet, schmerzhaft.
Calcium phosphoricum	Stabilisiert Knochenstruktur und Zellmembran, aktiviert Natrium- Kaliumpumpe, regt Blutregeneration an. Skrofulöse Unterleibskrank- heiten: eiweißartiger Fluor, Ovarialzysten.
Cistus canadensis (nordamerikanisches Frostkraut)	Skrofulöse Erkrankungen, Drüsenschwellungen, mit Abmagerung und steinharte Tumore sind möglich. Geschwollene Parotis, Aus- schläge um die Ohren herum, Eiterung der Halsdrüsen. Zunge ist wie roh, schmerzt, ist wie wund. Viel zäher Schleim, Asthma, uckende Haut und Schleimhäute. Harte, merkuriell-syphilitische Geschwüre an den unteren Extremitäten.

Arznei	Indikation
Mercurius iodatus ruber (rotes Quecksilberjodid)	Hals, Drüsen, linksseitig, roter Rachen, harte Schwellungen.
Scrophularia nodosa (knotiger Braunwurz)	Vergrößerte und harte Drüsen, chronische Drüsenschwellungen allgemein, M. Hodgkin, verkleinert Mammatumore, Skrofulöse Schwellungen + Ekzeme am Kopf, Entzündung rund ums Ohr, lang anhaltender schneidender Schmerz in Leber, Sigmoideum, Rektum, Gelenken. Hämorrhoiden.
Silicea	Ideales Mittel zum Knochen- und Gewebeaufbau, Immunstimulans, regt die Leukozyten- und lymphozytenbildung an. Verschleppte Scheimhauterkrankungen, eitrige Ohrenerkankungen, Schwellung und Verhärtung der Lymphknoten. In D3 optimale Wirkung auf die Kolloidalstruktur des Gewebes, in D6 eiterungsfördernd, in D12 Eiter resorbierend, wenn kein Abfluss vorhanden ist.

Diese Übersicht der Skrofulose-Arzneien verdeutlicht, womit Ohrentzündungen gekoppelt sein können oder von welcher tiefer liegenden Krankheit sie die Öffner nach außen sind. Sie sind auch notwendig, wenn als Folge der Otitis media ein Tubenkatarrh auftritt. Typisch ist eine Schwerhörigkeit, bedingt durch die Verlegung der Eustachischen Röhre und der fortschreitenden Sekretverdickung. Das ist miasmatisch der Prozess von der sekundären zur tertiären Sykose. Die wichtigste schleimlösende Arznei ist *Kalium chloratum*, die zusätzlich als Schüßler-Mineralsalz eingesetzt werden sollte und *Kalium sulfuricum* zur Ausheilung über die Stoffwechselorgane.

5.4.1 Schwerhörigkeit

Wer in der Praxis mit Schwerhörigkeit befasst ist, weiß um die Problematik, sie allein mit homöopathischen Mitteln zu beeinflussen. Es hilft, hier genauer zu unterscheiden. Da wäre zunächst die Lärmschwerhörigkeit zu nennen, die altersunabhängig ist und deren Ursache am Arbeitsplatz oder im Konsum von zu lauter Musik liegt. Der Lärm muss reduziert werden, die Ohren müssen sich erholen können, sonst nützt auch die beste Arznei nichts. Es geht nicht um Arbeitsplatz Ja oder Nein, Disco Ja oder Nein, es geht um das Wie. Wo Lärm ist, braucht es die Stille und Ruhe als Ausgleich. Sind die Patienten einsichtig, finden sie kreative Lösungen, und sei es, dass sie den Wohnort wechseln oder vorschriftsmäßig Ohrschützer während der Arbeit tragen. Oder sei es, sie reduzieren die Lautstärke beim Musikhören, lassen sich nicht mehr zudröhnen, sondern begreifen, dass Jazz, Pop, Rap und Techno bei normaler Lautstärke die Gefühle dafür wachhalten, ob einem die Musik guttut oder nicht. Diesen Prozess der Erkenntnis unterstützen *Arnica, Carbo animalis, Barium carbonicum, Barium sulfuricum, Belladonna* und *Causticum.*

Als nächstes kommen wir zur **toxisch bedingten Schwerhörigkeit**. Die Ursache ist vielfältig: Nikotinsucht, Amalgambelastung, Konsum von Antibiotika, ACE-Hemmer, Antibabypille, Aspirin, Kortison, Ritalin usw.

Nebenwirkungen auf die Hörfähigkeit werden durchaus nicht bei allen Medikamenten ausgewiesen, denn die Pharmamedizin beachtet keine größeren Zusammenhänge, vor allem nicht, ob der Konsument ein auditiver, visueller oder kinästhetischer Menschentyp ist. Das ist aber in der Diagnosestellung und erst recht bei der Therapiewahl von Bedeutung. Bei allopathischen Arzneien sollten wir als Therapeuten zumindest im Beipackzettel prüfen, ob Nebenwirkungen auf Nieren- und Blasenfunktion bekannt sind, denn das kann sich auf die Ohren auswirken. Um festzustellen, welchen Wahrnehmungskanal ein Mensch am meisten bedient, ist zu erkunden, wie er am liebsten lernt – nicht wie er in der Schule gezwungenermaßen lernen musste, nämlich visuell. Hier eine kurze Leitlinie:

Der auditive begabte Mensch hat ein sensibles Gehör. Beim Lernen will er das Gehörte in eigene Worte fassen. Er muss seine eigene Stimme hören und fühlen, dann wird die Information im Gedächtnis abgespeichert. Seine optimale Lernweise ist „Sprechen im Gehen" und „Wiedererzählen" von Gelesenem oder Gehörtem.

Der visuell begabte Mensch hat einen guten Blick für Proportionen, Muster und speichert Informationen vorzugsweise in Bildern ab. Beim Lernen braucht er visuelle Hilfen (Tafel, Powerpoint, Handout, Buch, Text), um zu sehen, worüber gesprochen wird. Um Gelerntes im Gedächtnis zu bewahren, muss er eigene Notizen den schriftlichen Vorlagen hinzufügen oder einen eigenen Text verfassen. Seine optimale Lernweise ist „Sehen im Sitzen"[24].

---

24 Im Rahmen dieses Buches kann ich nicht ausführlicher auf diese Thematik eingehen. Die kinesiologische Literatur im VAK Verlag bietet dem Interessenten viel Information dazu.

Der kinästhetisch begabte Mensch hat es in unserer Zeit am schwersten, denn er braucht Bewegung und Begreifen im eigentlichen Sinne. Er kann nicht lange still sitzen, denn das Gehörte oder visuell Dargebotene muss er körperlich spüren, er möchte etwas anfassen, berühren und möchte berührt werden. Seine Begabung ist die Koordination von Bewegung, Rhythmus, Poesie/Sprache in rhythmische Bewegung umzusetzen. Seine optimale Lernweise ist „Spüren in der Bewegung". Weder in den staatlichen Schulen, noch in den darauf folgenden Ausbildungsstätten kümmert man sich um diese Erkenntnisse, sondern zwingt alle, still zu sitzen und visuell zu lernen. Was Wunder, dass auswendig gelerntes Wissen aus zweiter Hand hoch bewertet und benotet wird! Auditive und kinästhetische Kinder, Jugendliche und Erwachsene greifen zu Medikamenten, wenn Stress und Frustration an Lernen gekoppelt ist.

Damit kehren wir zum Ausgangspunkt zurück, zur toxisch bedingten Schwerhörigkeit. Sie taucht am meisten bei den auditiv und kinästhetisch veranlagten Patienten auf. Hier ist eine Unterweisung, welche Art der Informationsverarbeitung und des Lernens optimal ist, notwendig. Wer als Therapeut dazu keine Erfahrung hat, überweise den Patienten zu einem Kinesiologen. Da häufig eine Arzneikrankheit im Spiel ist, ist eine miasmatische Therapie angebracht: *Nux vomica* + die homöopathisierte Arznei wie *Acetylsalicylum acidum, Cortisonum, Ritalinum, Amalganum* oder was auch immer als Medikament oft genommen wurde. Häufige Impfungen sind eine weitere Quelle für die toxisch bedingte Hörschwäche. Auch dies sollte als Arzneikrankheit/Parasitose verstanden werden, mit *Nux vomica* + homöopathisiertem Impfstoff behandelt werden.

Innenohrschwerhörigkeit ist ein weiteres Thema, das meistens mit dem Alter in Verbindung gebracht wird. Das Alter ist aber nicht die Ursache dafür, sondern die körperliche und seelische Belastung, die sich im Laufe des Lebens angesammelt hat. Auch ererbte Hörschwäche fällt kein Urteil über einen Lebenden. Sonst müssten Taube ja immer taube Kinder zur Welt bringen, und das trifft nicht zu. Je nachdem wie weit das Hörvermögen abgenommen hat – das ist in jedem Falle fachärztlich mit einem Tonschwellenaudiogramm zu überprüfen und nicht in einem Geschäft für Hörgeräte! – kann die Homöopathie dafür sorgen, dass es nicht weiter abnimmt. Verbesserungen sind immer möglich, denn wir fragen in der Ganzheitsmedizin: Wer ist es, der schlecht hört, was ist das für ein Mensch und was belastet ihn/sie? Stressreduzierung durch Kinesiologie und eine EEG-spectralanalytische Messung[25] zur Erstellung einer Aufbau- und Lateral-CD mit Musik sind effektive Methoden, die Gehör- und Gehirnleistung zu fördern. Ferner ist Akupunktur zusammen mit Homöopathie sehr wirkungsvoll.

Liegen Verwachsungen im Ohr vor, ist besonders *Thiosinaminum* hilfreich.

Die wichtigsten Mittel bei fortgeschrittener Schwerhörigkeit sind: *Belladonna, Causticum, Hepar sulfuris, Lycopodium, Spigelia, Sulphur, Verbascum thapsus.*

Speziell bei älteren Menschen sollte *Mercurius dulcis, Chininum sulfuricum* und *Baptisia tinctoria* bedacht werden. Sie heilen auf der syphilitischen und skrofulösen Ebene der chronischen Krankheit. Es kommt kaum ein alter Patient

---

25 Sehr empfehlenswert beim Institut für Kommunikation und Gehirnforschung, Leitung: Günter Haffelder (siehe Anhang)

ausschließlich wegen seiner Schwerhörigkeit und weist sonst keine Symptome auf. Fragen wir lieber nach der Blasentätigkeit, dem Nährstoffgehalt der Nahrung, nach Zahnherden, Stoffwechseltätigkeit und Darmausscheidung. Wir werden fündig und sind gut beraten, eine Darmsanierung und Ernährungsumstellung auf Trennkost zusammen mit den homöopathischen Arzneien zu verordnen.

Jede Form von Arthrose ist die Folge von Verschlackung der Blutgefäße und somit auch der mangelhaften Durchblutung der Ohren. Gelenkprobleme und Hörprobleme gehen Hand in Hand. Deshalb sind die oben erwähnten Maßnahmen und Ginkgo-Präparate sinnvoll. Sklerotische Prozesse im Ohr sind nicht als isolierte Symptome zu betrachten, sie stehen mit anderen Skleroseprozessen im Körper in Verbindung. Folglich muss auch der ganze Mensch in seinem Verhärtungsprozess erfasst werden. Die konstitutionelle Homöopathie bietet hierzu viele Möglichkeiten. Alle genannten Arzneien können miasmatisch und konstitutionell eingesetzt werden – sogar gleichzeitig!

5.4.2 Hörsturz

Der **Hörsturz** wird als schwer erklärbare Krankheit bezeichnet, die konventionell mit durchblutungsfördernden Medikamenten und Kortison behandelt wird.

> Die schulmedizinische Behandlung des Hörsturzes ist äußerst umstritten, da mit oder ohne Behandlung eine Besserung der Symptomatik von etwa 85 % zu erwarten ist.
>
> Friese, ebenda

Wenn sich ein Organismus zu einem so hohen Prozentsatz selbst regulieren kann, muss ein biologischer Heilungsversuch im Spiel sein: Stressaufbau = sympathikotone Energielage und Stressabbau = parasympathikotone Energielage. In der Tat konnte ich bei der Befragung von Patienten mit Hörsturz zwei Ursachen finden: eine tuberkuline oder skrofulöse Diathese und eine Stresssituation mit dem Gefühl, in ein Nichts/Loch abzustürzen, den Boden unter den Füßen zu verlieren. Das sind typische „Nierenthemen". Bedenken wir den Bezug Nieren – Ohren, sind wir auf der richtigen Spur, das Wesen der Krankheit zu verstehen. Sowohl das tuberkuline als auch das skrofulöse Miasma hat eine Entsprechung zur Syphilinie (siehe Abb. 27). Rasante Prozesse, die destruktiven Charakter annehmen können, werden als Absturz in einen Abgrund, als freien Fall ins Ungewisse oder in Todesnähe empfunden. Das ist wiederum typisch für Menschen mit tuberkuliner oder skrofulöser Anlage. Solange der Patient aber regulationsfähig bleibt und nicht im Abgrund der Syphilinie steckenbleibt, erleben wir, wie das Energiesystem gleich einem Jojo wieder auf die tuberkuline oder skrofulöse Ebene zurückschnellt. So erklären sich die 85 % Besserung mit oder ohne Behandlung. Doch begnügt sich der Miasmatiker nicht mit diesem Befund. Auch wer konstitutionell behandelt und ganzheitlich denkt, wird intuitiv die richtige Entscheidung treffen und mit sykotischen Arzneien die Mitte stärken, die der Tuberkulinie und Skrofulose fehlt. Deshalb folgen nach *Aconitum* als Akutmittel *Lycopodium* (rechtsseitiger Hörsturz) oder *Lachesis* (linksseitiger Hörsturz) oder *Cocculus* (beginnende Menière-Krankheit), um die Sykose auszu-

heilen. Bei toxischer Belastung muss auch die Arzneikrankheit behandelt werden, das heißt, *Nux vomica* wird mit dem homöopathisierten Medikament kombiniert. Nach meiner Erfahrung lohnt es sich bei tuberkulinen und skrofulösen Persönlichkeiten *Thuja* oder die Darmnosode *Sycoccus* zur Ausheilung der gesamten Sykose in Betracht zu ziehen und im Detail die primäre Sykose mit *Pulsatilla* für die tuberkuline, mit *Calcium carbonicum* für die skrofulöse Diathese beim Patienten auszuheilen. Dann folgt die miasmatische Heimat des Patienten und es werden tuberkuline Arzneien wie *Phosphorus + Tuberculinum/Baccilinum* oder skrofulöse Arzneien wie *Scrofularia nodosa, Aethiops mercurialis mineralis/antimonialis* oder *Silicea* eingesetzt. Damit erreichen wir auch die konstitutionelle Ebene des Patienten und können infolgedessen auch andere tuberkuline oder skrofulöse Konstitutionsmittel einsetzen. Den Abschluss bildet eine psorische Arznei wie *Sulphur* oder *Fagopyrum*, damit auch der Hörsturz als Krankheit den Organismus über die Haut verlässt. Diese Notwendigkeit erschließt sich gewiss nicht dem linear und reduktionistisch denkenden Therapeuten. Aber dem ganzheitlich Denkenden leuchtet es ein: An der Haut im übertragenen Sinne lag die Ursache, ein Angriff auf das Energiesystem eines Menschen, dem er im Moment nicht gewachsen war und auf den er mit Stress reagiert. Dort, wo das Problem war oder ist, ist auch immer die Lösung. Die Erfahrung mit tuberkulin und skrofulös veranlagten Patienten lehrt, dass für eine rückfallfreie Behandlung immer die Mitte = Sykose ausgeheilt und bis zur Psora therapiert werden muss. Ihr unstetes, nervöses, reaktionsfreudiges System bekommt sonst keinen Halt.

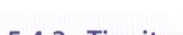

5.4.3 Tinnitus

Mit dem **Tinnitus aureum** (Lat. tinnitus = Geklingel, aures = Ohren) verbinde ich eine Zeitgeistkrankheit par excellence. Sie ist komplex, taucht periodisch, anfallsweise, konstant, intermittierend auf und basiert auf vielfältigen Ohrgeräuschen. Man unterscheidet medizinisch zwischen dem subjektiven Tinnitus, bei dem nur der Patient selbst die Ohrgeräusche wahrnimmt und dem objektiven Tinnitus, bei dem messtechnisch Töne und Geräusche im Ohr des Patienten nachweisbar sind. Wie dem auch sei: Es ist eine nervtötende Krankheit. Es gibt kaum eine chronische Krankheit, kaum eine Infektion oder Sucht, die nicht als Begleiterscheinung einen Tinnitus aufweisen könnte. Er ist an allen Organsystemen beteiligt. Besonders tragisch verläuft die Krankheit bei den Patienten, die auf ihr gutes Gehör angewiesen sind: Musiker. Sie werden berufsunfähig. Dieses Los trifft auch Menschen anderer Berufsgruppen, denn ein hartnäckiger Tinnitus zermürbt das Nervensystem und Gemüt. Der Tinnitus gehört auch zu jenen Zeitgeistkrankheiten wie Krebs und Diabetes, bei denen die Forschung unentwegt auf medikamentöse Lösungen zielt. Aber darin kann keine wirkliche Lösung liegen. Man kommt nicht umhin festzustellen, dass unser Hörsinn durch auditive Umweltverschmutzung, nämlich Lärm, überfordert ist. Es spricht für sich, dass von den meisten Patienten das Ohrgeräusch in der Ruhe und Stille wahrgenommen wird. Das heißt, ausgerechnet dann, wenn das Ohr „auf Lauschgang geht", taucht Lärm auf, der von innen kommt. Diese Situation entspricht dem Wesen des karzinogenen Zeitgeistes, nach dem in allen möglichen Lebensbereichen die Ausnahme zur Regel gemacht und Naturgesetze

umgekehrt werden. Das entspricht auch dem Phänomen, dass Menschen am Wochenende, wenn sie zur Ruhe kommen, ihre Beschwerden merken wie die bekannte „Wochenendmigräne". Die Beschwerden gehen im Tohuwabohu des Alltagsstresses unter. In der Ruhe merkt der Mensch erst den Stress, der die ganze Zeit schon vorhanden war.

Bezüglich des Tinnitus haben wir einschlägige Erfahrungen gemacht, als wir 10 Jahre lang auf einem Schloss wohnten. Es gab keine Laterne zur Wegerhellung und keinen Autoverkehr. Wenn es dunkel war, war es tiefschwarze Nacht und still. Das Gehör konnte sich unendlich ausdehnen, feinste Nuancen in der Bewegung von Stein und Holz, ferne Naturlaute wahrnehmen. Kein Gast hielt die Dunkelheit und Stille aus. Nur ein Kollege aus Australien atmete auf und genoss diese Atmosphäre. Alle anderen hatten Angst, viele fantasierten die abenteuerlichsten Phänomene zusammen und – entdeckten ihren Tinnitus. Entweder die Panik packte einen Gast oder der Schreck, im Ohr Sausen, Pfeifen, Zischen, Töne usw. wahrzunehmen. Im Laufe der letzten 25 Jahre konnte ich feststellen, dass der Tinnitus wesentlich häufiger vorkommt, als er behandelt wird. Erstaunlich viele Menschen arrangieren sich mit ihm, weil sie immer einem bestimmten Lärmpegel ausgesetzt sind, den sie als normal empfinden. Es liegt mir fern festzulegen, was normal ist, aber sicher mangelt es den meisten Menschen an der Fähigkeit, in die Stille und Ruhe zu finden, die Ohren zu entspannen, nach innen zu lauschen, ohne dort Krach und Lärm zu hören, die Projektion des lärmenden Alltags.

Es gibt kaum eine Therapierichtung, die sich nicht für den Tinnitus interessiert. Akupunk-

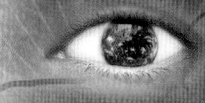

tur, Psychotherapie, Kinesiologie, Homöopathie sind nur einige Haupttherapien, die das Wesentliche der Krankheit angehen: dauerhaften Stress. Leider arbeiten die Vertreter der Richtungen noch selten zusammen. Wie bei Krebs sucht man nach therapeutischen Lösungen, vor allem nach Arzneien. Aber die Ursache ist der arrhythmische Lebensstil, die Verkehrung der Naturgesetze, der krampfhafte Versuch, die Ausnahme zur Regel zu machen. Dieses Verhalten verlangt eine Bewusstseinsveränderung rundum. Krankheiten wie Tinnitus und Krebs zeigen, dass wir noch auf dem Niveau des Flickwerks handeln und ungerne Gewohnheiten aufgeben, auch wenn sie uns an den Abgrund führen. Dauernd am Limit zu arbeiten, dauernd im Stress zu sein, dauernd zu telefonieren, dauernd irgendetwas zu tun – dieser Aktionismus gleicht einem Text ohne Punkt und Komma.

Bezeichnenderweise hat man in der Rechtschreibreform die Interpunktion angeblich vereinfacht. Ich lernte in der Schule noch, dass ein Komma zum Atemholen gedacht ist und alle Interpunktionszeichen dazu, einen Text zu rhythmisieren. Heute betreiben wir eine Torsosprache und Torsoschreibweise, möglichst ohne Kommata, höchstens noch ein Punkt signalisiert, wo ein Satzende sein soll. Die Atemlosigkeit und Arrhythmie unseres Lebensstils (kann man hier noch von „Stil" reden?) mitsamt der Lärmbelästigung schädigt das Hören und Fühlen. Man kommt nicht zur Besinnung und findet das gut, um den Krach im Ohr nicht zu hören. Das klingt absurd, ist aber leider wahr.

Wenn man bedenkt, dass selbst in Sanatorien, Fastenkurhäusern und Kliniken für Ganzheitsmedizin keine Mahlzeit ohne Musikberieselung mehr möglich ist, erkennt man den Grad der kollektiven Erkrankung. Es wird nicht etwa eine „Tafelmusik" ausgewählt, die heilsam auf den Gast wirken soll, nein, es dudelt ein zusammengewürfeltes Potpourri von leiser Gitarrenmusik, gefolgt von einem Satz aus einer bombastischen Rachmaninoff-Sinfonie, dass man hochschreckt, der wiederum eine Big-Band-Musik folgt usw. ein schreckliches Kaleidoskop von Musikfetzen, kleinen Häppchen Musiklärm, die es dem Zuhörer nicht erlauben, sich auf eine Musikart einzulassen und zu genießen. „Unverdaut" muss das Ohr sich von einem akustischen Pegel auf den nächsten einstellen. Wie reagieren die Gäste? Entweder – und dazu zähle auch ich – flüchten aus der Beschallung oder man unterhält sich so laut, dass die Musik übertönt wird. Was das mit Gesundheit zu tun haben soll, ist mir ein Rätsel. Die gleiche unfreiwillige Beschallung muss man sich in Kaufhäusern, auch in den meisten Restaurants und Hotels gefallen lassen. Lärm, wohin man geht. Was wundern wir uns über die Tinnitus-Flut?!

Irgendwann kommt der Umkehrpunkt und man sucht nicht mehr draußen die Ursache, sondern in seinem eigenen Verhalten. Ich habe aber auch Patienten erlebt, die lieber ihre Ohrgeräusche behalten als sich auf eine ganzheitliche Therapie einzulassen. Es gibt Großstadtmenschen, die den Krach brauchen, weil sie die innere Stille und Leere nicht aushalten. Doch die einsichtigen Tinnitus-Patienten ändern ihr Denken, Fühlen und Handeln. Bei kaum einer Krankheit muss man als Therapeut das leben, was man empfiehlt wie beim Tinnitus. Einen Lebensrhythmus zu finden heißt, zwei Anteile Aktivität und ein Anteil Ruhe und Stille zu leben. Oft eröffne ich die Tinnitus-Therapie mit dem Auftrag, dass der Patient seinen Selbstausdruck findet, etwas tut, was zutiefst nutz-los, aber sinn-voll für seine Seele ist. Ich stelle auch die Aufgabe, darüber zu reflektieren: Stellen Sie sich vor, in drei Tagen müssten Sie diese Welt, diesen Körpertempel verlassen. Was ist wirklich wichtig in Ihrem Leben? Was ist es wirklich wert, Ihre Energie da hineinzugeben? Methoden der Stressreduzierung, schöpferisch sein, meditieren, Orte der Stille aufsuchen – das ist meine Introduktion in die ganzheitliche Therapie.

Dazu kommen Arzneien wie *Gelsemium, Arnica, Asarum, Cocculus, Phosphor, Theridion, Causticum, Secale cornutum, Hydrastis* oder sonst eine Arznei, die genau passend zur Art der Ohrgeräusche repertorisiert wird. Die Homöopathie verfügt über ein riesiges Arsenal von Arzneien, die jede Modalität und Tinnitusart erfasst. Konstitutionsmittel der Psora, Tuberkulinie und Skrofulose reichen allerdings oft nicht aus, um die Wurzel der komplexen Krankheit auszuheilen. Eine miasmatische Therapie, die bei Tinnitus meistens in der Sykose beginnt, führt wie beim Hörsturz beschrieben über die Tuberkulinie/Skrofulose zur Psora. In diesem Prozess ist genügend Raum für eine Bewusstseinsänderung mit der Folge, die Lebensumstände so zu verändern, dass mehr Ruhe und Ausgleich zur Pflichtarbeit geschaffen wird.

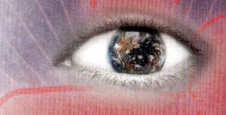

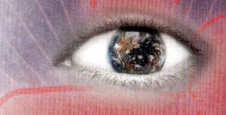

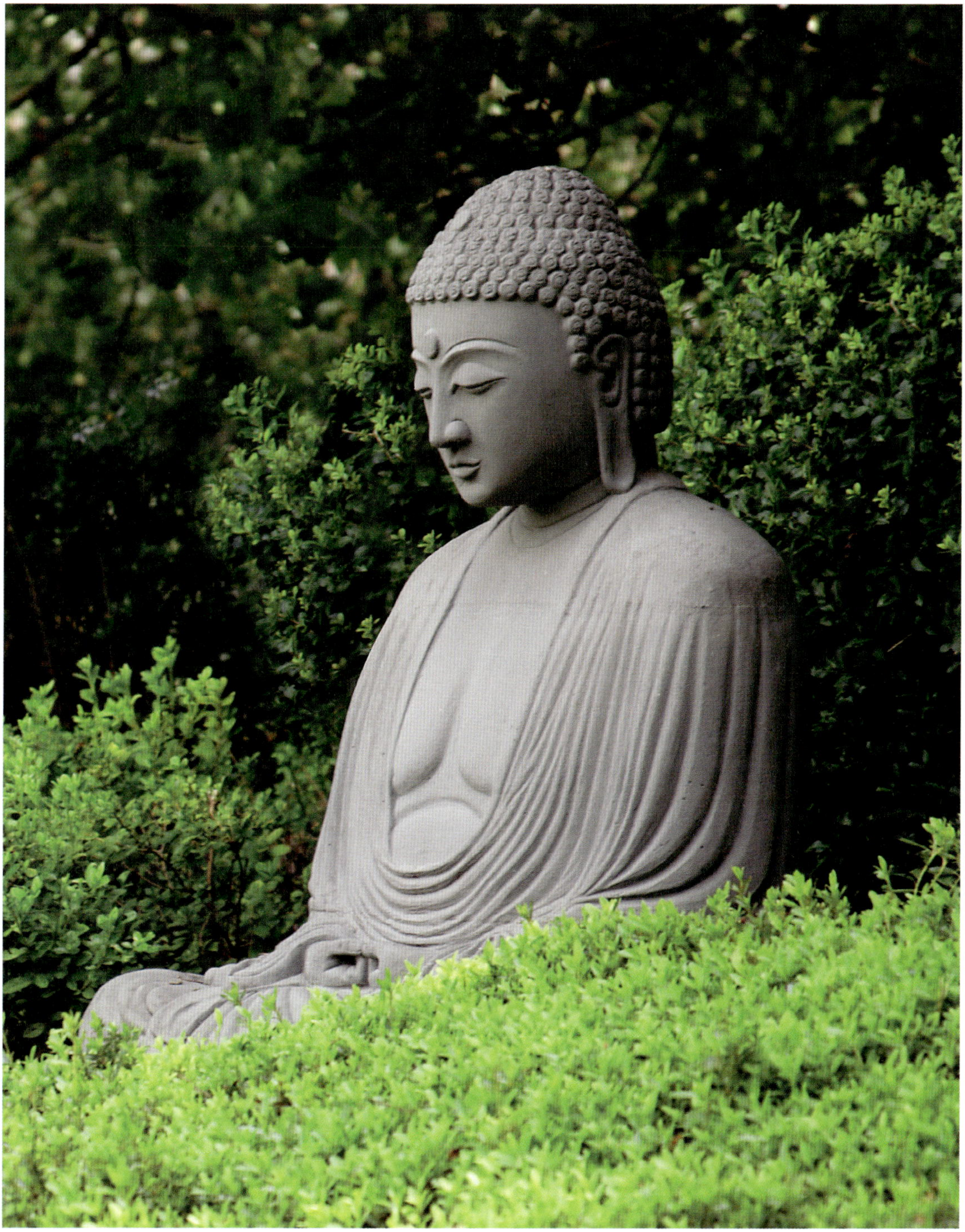

Abb. 40 Methoden der Stressreduzierung wie Meditieren helfen bei Tinnitus

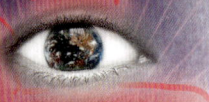

6. Die Hellsinne

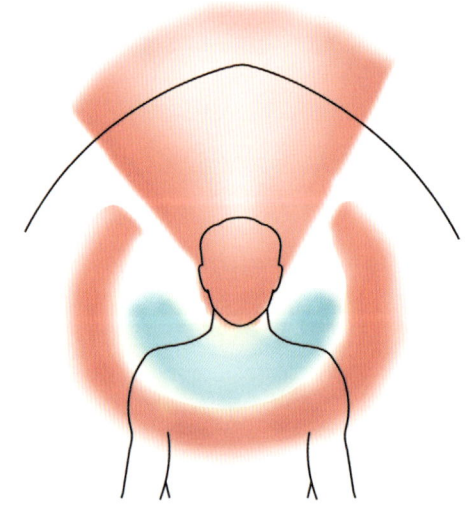

Wenn es im Untertitel dieses Buches heißt „Wunderwerk der Kommunikation", so gilt das erst recht für die intuitiven Entsprechung der fünf Sinne, die in den meisten Sprachen mit dem Begriff „Hell" versehen wird: Hellfühlen, Hellhören, Hellsehen, Hellschmecken, Hellriechen. Sie ermöglichen eine Wahrnehmungserweiterung, indem durch die physischen Phänomene hindurch wahrgenommen werden kann.

Obgleich in Wirklichkeit eine Wahrnehmung mit einem der Hellsinne immer ein ganzheitlicher Prozess ist, an dem alle Sinne beteiligt sind, muss dies in einer Schulung zu Beginn getrennt betrachtet werden. Das bedeutet, es gibt spezielle Übungen für jeden Hellsinn. Als Kleinkinder wechseln wir noch unbedarft und völlig natürlich zwischen physischer und intuitiver Wahrnehmung. Kinder haben noch die Türe offen, um in „die Welt in der Welt", das heißt in die unsichtbare, die sich in der sichtbaren Welt befindet zu schauen. Diese Türe wird spätestens mit Eintritt in den üblichen Schulalltag zugeschlagen. Aber natürliche Gaben wie das Hören des „Liedes in allen Dingen", wie Joseph von Eichendorff es poetisch ausdrückte oder das Schauen in die „Verhüllte Seinsform", wie es der Atomphysiker David Pribram nennt, lassen sich nicht wirklich unterdrücken und schon gar nicht eliminieren. Irgendwann im Leben spüren wir, das die sichtbare, messbare und sterbliche Welt nur eine von vielen Realitäten ist. Folgen wir diesem Ahnen und Fühlen, erwacht auch der Wunsch, mehr wahrzunehmen als das, was sich den physischen Sinnen darbietet. Heute ist der Wunsch nach Erweiterung der Sinneswahrnehmung in allen Berufssparten erwacht, am stärksten unter den Therapeuten. Das ist eines der Glanzlichter unseres Zeitgeistes. In den Naturwissenschaften gelangt man immer mehr zu der Erkenntnis, dass wir eigentlich nichts wissen. Das ist eine gute Ausgangssituation für einen spirituellen Weg. Nur die eigene Erfahrung ist lebendiges Wissen. Lebendiges Wissen lässt sich nicht übertragen, es kann nur dazu inspirieren, eigene Erfahrungen anzustreben. In lakonischer Kürze brachte das Gautama Shakyamuni, der historische Buddha auf den Punkt, als er nach 49 Jahren Unterweisung seiner Schüler sagte: „Ich habe nie ein Wort gesprochen."

Wenn wir in unserer Zeit eine Spiritualisierung in den Naturwissenschaften, allen voran in der Physik bemerken, so hat das nichts mit Religionszugehörigkeit oder Esoterik zu tun, sondern mit Erkenntnissen aufgrund eines erweiterten Wahrnehmungsradius. Je tiefer wir die Materie durchdringen, umso heller wird es im Bewusstsein. Für diesen Prozess brauchen wir funktionstüchtige Hellsinne. Sie bedürfen nach der langen Phase des Abgewöhnens und Ausblendens in der Berufsausbildung der Übung. Nur Üben verändert, verfeinert und sorgt für eine verlässliche, jederzeit, unter allen Umständen mögliche Wahrnehmung. Sozusagen als „Nebenprodukt" werden während der Schulung der Hellsinne die physischen Sinne geschärft. Dazu bedarf es keiner besonderen Begabung, da jeder über fünf Hellsinne verfügt. Man kann auch – wie etwa 90 % unserer Teilnehmer der Medial- und Heilerschulung seit nunmehr 16 Jahren – ein intellektueller Typ sein. Es ist sogar von Vorteil, kritisch, skeptisch, aber offen zu sein.

Die Hellsinne richten sich auf das Schwingungsfeld eines materiellen Gegenstandes

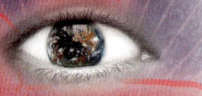

oder eines Lebewesens. Sie nehmen wahr, welche Erfahrungen und Informationen in ihnen gespeichert sind. Die Hellsinne brauchen das Objekt nicht, es kann in einer Schachtel unsichtbar, unhörbar versteckt sein oder gar weit weg sein. Die Hellsinne entdecken Informationen, aus denen sich dann der Gegenstand oder das Lebewesen als Wahrnehmung herauskristallisieren. Sie können auch die Geschichte der Objekte erspüren, riechen, schmecken, hören oder sehen. Sie arbeiten ohne Raum- und Zeitbegrenzung.

Die physischen und intuitiven/sensitiven Qualitäten eines Sinnes eröffnen uns zwei unterschiedliche Welten.

	Außenwelt	Innenwelt
Sinn	Körpersinne	Hellsinne
Status	objektiv	subjektiv
Ebene	Struktur, Form	Energie, Chaos
Zustand	stabil, konkret, fest	fließend, beweglich
Bestrebung	beharrend	schöpferisch
Auswirkung	Abbau, Verbrauch	Aufbau, Regeneration

Was die Erfahrung in der Schulung der Hellsinne eindrücklich lehrt, ist die Steigerung der eigenen Lebensenergie und Schöpferkraft wie auch die Anregung dieser Qualitäten bei einem Klienten.

6.1 Das Hellfühlen

Wo keine Richtungen sich auftun, wo der Geist nicht mehr auf Reisen geht, die Finger sich nicht mehr vortasten können,

das Ohr sich nicht mehr in das Ungestaltete hineinlauscht, da geht der Sinn aus.

Hugo Kükelhaus,
aus einem Radiobeitrag (WDR, 1972)

Eine Sinneswahrnehmung ist kein rein funktionaler Vorgang. Was das heißt, können wir selbst einmal ausprobieren. Wir lassen uns die Augen verbinden und jemand gibt uns einen Gegenstand. Um wahrnehmen zu können, was es ist, müssen wir ihn ertasten. Zum Ertasten braucht es die Bewegung unserer Hände und Finger, die diesen Gegenstand umwandern. Würden wir ihn mit den Händen einfach nur ergreifen, so könnten wir so gut wie nichts von ihm wahrnehmen. Stehen die Finger und die Hände still, ergibt sich nur eine Druckempfindung. Es braucht also das Umwandern, den Um-Gang. Der Umgang mit etwas – auch im übertragenen Sinne – erschafft eine Wirklichkeit, nicht der Zugriff auf etwas. Ein Blinder fasst nicht einfach einen Gegenstand an, sondern er erforscht ihn in tastender Bewegung. Sobald wir etwas fest ergreifen, verliert ein Gegenstand seine Erscheinung, seine Wesenhaftigkeit. Das Umgehen mit etwas bringt unsere Sinne ins Erleben, weshalb jede sensitive Übung auch mit Bewegung zu tun hat.

Rundgänge spielten in allen frühen Kulturen eine wichtige, sinnstiftende Rolle, weil sie die Wirklichkeit erneuerten und eine Wiedergeburt ermöglichten. Denken wir an die Feldumgehungen im Frühjahr, um die Aussaat zu segnen, wie sie uns in manchen kirchlichen Prozessionen noch heute erhalten sind. Auch die Kreuzgänge in vielen Klosterinnenhöfen waren Rundgänge, in denen Mönche und Nonnen wandelten und ursprünglich die Aufgabe hatten, die Wirklichkeitsebenen zu wechseln.

Mit dem Begriff „Sinn" verbindet sich Licht und Dunkelheit. Das Lichte und Geordnete ist das Bekannte, während der zukünftige Weg noch im Dunkeln liegt. Erst indem wir ihn gehen, bringen wir Licht auf den Weg. Unsere Körpersinne geben Auskunft über das Klare, uns Bekannte, die Hellsinne mit ihren „Ahnungen" tasten sich vor in das Dunkle und Unbekannte. Daraus entsteht Bewegung und Entwicklung. Die Sinne sind somit Wege zwischen dem Innen und Außen, zwischen dem Gestern und Morgen.

Die Erweiterung der Sinneswahrnehmung beginnt mit dem Hellfühlen. Dabei erlebt man, dass nicht allein die Hände in Bewegung sind, sondern der ganze Mensch. Der Grundstein für die ganzheitliche Wahrnehmung wird über das Berühren, Berührtwerden, Ertasten und Fühlen gelegt und nicht, wie in der seichten Esoterikszene propagiert, über das Hellsehen. Das ist der Hellsinn, der die längste Zeit braucht, präzise und jederzeit abrufbar zu wirken, weil er den längsten Weg zum Fühlen hat. Ist das Hellfühlen nicht fundiert entwickelt, kommt es zu allerlei Einbildungen und Wahnvorstellungen. Damit kann man zwar schlichte Gemüter beeindrucken, aber sie erfüllen nicht den hohen Anspruch, heilend auf die Menschen zu wirken. In ein Energiesystem wie die Aura eines Lebewesens hineinzufühlen, Schwingungen, Dynamiken zu spüren, verlangt eine liebevolle Hinwendung zu seinen Potenzialen, die es ihm ermöglichen, sein Leben zu meistern. Die längste Zeit in der Medialschulung ist nötig, die richtigen Worte für die eigene Wahrnehmung des Erfühlten und Gespürten zu wählen. Dem Adressaten soll es dadurch besser gehen und nicht schlechter. Gerade mit dem Hellfühlen, weil wir dabei mit dem ganzen Körper wahrnehmen, ebnen wir

den Weg, achtsam mit uns selbst und daher achtsam mit dem Gegenüber umzugehen.

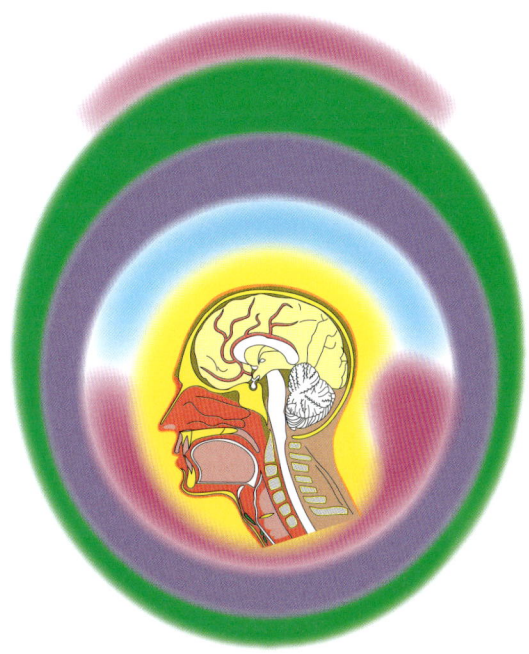

Abb. 41 Depressiver Patient

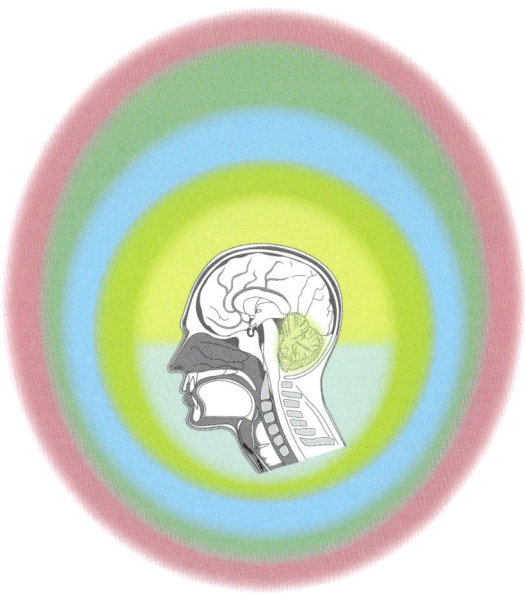

Abb. 42 Derselbe Patient nach der Behandlung

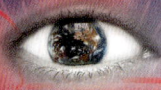

Indem wir als ersten intuitiven Sinn das Hellfühlen bewusst schulen, erleben wir die Sensitivität in ihrer ursprünglichen Bedeutung, nämlich mit dem ganzen Körper wahrzunehmen. Freiherr von Reichenbach bezeichnete diese Fähigkeit als „Sensitivität", der amerikanische Professor Buchanan nannte sie „Psychometrie" (wörtlich „mit der Seele messen"). Unsere Grundkurse beginnen mit dem Fühlen, was manch einem schwer fällt, denn wir sind heute sehr kopflastig. Es muss schnell gehen und die Gedanken sind nun mal leichter und schneller als der physische Körper. Damit geht aber das Erleben, das Sichspüren verloren.

Braucht das körperliche Fühlen den direkten Kontakt zu Gegenstand oder Person, so ist das Hellfühlen unabhängig davon. Hierbei erfährt der/die Übende, dass wir mit unseren Händen nicht nur Schwingungen und Energie wahrnehmen, sondern auch Energie lenken können, wie das indische Gurus zum Beispiel über Mudras (Handhaltungen) tun oder auch ein energetischer Heiler. Das Hellfühlen führt gleichzeitig zur Entwicklung von Mitgefühl, weshalb dieser Sinn als Weg des Heilens und Dienens verstanden wird.

6.2 Das Hellhören

Die Übungen zum Hellhören in einer seriösen Medialschulung zielen darauf ab, die innere Aufmerksamkeit zu wecken, den Weg des Wahrnehmens frei zu machen. Gleichzeitig wird über die Tätigkeit des Mundes, durch klanglichen Selbstausdruck oder durch das inspirierte Reden die eigene Ausdruckskraft stimuliert. Aus seiner innersten Erfahrung heraus zu sprechen bedingt das Lauschen nach innen. Es kommt weniger darauf an, <u>was</u> man sagt, als vielmehr darauf, <u>wie</u> man etwas verbal hinüberbringt. Die Kunst des inspirierten Sprechens basiert auf der Kunst des Lauschens und Fühlens. Das Zuhörenkönnen und der sprachliche Selbstausdruck sind existenziell wichtig, um mit der Welt in Beziehung zu treten. Aus dem Lauschen kann sich im Laufe der Zeit das Hellhören entwickeln. Es ist innig mit dem Hellfühlen verbunden, so dass sie sich gegenseitig befruchten und verfeinern. Auf höherer Ebene entwickelt sich daraus dann die Gabe, die unhörbaren Klänge in einem Objekt und in einem Lebewesen, aber auch „Sphärenmusik" wahrzunehmen. Dazu hatte ich ein eindrückliches Erlebnis als 16-Jährige:

Mein innigster Wunsch war Sängerin zu werden, aber die Lebensverhältnisse waren zu dieser Zeit so erdrückend, dass ich depressiv und lebensmüde wurde. Ich sah keine Möglichkeit, in der Zukunft einen künstlerischen Beruf zu erlernen. An einem wolkenverhangenen Tag öffnete ich ein Fenster und in diesem Augenblick hörte ich einen unbeschreiblich schönen Gesang in der Luft. Es war niemand auf der Straße, der sang, es gab auch in der trostlosen Zechensiedlung keine Sängerin. Obgleich ich erst dachte, einer Halluzination zu erliegen, spürte ich doch im ganzen Körper, wie die Musik in mir nachklang und den Lebensmut wieder aufleben ließ. Jahrzehnte später wurde der einst hellhörig wahrgenommene Gesang durch meine eigene Singstimme Wirklichkeit.

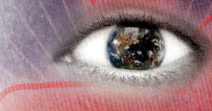

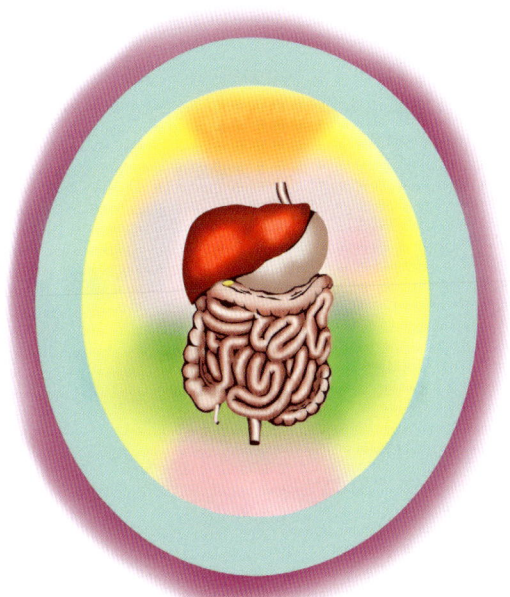

Abb. 43 Patient mit Hörsturz
und Leberstoffwechselstörung

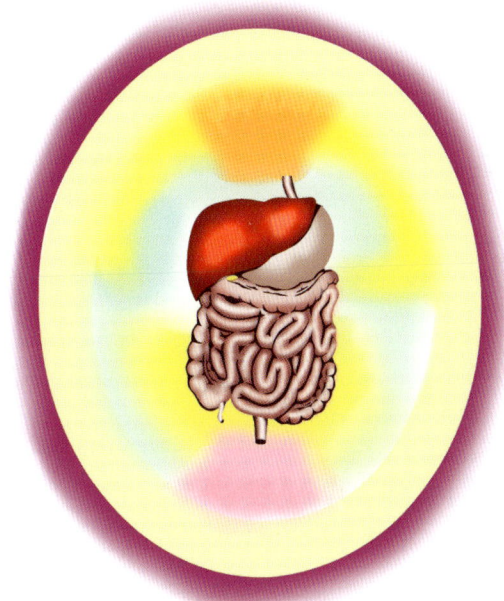

Abb. 45 Patient nach der Behandlung

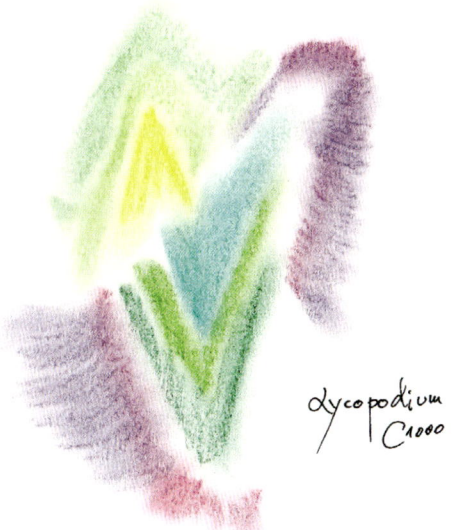

Da Hellhören und Hellfühlen einander bedingen, gewinnt man aus der Schulung viel für die Praxisarbeit. Über das Zuhören und gleichzeitige Auf-Sich-Wirken-Lassen öffnen sich die Wahrnehmungskanäle für die Potenziale des Patienten weit mehr als durch die Betrachtung desselben und durch seine Symptomatik hindurchzuschauen. Man bekommt ein Gefühl für das Wesen des Patienten und für seine verborgenen Quellen der Selbstheilungskräfte. Die in diesem Buch abgebildeten Auragrafe homöopathischer Arzneien sind ein Beispiel dafür, wie das hellhörig Wahrgenommene gefühlt und dann in sichtbare Farben umgesetzt werden kann.

Abb. 44 Aurabild von Lycopodium C1000

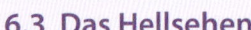

6.3 Das Hellsehen

Das physische Auge lässt sich auch täuschen, weil es mit dem Denken und dem Bilderspeicher des Gehirns verbunden ist. Wir kennen alle die Vexierbilder; auf den ersten Blick glauben wir eine Vase zu sehen. Plötzlich offenbaren sich aber zwei Gesichter. Wir sehen nur, was unserem Bewusstsein entspricht. Es gibt somit keine Objektivität. Wir haben Abmachungen getroffen, was wir als Realität gelten lassen. Ein Stuhl kann in seiner Form unendlich variiert werden. Solange wir die Möglichkeit assoziieren, darauf sitzen zu können, sehen wir darin einen Stuhl. Wer nie als Kleinkind gelernt hat, was ein Stuhl ist, steht ratlos vor dem unbekannten Ding, es fehlen die abgespeicherten Bilder und Assoziationen. Es kommt hinzu, dass wir nur sehen und erkennen, was wir meinen zu sehen. Das hat wieder mit dem einseitigen Sehen zu tun. Nehmen wir ganzheitlich wahr, dann sehen wir zum Beispiel mit den physischen Augen den hölzernen Stuhl und zugleich hellsichtig den Ahnen, der einst auf ihm gesessen hat und können überdies mit dem Ahnen auch noch kommunizieren. Das Hellsehen erlaubt den fließenden Übergang und Wechsel zwischen den sichtbaren Seinsformen und den scheinbar unsichtbaren. Materie und Energie sind eine unlösbare Einheit, weil die immateriellen Bildekräfte erst die Materie hervorbringen. Nur müssen wir als an Raum und Zeit gebundene Lebewesen erst lernen, die Quelle und den Ursprung der sichtbaren Welt durch die inneren Augen zu erschließen. Wer dies durch die Schulung der Hellsinne tut, sieht ganzheitlich. Wer sich nur auf das physische Sehen verlässt, ist leicht zu täuschen und sieht immer nur die Hälfte.

Ein weiterer wesentlicher Aspekt des Sehens ist die Wahrnehmung von Farben. Übungen zur Entwicklung der Hellsichtigkeit dienen zunächst dazu, das Gefühlte in Farben umzusetzen und die Bedeutung der wahrgenommenen Farben zu verstehen. Dabei folgt man keiner vorgeschriebenen Farbenlehre. Es gibt dennoch Assoziationen, die eine Leitlinie bilden: Blau wirkt zusammenziehend und kühl, Orange warm und ausdehnend, Grün harmonisierend und ausgleichend usw. Aber beim Akt der sensitiven Wahrnehmung gilt nur der subjektive Eindruck, so dass Blau beispielsweiße als heiß, sich schnell drehend oder ausdehnend empfunden werden kann. Wie auch immer die Deutung des Wahrgenommenen sein mag, entscheidend ist: Es wird immer in Bezug auf einen Klienten wahrgenommen, es kommunizieren also zwei Energiesysteme mit unendlich vielen Informationen miteinander. Aus dieser unendlichen Vielfalt wird zum einen nur wahrgenommen, was das System des Klienten zulässt. Zum andern dient die Wahrnehmung beim Medium bzw. Sensitiven ausschließlich dazu, dass sie für den Klienten einen Sinn ergibt und ihn in seinem Leben voranbringt. Deshalb „schaut" man auf dessen Potenziale, vor allem auf solche, die gleich ungehobenen Schätzen noch im Verborgenen ruhen. Das Sehen mit den inneren Augen nutzt hierbei die „höhere Oktave" der Fähigkeit physischer Augen, Perspektive und Ferne zu sehen. Das Hellsehen ermöglicht daher, die Dynamik zu ermessen, die in einem Potenzial steckt und die den Klienten im Prozess der Selbstverwirklichung bereichert und anspornt. Hier wird wieder deutlich, dass der Einsatz der Hellsinne ein heilerischer Akt ist, denn das Arbeitsethos als Medium erfordert, dass ein gebeugter Mensch erhobenen Hauptes die „Praxis für Mediale Lebensberatung und Heilung" verlässt.

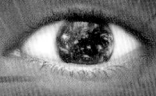

6.4 Das Hellriechen

Im Gegensatz zur alten englischen Tradition der Medial- und Heilerschulung (Spiritual National Association), die etwa seit 150 Jahren besteht und die wir für den deutschsprachigen Raum auf Geheiß unserer Lehrer modern aufbereitet haben, aktivieren wir auch das Hellriechen und Hellschmecken. Mit dem Riechen sind so viele Grundbedürfnisse und grundsätzliche zwischenmenschliche Verhaltensweisen verbunden, dass wir es für wichtig erachten, es zu schulen. Mit dem Riechen sind Inspiration, Begeisterung, Wiedererkennen, Gefühle, Bindung, soziales Verhalten, Sexualität, Heimatgefühl, Schöpferkraft, Zugehörigkeit und Lebensfreude verbunden. Um das innere Riechen zu entfalten, bedarf es der Offenheit, des Wohlgefühls und der Gelöstheit. Aus dieser Basis gehen Inspiration, Philosophie und Poesie hervor.

Düfte steuern auf tiefer Ebene ganz unmerklich wichtige Teile unseres Seins. Wir werden zu dem, was wir riechen. Dem Duft einer Rose können wir nichts entgegensetzen, wir „werden zu ihm". Daher ermöglicht uns das Riechen, dass wir etwas ganz in uns aufnehmen können, ja zu seinem Wesen werden. Das ist aber nur möglich, weil der Duft immateriell und Träger des Wesenhaften ist. Das Riechen bringt uns unmittelbar mit unseren Gefühlen und inneren Bildern in Kontakt. Für das Vertrauen in die eigene Wahrnehmung brauchen wir die Mischung aus Instinkt und Intuition. Auch das Gefühl von geistiger Gemeinschaft – wenn bei uns auch ausdrücklich ohne religionsphilosophischen Überbau – wächst durch Übungen zum Hellriechen. Wir beobachten seit Jahren, wie dadurch auch die gegenseitige Toleranz wächst. Den „anderen riechen zu können" heißt ja auch, sein Anderssein zu tolerieren. Toleranz ist für uns eine grundsätzliche ethische Haltung und eine Tugend, die dringend nötig ist, wenn wir mit Klienten und Patienten Umgang haben. Die sensitive Arbeit mit Aromen offenbart viel von tief und verborgen liegenden Botschaften. Ist der äußere und der innere Riechsinn frei, potenziert sich geradezu die schöpferische Kraft im Menschen. Wenn es in unseren Übungen um das Riechen geht, wird die Raumenergie plötzlich überaus lebendig und inspirierend. Das Hellriechen erschließt die inspirative Kraft.

6.5 Das Hellschmecken

In der Schulung der Hellsinne nimmt auch das Hellschmecken einen gebührenden Platz ein, damit jeder Sinn mit jedem wertfrei für die Wahrnehmungen in einem Energiefeld kommunizieren kann. Mit dem Hellschmecken verbindet sich: Freude, Verwirklichung, Begegnung, Erfahrung, Gemeinschaft, Harmonie, Lebensqualität, Unterscheidungskraft und Imaginationsfähigkeit. Das bedingt die Notwendigkeit des Annehmens und den Wagemut, sich auf etwas und auf jemanden einzulassen. Für die Schulungsteilnehmer ist es immer wieder erstaunlich, wie über Übungen zum Hellschmecken die Fähigkeit wächst, Qualitäten oder Potenziale aufzuspüren, die aufbauende Kräfte in einem Energiesystem wahrzunehmen und die passenden Worte für den Klienten zu finden.

Erinnern wir uns: Der Mund bildet das Tor zwischen Innen und Außen, ist gleichsam der „Hüter der Schwelle". Mit dem Mund entscheiden wir, was wir herein- oder auch hinauslassen. Damit zeigt er auch, wie wir etwas begegnen. Was wir in unseren Mund hineingeben, muss in eine

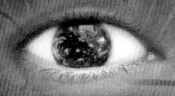

Lösung gehen, was im Physischen die Aufgabe des Speichels ist. Nur so können wir die Stoffe trennen und unterscheidend wahrnehmen. Unsere Zunge schiebt dann den Nahrungsstoff hin und her, was einem inneren Dialog zwischen Stoff und Ich gleichkommt. Das, was wir aufnehmen, soll uns zu eigen werden. Daher braucht es das Aufschließen und Umbauen der Stoffe. Aber ebenso wichtig ist es, dass wir wissen, was zu uns gehört und was aufbauend auf uns wirkt. Es ist eine Frage des Qualitätsgefühls, so wie wir ja auch den Geschmack im übertragenen Sinne mit Qualität gleichsetzen. Es geht um das Zusammenspiel zwischen Ich und der Welt, weshalb der Geschmack auch symbolisch einen Weg zur Vollendung aufweist. Das Hellschmecken ist daher eine erste Erfahrung des Einsseins mit sich und der Welt.

Die vielen Geschmacksrichtungen spiegeln bestimmte physische und geistige Kräfte in uns wider. Das Salzige macht uns wach, während das Süße mehr behagliche Gefühle auslöst. Das Saure macht uns frisch, während das Bittere unsere Willenskraft stärkt. Scharfe Gewürze schärfen auch unseren Verstand, indem die stärkste geschmackliche Unterscheidungsfähigkeit damit verbunden ist. Lassen wir viele verschiedene Geschmackseindrücke zu, sind wir in unserer Mitte und fühlen uns zufrieden. Das alles erlebt man deutlich bei den Übungen zum Hellschmecken, indem man eine kleine Probe von dem in den Mund nimmt, was der Klient gerne mag – oder auch nicht mag – und schmeckt hinein in das Energiefeld des Klienten. Das Ergebnis besonders des Hellschmeckens und Hellriechens wird von den Kursteilnehmern immer wieder so beschrieben, dass sich in ihrem Leben wieder mehr ein Gefühl für Regel und Ausnahme, Natürlichkeit und Naturgesetze entfaltet. Es entwickelt

sich ein Geschmack im übertragenen Sinne, so dass man nicht mehr irgendwelchen Modeströmungen hinterherläuft oder Wissen aus zweiter Hand akzeptiert, sondern auf die eigene Bandbreite von Erfahrung vertraut.

6.6 Die Hellsinne in der therapeutischen Arbeit

Erst wenn die Hellsinne zusätzlich zu den physischen Sinnen eingesetzt werden, können wir von einer ganzheitlichen Kommunikation sprechen. Wir kommunizieren sowohl auf der sichtbaren wie auf der unsichtbaren Energieebene. Das ist die Basis für eine ganzheitliche Behandlung.

In jedem meiner Bücher kommt in verschiedenen Graden zum Ausdruck, dass der Einsatz der Hellsinne eine Bereicherung der Anamnese, Diagnose und Behandlung darstellt. Das resultiert aus dem Wesen der Schulung, nicht einfach irgendwas und irgendwo etwas wahrzunehmen, sondern seine Sinne so zu disziplinieren und zu verfeinern, dass man einen direkten Weg zu den Potenzialen eines Ratsuchenden findet. In der Praxis für „Mediale Lebensberatung und Heilung", die man nach Abschluss der Schulung legal eröffnen kann[26], sind Anamnese und Diagnose überflüssig. Hier geht es nur um die Wahrnehmung von positiven Potenzialen, die dem Menschen helfen, sein Leben besser zu meistern, seine momentanen Probleme zu überwinden.

In die Behandlungspraxis fließen diese Fähigkeiten ein, so dass es einem gelingt, erst ein-

---

26 Seit 2003 besteht in Deutschland, ähnlich wie in Großbritannien, das Heilergesetz, das Handauflegen und verwandte energetische und mentale Heilweisen anerkennt. Siehe hierzu www.dgh-ev.de

mal völlig vorurteilsfrei auf die Potenziale des Menschen zu schauen, das heißt auf die Quellen, aus denen er schöpfen kann, um wieder ins Lot und in den Heilungsprozess zu gelangen. Was sich einem äußerlich darbietet, kann diametral entgegengesetzt zu dem stehen, was sich den Hellsinnen innerlich offenbart. Die sensitive Wahrnehmung beweist, dass auch ein Schwerkranker nie zu 100 % krank ist. Solange jemand lebt, gibt es Qualitäten, Fähigkeiten, Gaben und Talente, die von der Krankheit unberührt sind und Quellen der Selbstheilungskräfte darstellen. Diese Quellen gilt es mit Hilfe einer Behandlung zu aktivieren, daher ist es von Vorteil, sie zu erkennen und zu wissen, was man dem Patienten zutrauen kann.

Ganz davon abgesehen ist sofort eine entspannte und positive Atmosphäre im Raum, wenn der Patient außer der Etikettierung einer Krankheit in seinen Potenzialen erkannt wird. Alle Kollegen, die die Medial- und Heilerschulung absolviert haben, bestätigen, dass allein schon der Akt des sensitiven Wahrnehmens die Lebensenergie sowie den Lebensmut des Patienten anregt, weil es ihm/ihr das Gefühl von Ganzheit und Vollständigkeit vermittelt: Ich bin nicht nur krank, versehrt und depressiv, da ist auch der andere Anteil meiner Qualitäten, die jemand wahrnimmt. Ich bin nicht nur krank, in mir gibt es auch Gesundes und Heilsein. So etwas können wir dem Patienten nicht verbal und intellektuell vermitteln, es muss aus der eigenen Wahrnehmung entspringen und vom Patienten bestätigt werden – wenn auch zunächst vielleicht schüchtern oder verlegen zustimmend. Aber die Wahrnehmung eines Potenzials ist wie das Berühren einer Saite, die zu schwingen beginnt. Etwas im Patienten beginnt zu schwingen und zu klingen. Das löst Erinnerungen und Gefühle aus: Ja, da war mal eine glücklichere Zeit, es ging mir mal gut. Meine Wahrnehmung verhilft dem Patienten dazu, sich wieder an das Gute, Positive, Gesunde in ihr/ihm anzubinden. Dadurch relativiert sich der momentane Krankheitszustand. Er steht durch eine Etikettierung nicht mehr isoliert da, er wird eingebunden in das größere Ganze, das der Patient darstellt. Ganzheitliche Therapie beginnt daher bei mir mit einer ganzheitlichen Wahrnehmung in der Reihenfolge, erst auf die Potenziale im Hintergrund und dann auf die Symptome im Vordergrund zu schauen. Das bereichert auch die Diagnosefähigkeit, weil mit Hilfe der Hellsinne die Ursache viel leichter ausgespürt werden kann als durch die physischen Sinne und Laborwerte. Da die miasmatische Therapie die Ursache aufdeckt und die sensitive Wahrnehmung ebenfalls, ergänzen sich beide zum Wohl des Patienten.

In der medialen Lebensberatung erstelle ich Auragrafe, die das Wahrgenommene in Farben und Formen umsetzen und für den Pateinten eine Art „Heilungsbild" bedeuten, das er mit nach Hause nehmen kann. Ich deute für ihn die Farben und Formen und erhalte von ihr/ihm ein Feedback für die Richtigkeit meiner Wahrnehmung. Bei dieser Arbeit bleiben diagnostische Aspekte unbeachtet; eine Krankheit kann zwar der Grund der Sitzung sein, aber als Medium gilt es, durch die Krankheit hindurch auf das zu schauen, was dem Klienten helfen kann, seinen Heilungsweg zu finden.

Anders in der Behandlungspraxis. Hier erstelle ich zum Zwecke der eigenen Schulung oftmals ein Auragraf des Patienten, um mich in der „sensitiven Diagnose" zu schulen. Es ist höchst aufschlussreich, wie sich ein Krankheitsgeschehen, energetisch und über Farben sichtbar gemacht, darstellt. Man sieht deutlich, wo eine Regulationsstarre besteht, ob ein Miasma akut oder latent wirksam ist, welche Potenziale ein Mensch lebt und nicht lebt und etwas, das ich als das Wichtigste im Heilungsprozess erachte: die Selbstheilungskräfte einer Persönlichkeit. Dem sensitiven Zugang zu einem Energiefeld erschließt sich ein ganzheitlicher Überblick über das, was krank und was gesund ist. Niemand ist nur krank, obgleich der ganze Mensch auf allen Energieebenen krank ist. In der Homöopathie wird gelehrt, dass wir die Dynamis, die Lebenskraft anregen. Worin zeigt sie sich denn, wenn nicht in dem Zusammenspiel der polaren Kräfte? Ein homöopathisches Arzneiwesen hat heilende Kräfte aufgrund seiner Resonanzen mit verschiedenen energetischen Ebenen, im negativen wie positiven Sinne. Diese äußerst komplexe Resonanzfähigkeit regt die Dynamis des Patienten an. Folglich müssen auch die Selbstheilungskräfte des Patienten mit den Heilungskräften des Mittels in Resonanz sein. Und hier liegt der Grund, warum wir als Homöopathen über die Sammlung und Hierarchisierung von Krankheitssymptomen hinaus den Blick bzw. die Wahrnehmung für die energetischen Potenziale des Patienten schulen sollten.

Die Möglichkeit, dies mittels eines farbigen Auragrafs sichtbar zu machen, zählt für mich zu den Sternstunden der Heilkunst. Wir gehen selbstverständlich davon aus, dass der Simile-Effekt oder die Resonanz zwischen Person

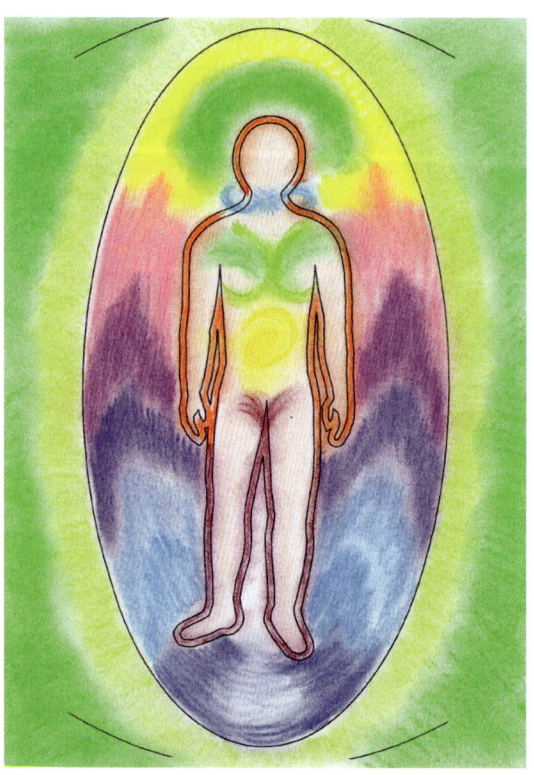

Abb. 46 Aura eines gesunden Menschen

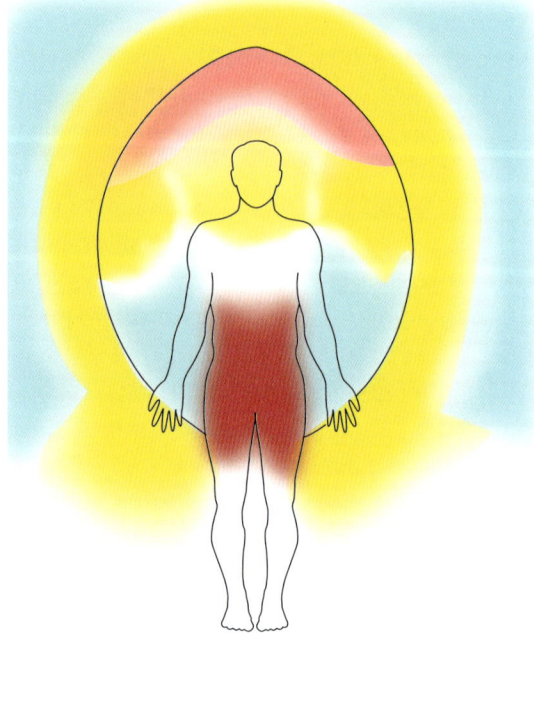

Abb. 47 Patientin in der 2. Sterbephase

und Mittel letztlich die Heilung bewirkt, erst durch Verstärkung, dann durch Aufhebung der Symptome. Aber es ist noch interessanter, es auch zu sehen, dass Heilung Wandlung und Verstärkung der Potenziale bedeutet.

Ich habe es in meiner Medialarbeit nicht anders erwartet, dass das Energiefeld eines Arzneimittels von ähnlicher Qualität sein muss wie das des Menschen, der das Mittel zu sich hereinnimmt – ob nun oral, äußerlich aufgetragen oder mental. Ich finde es spannend zu sehen, wie darüber hinaus sich beide Energiefelder angleichen, also auch das des Arzneimittels, um den Heilungsprozess voranzutreiben. Diese Entdeckung war wegweisend für meine therapeutische Arbeit, da sich mir die Gesetzmäßigkeit von Heilungsprozessen immer mehr erschließt.

Die größte Bereicherung meines Lebens bestand allerdings darin, durch die sensitive Wahrnehmung den Beweis zu finden, dass wir uns im Sterbeprozess tatsächlich verstrahlen, in Licht gleichsam auflösen. In dem Maße, wie die Physis verlassen wird, entfaltet sich der „Lichtkörper" und strahlt sozusagen das energetische Konterfei über den Tod hinaus, denn auch diese verhüllte Seinsform hat Bewusstsein. Durch die mediale Arbeit weiß ich nun aus eigener Erfahrung, dass es eine andere Seinsform gibt, in der wir weiterleben, nämlich in einer körperlosen Lichtgestalt, die je nach Bewusstseinsgrad verschieden hell leuchtet.

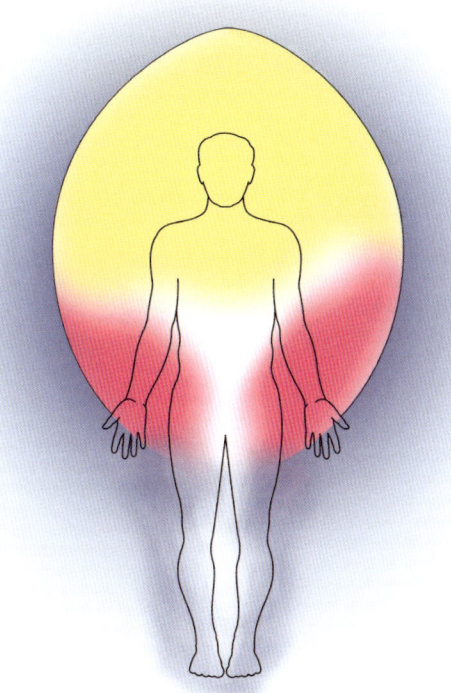

Abb. 48 Patient in der 3. Sterbephase

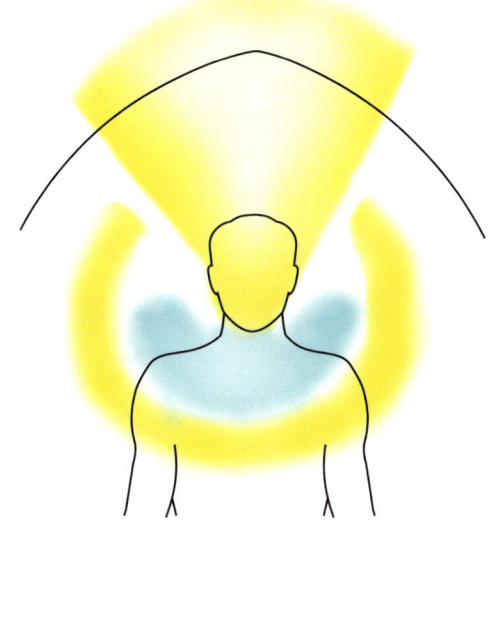

Abb. 49 Patientin nach Austritt aus dem Körper

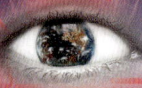

7. Das Dritte Auge

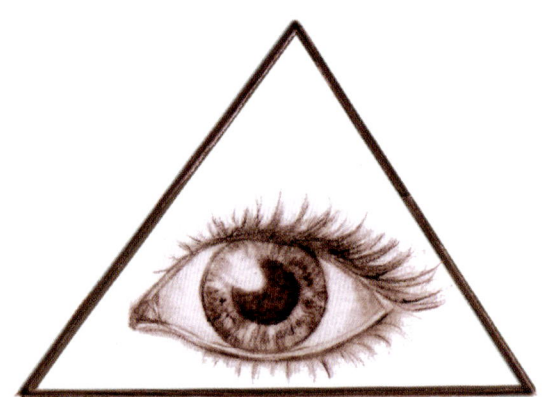

England war das erste europäische Land, in dem man sich im Zuge des Spiritismus, dann des Spiritualismus ernsthaft und wissenschaftlich mit den Hellsinnen befasste. Aufgrund der positiven Veränderungen, die mediale Wahrnehmungen bei Menschen bewirkten, begann man vor etwa 150 Jahren eine Schulung, begründet von der „Spiritualists Association", die bis heute besteht. Es ist aber keine Schulung, wie wir sie verstehen. Durch die ganz Großbritannien erfassende, spiritualistische Bewegung gibt es überall „Kirchen" und Gemeinschaften, die das Herzstück dieser Bewegung pflegen: den Übungszirkel. Es werden zwar am bekannten „College for Psychic Studies" in Standsted Hall Wochenkurse angeboten. Man kann dort viele verschiedene Medien und Heiler erleben und an ihren Workshops teilnehmen. Aber dennoch entspricht dies nicht unserer Vorstellung von didaktisch und pädagogisch aufbereiteter Schulung. Erst wenn ein Medium einem bestimmten Zirkel von Übenden regelmäßig beiwohnt und die Echtheit der Wahrnehmungen prüft, kann von einer Unterweisung gesprochen werden. So erlebten auch wir es, indem wir zunächst nach Stansted zum Arthur Findlay College fuhren, dort unsere potenziellen Lehrer kennenlernten und diese dann jahrelang unseren Zirkel in Deutschland für 1- 2 Wochen besuchten und leiteten. Im Zuge dieser intensiven, privaten Schulung reiften unsere Hellsinne, reifte aber auch die Idee unserer vier Lehrer[27] heran, wir mögen die tragenden Säulen der englischen Tradition für die Bedürfnisse Deutscher bzw. deutsch sprechender Interessenten in ein passendes Lehrsystem einbauen – was wir ab 1994 auszuarbeiten begannen.

Was mich persönlich aber an der Entwicklung des Spiritualismus in Großbritannien interessierte war, warum gerade dieses Land Medien und Geistheiler in Hülle und Fülle hervorbrachte, viele führende Natur- und Geisteswissenschaftler selber im Zirkel saßen und die Natürlichkeit der Hellsinne zu beweisen trachteten. Die deutschsprachigen Bücher des 19. und frühen 20. Jahrhunderts waren dagegen ausschließlich darauf ausgerichtet, alles als Humbug zu entlarven.

Die Antwort auf meine Frage erhielt ich einerseits in meinem Indologie-Studium. Viele Standardwerke über Sanskrit, die indischen Esoterik-Wissenschaften und Erforschungen des Kastensystems stammen von englischen Gouverneuren, die in entlegenen indischen Provinzen selbst eine Yoga-Schulung durchliefen, die einheimischen Sprachen studierten und selbst zu geheimsten Gebräuchen und Traditionen Zugang fanden. Andererseits ist es Tatsache, dass Großbritannien 200 Jahre lang Kolonialmacht in Indien war (Commonwealth) und so im Guten wie im Schlechten eine karmische Verbindung zur indischen Kultur entstand. Auch wenn die Engländer eine Vermischung mit Indern ablehnten und die westliche und südasiatische Kultur deutlich voneinander getrennt wissen wollten, „färbte" doch eine Menge vom uralten indischen „Geist" auf die Engländer ab. In 200 Jahren entstand ein neues Bewusstsein für mentale und mediale Fähigkeiten und für eine neue Spiritualität. Nur machte man darüber kein großes Aufhebens, sondern bedachte die besonderen Fähigkeiten mit dem typisch englischen Sinn für „Understatement". England entmachtete die Amtskirchen früh genug, so dass es nur peripher von den Hexenprozessen,

---

27 Margaret Pearson aus Scarborough, Mary Duffy (U) aus Edinborough, Ray Williamson aus Manchester, Chris Batchelor aus Glasgow.

die über das festländische Europa wüteten, berührt wurde. Sicherheitshalber tauchte das alte volksheilkundliche Wissen in den Untergrund ab, um dann nach Abschaffung der Inquisition und der Hexenverbrennungen wieder aufzutauchen. So bewahrte England bzw. Großbritannien einen Sinn für das Okkulte, für die esoterischen Wissenschaften, die Fähigkeiten der Hellsinne und für energetische Heilweisen.

Englische Medien und Geistheiler waren und sind immer noch ein Markenzeichen englischer Tradition, die im krassen Gegensatz zur reduktionistischen Medizin besteht. Doch ist der Spiritualismus staatlich anerkannt. Dieses Vorbild strebte Deutschland an und man kann dem DGH e.V. (Dachverband für Geistiges Heilen) nicht genug dafür danken, in Deutschland das Heilergesetz 2003 erwirkt zu haben, nach dem Handauflegen und der Einsatz der Hellsinne zum Wohl eines Ratsuchenden gesetzlich erlaubt sind.

Dieser kleine Ausflug in die geschichtlichen Hintergründe unserer Medial- und Heilerschulung diente dazu, auch die positiven Strömungen unseres Zeitgeistes zu würdigen. Der selbstverständliche Einsatz der Hellsinne in allen möglichen Berufen, ganz zu schweigen vom Gewinn für das persönliche Leben ist eine gesunde Gegenströmung zum reduktionistischen Bewusstsein, das messen, wägen und anfassen muss, um seinen kleinen Wahrnehmungsradius abzustecken. Großbritannien und Deutschland stehen Seite an Seite im Prozeß, das zu öffnen, was die alten Inder das „Dritte Auge" nannten. Darunter ist die Öffnung des Bewusstseins für neue Dimensionen menschlichen Daseins und kosmischen Seins zu verstehen. Das ist eine tröstliche und aufbauende Entwicklung und bereichert das

Bemühen, den Sinn des eigenen Lebens und unseres Zeitgeistes besser zu verstehen. Es gibt Hoffnung und wenn wir sie als Therapeuten, Heiler und Medien in uns tragen, springt ihr Funke auch auf jene über, die noch zweifeln.

Was hat es noch genauer mit dem Dritten Auge auf sich?

Zunächst ist der Begriff klug gewählt, denn die beiden physischen Auge stehen für die phänomenale, dualistische Welt, während das Auge in der Mitte für die Synthese, die unlösbare Einheit steht, aus der die Zweiheit erst entstehen kann. Die Einheit ist also früher als die Zweiheit und Vielheit. Die Synthese haben die alten Inder auch bildlich ausgedrückt. Ich habe die Symbolik in ein für unser Bewusstsein leichter nachvollziehbares Mandala bzw. Cakra-Bild übertragen:

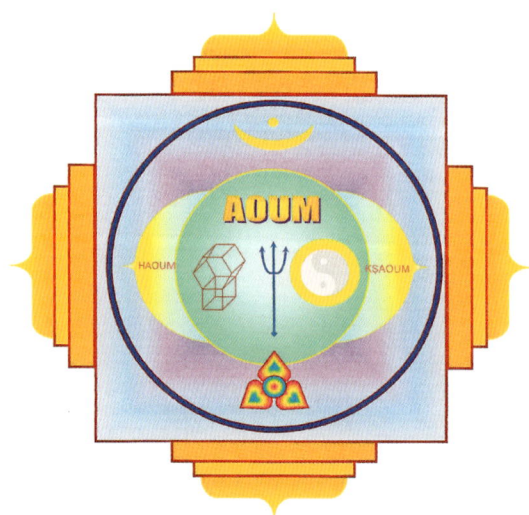

Abb. 50 Drittes Auge = 6. Cakra

Wie anders dieses Cakra aufgebaut ist, wird schon bei oberflächlichem Vergleich mit anderen Cakra-Darstellungen offenbar: Die Zahl der Lotosblütenblätter als Sinnbild der energetischen Ausstrahlung nimmt zu und erreicht einen Höhepunkt beim Kehl-Cakra mit 16 Blütenblättern. Der Sanskrit-Namen ist aufschlussreich: ājñā (sprich: aadschnjaa). Er bedeutet „Befehl" oder „Auftrag" von höchster Instanz. Interessanterweise wird das Dritte Auge nicht wie die physischen Augen dem Gehirn zu geordnet, sondern der Zirbeldrüse und dem Rückenmark, in dem die zwei Energieflüsse von Sonne und Mond in der Form einer Doppelhelix um das Zentrum der Erde schwingen, fließen und strahlen. Im Symbolbild des 6. Cakras sehen wir in der Mitte den Kreis, rechts und links die Sicheln der zwei verborgenen Kreise, die links das weibliche und rechts das männliche Lebensprinzip darstellen. Die Welt, die ganze Schöpfung ist Klang (nāda brahma), deshalb werden Cakras mit Lautzeichen des Sanskritalphabets versehen, das in beeindruckender Logik der Lautbildung im „Kosmos" des Mundraums von hinten gutturale (velare), palatale, nach vorne retroflexe, dentale und labiale Konsonanten bildet und den Mundraum durch die Vokalfolge a – i – u – e – o in eine wellenförmige Bewegung versetzt, die nach der altindischen Kosmologie der Bewegung der großen Schöpfung und des Weltalls entspricht. Der gleichen Klangbewegung folgt das japanische Alphabet bzw. die Vokalfolge.

Moderne Physiker bestätigen heute, dass das Universum eine sich stets neu plastisch formende Entität gleich einer eingedellten Kugel ist. Die Erkenntnisse der Inder reichen 3000 Jahre zurück und werden heute Stück um Stück bestätigt. Doch diese Erkenntnisse beginnen ihre Daseinsberechtigung nicht erst, weil moderne Naturwissenschaftler sie benennen, sie sind altes Wissen aus <u>Erfahrung</u>

ohne jegliches technische Hilfsmittel! Die bestechende Logik der altindischen Weisheitslehren reicht bis in die Sprache hinein. So ist denn dem 6. Cakra der weibliche weiche Hauch-Summlaut „Ha-o-u-m" und der männliche Ligaturlaut „Kṣ-a-o-u-m", der einen zischenden Charakter hat, zugeordnet. Beide vereinen sich in dem berühmten Mantra-Laut „A-o-u-m", oft zum „Om" degradiert. Lautiert man aber das Mantra wie es klanglich gemeint ist, bleibt der Mundraum innen offen, während sich gemäß den Vokalen A – O – U die Lippen allmählich schließen und das Mantra im Summlaut „M" nachklingt. Das ist die Synthese, die Einheit, die Vereinigung der polaren Kräfte. Von höherer Warte aus betrachtet bedeutet die Klangsymbolik auch, dass mit dem Dritten Auge der Blick und das Ohr in neue Dimensionen geöffnet werden. Dazu bedarf es der Hellsinne. In der altindischen Cakra-Lehre heißt es: Das Dritte Auge ist das Organ für die Hellsichtigkeit Śivas und seine Befreiung von aller Dualität. Fast jeder hat schon einmal eine Śiva-Statue gesehen: ein Feuerkranz, in dessen Mitte Śiva eine Tanzpose einnimmt. Das bedeutet die leuchtende vollkommene männliche Kraft der Zeugung (Feuer), die durch den Tanz = Rhythmus = weibliche Kraft Wirklichkeit wird.

Innerhalb des Kreises im Cakra-Mandala sehen wir rechts ein weiteres Symbol für die Synthese aller Gegensätze, das Yin-Yang-Zeichen, das in der altindischen Darstellung durch eine halb männliche, halb weibliche Figur dargestellt wird. Doch das chinesische Symbol verdeutlicht mehr, dass im Yin, dem weiblichen Lebensprinzip das kleine Yang = die männliche Kraft enthalten ist und im großen Yang des männlichen Lebensprinzips das kleine Yin =

die weibliche Kraft latent existiert. Auf genial einfache Weise wird durch dieses Symbol die Synthese allen Seins ausgedrückt.

Auf der linken Seite des Mandalas sehen wir einen Kubus mit sechseckigem aufgesetztem Körper. Der Kubus steht für die irdische Manifestation, das Sechseck für den ersten Grad der Vollendung, indem die einfache Dreiheit = Bewegung als Lebensprinzip eine höhere Bedeutung erhält.

In der altindischen Cakra-Lehre steht das Dritte Auge in Verbindung mit dem so genannten „Soma-Cakra", etwas oberhalb der Brauenmitte gelegen.

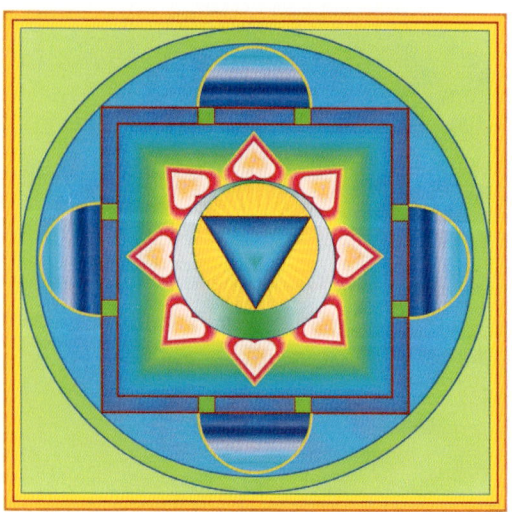

Abb. 51 Soma-Cakra

Die die Zirbeldrüse wird energetisch vom Soma- oder Mond-Cakra aufgeladen und und beeinflusst die wässrigen Anteile des Gehirns, der Hirnkammern und des Rückenmarks in der Wirbelsäule. Die Zirbeldrüse, sehr lichtempfindlich, reguliert durch einen eigenen Rhythmus den Bewegungsfluss des Liquors.

Die Zirbeldrüse, sehr lichtempfindlich, reguliert durch einen eigenen Rhythmus den Bewegungsfluss des Liquors. Man erkannte in einer spirituellen Schulung, ob ein Schüler im Begriff war, sein Drittes Auge zu öffnen, daran, dass ähnlich einer Lemniskate-Bewegung die Kopf-Aura in strahlenden, sich ausdehnenden Lichtfarben aufleuchtete. Das ist auch in unserer Zeit erlebbar, wenn wir mit den Hellsinnen die Aura eines Menschen betrachten. Ein geordneter Geist, die geschulten Hellsinne, die freie Schöpfungsenergie bereitstellen, erkennen wir an der besonders strahlenden Kopf-Aura. Ist dieser Mensch zudem gut geerdet, entsteht eine längliche Lemniskate, die anzeigt, dass oben wie unten starke Energie fließt.

Wir sprechen ja auch im allgemeinen Sprachgebrauch von einem „Lichtblitz", einer „Inspiration", einem „Einfall" oder „Es geht einem ein Licht auf". Das sind Vorstufen einer erweiterten Wahrnehmung, die nur noch nicht abrufbar ist.

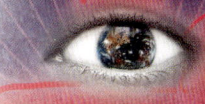

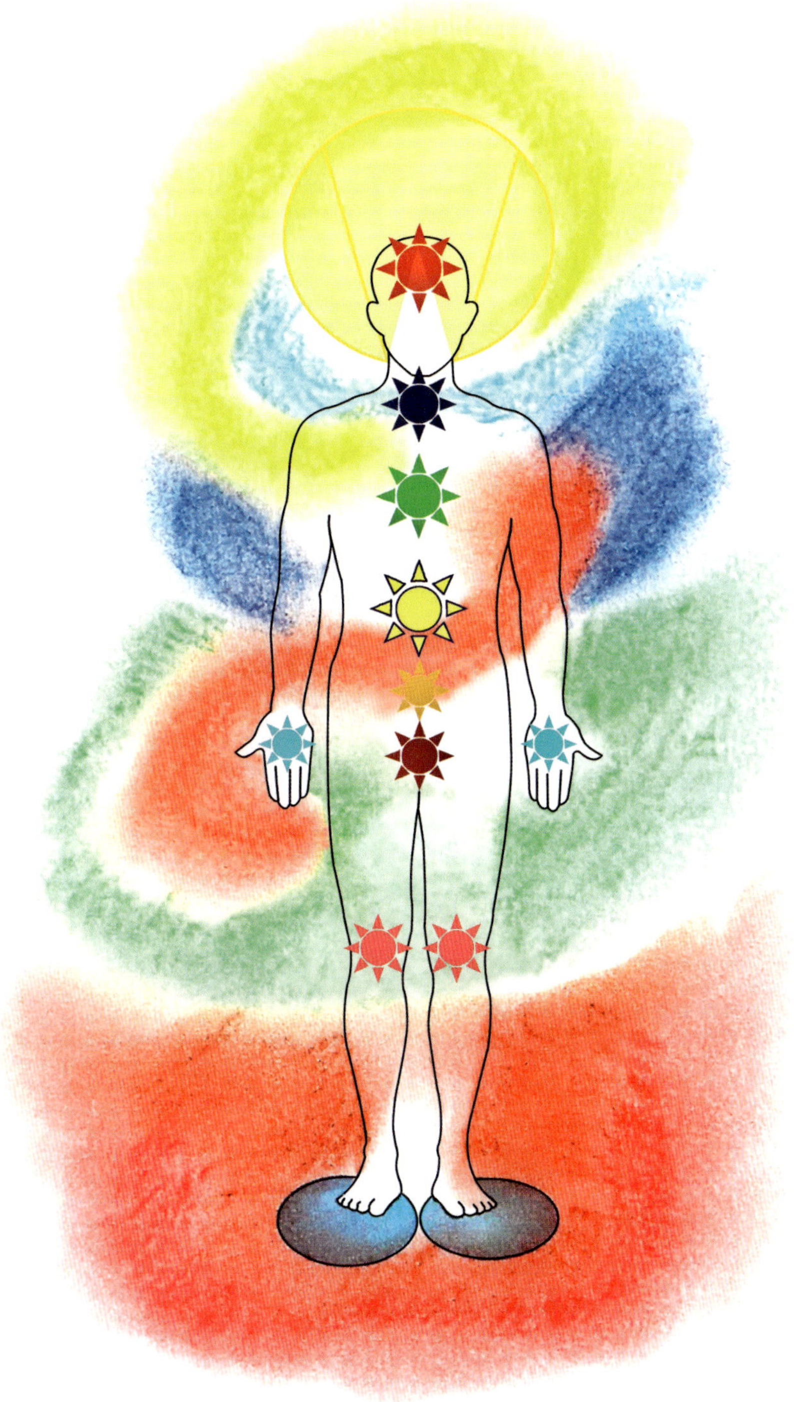

Abb. 52 Aura-Energie bei Öffnung des Dritten Auges und guter Erdung

Schlussgedanken

Schon die fünf physischen Sinne sind ein Wunderwerk der Kommunikation, denn sie wirken mit dem ganzen Organismus zusammen. Wir nehmen tatsächlich mit dem ganzen Sein wahr und nicht nur mit Auge, Ohr, Haut, Zunge und Nase. Darüber hinaus bilden sie „Hotlines" zu inneren Organen, so dass das ganzheitliche Wahrnehmen in Anamnese und Diagnose bereichert wird.

Wenn ich auf die letzten 20 Jahre bezüglich der Bewusstseinsänderung in der Heilkunde schaue, offenbart sich mir eindeutig das Bedürfnis nach erweiterter Wahrnehmung. Nicht allein, dass an unserer Schulung seit nunmehr 16 Jahren vorwiegend Therapeuten aller Richtungen teilnehmen, auch die Einladungen zu Vorträgen und Seminaren gehen in diese Richtung. Ich treffe immer mehr Menschen, die mit der Enge ihres Menschen- und Weltbildes nicht mehr zufrieden sind und nach Erweiterung suchen. Sie wollen mehr sehen, hören und fühlen als das vordergründig Wahrnehmbare. Das betrachte ich als eine gesunde geistige Strömung durch alles Kranke unseres Zeitgeistes hindurch. Die kulturhistorische Betrachtung der Miasmen[28] über 20 Jahre lang bietet mir dazu eine tröstliche Botschaft, dass nämlich diese positiven, oft im Verborgenen wirkenden Strömungen letztendlich zum Überleben eines Kulturvolkes beitragen. Es kommt darauf an, mit welchem Bewusstsein wir unsere Welt betrachten und in was wir unsere Energie eingeben. Welche Kräfte wollen wir stärken? Sind wir erst einmal

28 Siehe hierzu mein Buch „Miasmen und Kultur" im Literaturverzeichnis

an diesem Punkt der Selbstreflektion angekommen, sinnen wir auf eine Möglichkeit der Wahrnehmungserweiterung, die verlässlich und jederzeit abrufbar ist. Damit das gewährleistet ist, muss man das intuitive „Instrumentarium" der Hellsinne schulen und üben. Wo könnte das nützlicher sein als in einer Praxis, der täglichen Begegnungsstätte mit Ratsuchenden? Es ist ja nicht allein bereichernd, einen Menschen zunächst potenzialorientiert und danach symptomorientiert wahrzunehmen, es geht einem selbst auch besser, wenn zuerst die aufbauenden Kräfte, dann erst die abbauenden betrachtet werden. Ist es nicht sinnvoll, als Therapeut und Heiler ein Gefühl von Ganzheit und Heilsein zu erlangen, um dem Leidenden eine heilsame Hand reichen zu können? Ich konnte bei etlichen Kollegen erleben, dass ihre Heilungsimpulse bisweilen schlicht und fast banal waren, aber viele Menschen unter ihrer Anleitung gesundwerden. Jede Heilmethode ist tot, wenn sie nicht vom Therapeuten und Heiler zum Leben erwacht. Nicht die Methode heilt, sondern das geheimnisvolle Wechselspiel zwischen Therapeut und Patient, beruhend auf dem Naturgesetz, dass „die höhere Schwingung heilt". Alles in der Natur schwingt und klingt. Ist es da nicht tröstlich und inspirierend, dass man mit seinen Hellsinnen dies konkret wahrnehmen kann?

Als Harald Knauss und ich bei dem berühmten englischen Heiler Tom Johanson in dessen Londoner Praxis hospitieren durften, sagte Tom wieder und wieder: „Zuerst heile deinen eigenen Geist. Zuerst heile dich selbst." Für ihn stand außer Frage, dass Meditation und Übung der Hellsinne für uns westliche Menschen notwendig ist, um das zu verwirklichen. Wer regelmäßig meditiert, womöglich einen klar strukturierten spirituellen WEG geht, entwickelt gleichzeitig seine Hellsinne. Wer wiederum – wie in unserer Schulung – zuerst die Hellsinne funktionstüchtig macht, kommt quasi von alleine auf die Idee, durch Meditation in die Ruhe und Stille zu gelangen. Darum haben wir für unsere Absolventen eine „Spirituelle Schulung" seit Jahren eingerichtet, in der Schweigen, Meditation und die Weiterentwicklung der medialen und Heilerfähigkeiten im Vordergrund stehen. Auch hier nehmen zu 80 % Therapeuten teil. So kann ich denn bestätigen, wie stark das Bedürfnis nach erweiterter Wahrnehmung und nach einem spirituellen Menschen- und Weltbild ohne religionsphilosophischen Überbau besteht.

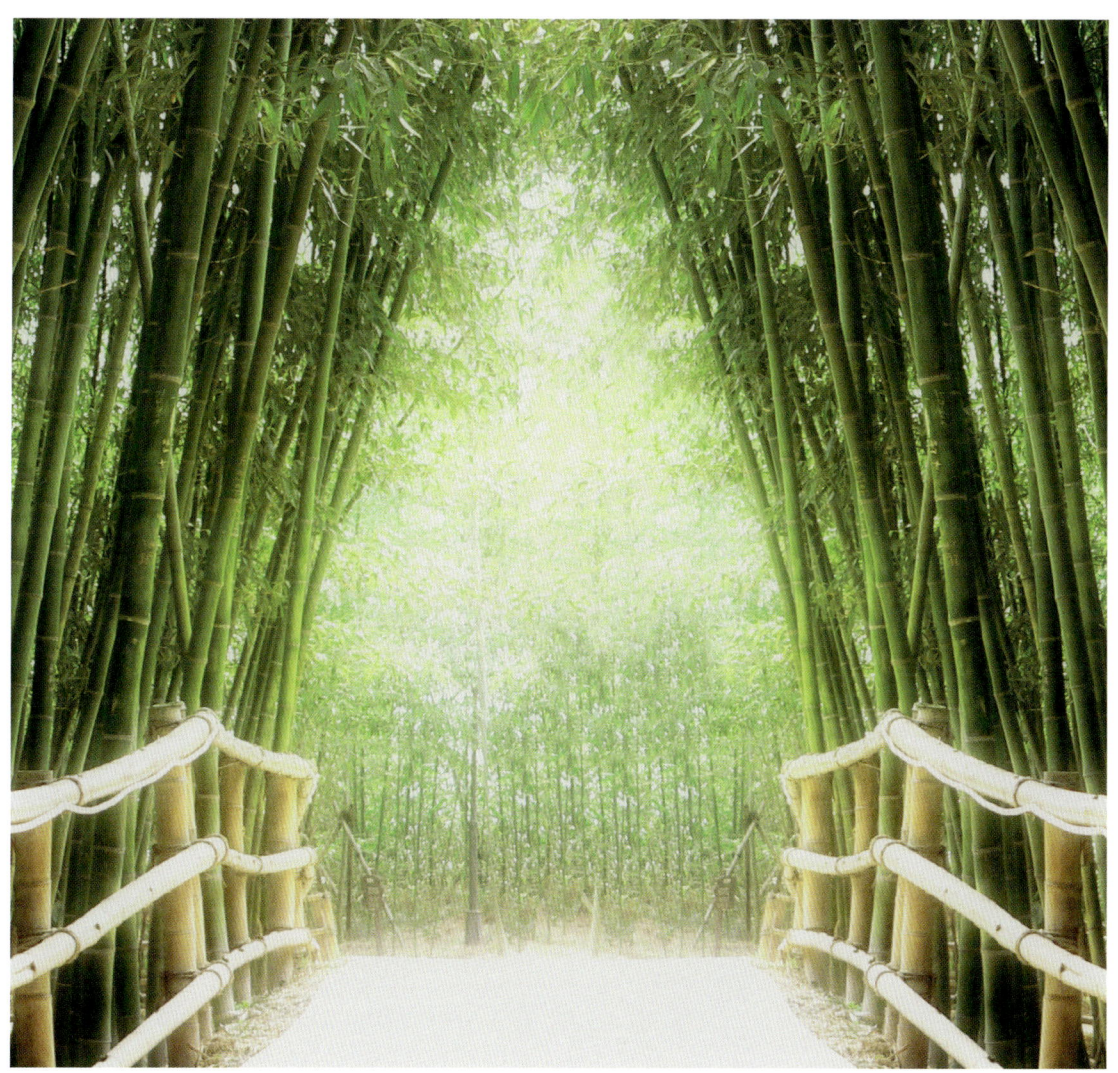

Die Plus-Methode mit zwei Arzneien:

Der Patient nimmt eine Flasche Wasser ohne Kohlensäure, gibt ein paar Globuli vom ersten Mittel in einer C 30 hinein (kann auch jede andere Potenzierung sein), schüttelt die Flasche alle 10 - 15 Minuten ein paar Male im ¾ Takt und trinkt davon ein kleines Glas voll. Dieser Vorgang wird vom Morgen bis zum Mittag so oft wiederholt, bis nur noch eine Neige in der Flasche ist. Dann wird sie verschlossen. Am nächsten Morgen wird die Flasche nur mit Wasser gefüllt, alle 10-15 Minuten wieder geschüttelt, davon bis zum Mittag getrunken.

Wieder bleibt eine Neige übrig. Am nächsten Morgen wird wieder mit Wasser aufgefüllt usw. Diese Vorgehensweise gilt für eine Woche.

Dann nimmt der Patient eine zweite Flasche, füllt sie mit Wasser und gibt ein paar Globuli vom zweiten Mittel hinein. Es folgt wie bei Mittel Nr. 1 das Verschütteln und Potenzieren eine Woche lang. Es folgt wieder Flasche Nr. 1 mit Mittel Nr. 1 und wieder Flasche Nr. 2 mit Mittel Nr. 2. So vergehen 4 Wochen der Einstiegstherapie.

Tabellen

Abbildungsverzeichnis

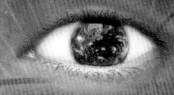

Bezugsquellen

Australisches Eukalyptusöl, Augenfutter, Augenbadewanne, Sassafras-Holz, und 80 weitere Kräuter aus Bio Anbau sind erhältlich beim Narayana Verlag, Blumenplatz 2, 79400 Kandern, Tel.: +49 (0)7626-9749700 www.narayana-verlag.de

Im Reformhaus ist das Produkt „Okinawa Omega" von der Firma Aman Prana mit den Ω-3, -6- und -9- Fettsäuren erhältlich.

Kurse

- Fachfortbildungen für Therapeuten, Ursachenbehandlung chronischer Krankheiten. Diese Kurse werden für Ärzte von der Landesärztekammer Baden-Württemberg bepunktet.
- Mediale- und Heilerschulung, zusammen mit Haral Knauss

- Online-Kurse auf www.inroso.com/shop
- Online-Kurse bei Mathias Berner: https://academy.unitedtoheal.com
- Für alle Infos: www.inroso.com

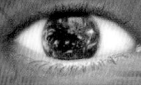

Aeppli, August: Lebensordnungen. Emil Oesch Verlag 1944

Altrock, Theresia: Tinnitus, Behandlung mit Homöopathie und Akupunktur. Haug Verlag 1993

Bäuerle, Emil Aurelius: Lebensschwung aus bewusster Atmung. Lebensweiser Verlag 1951

Bircher-Benner, Max: Ordnungsgesetze des Lebens. Bircher-Benner Verlag 2005

Boericke, William: Homöopathische Mittel und ihre Wirkungen. Wissenschaftlicher Autorenverlag, 8. Auflage 2004

Boger, C.M.: Synoptic Key. Similimum Verlag 2002

Bohm, Werner: Die Wurzel der Kraft. O. W. Barth Verlag 1982

Dahlmann, Cordula: Crashkurs Augenheilkunde. Urban & Fischer Verlag 2009

Evans-Wentz, W. Y.: Tibetian Yoga and Secret Doctrines. Oxford University Press 1935

Faller, Adolf: Der Körper des Menschen. Dtv Verlag, 11. Auflage 1988

Farrington, E.A.: Vergleichende Arzneimittellehre. Similimum Verlag 1996

Feichtinger, Thomas; Mandl, Elisabeth; Niedan, Susana: Handbuch der Biochemie nach Dr. Schüßler. Haug Verlag 2002

Friese, Karl-Heinz: Homöopathie in der HNO-Heilkunde. Hippokrates Verlag 2005

Gleditsch, Jochen M.: Reflexzonen und Somatotopien. WBV Verlag, 6. Auflage 1996

Husemann, Armin J.: Der musikalische Bau des Menschen. Verlag Freies Geistesleben 1989

Hüther, Gerald: Bedienungsanleitung für ein menschliches Gehirn. Vandenhoeck & Ruprecht 2009

Hüther, Gerald: Biologie der Angst. Vandenhoeck & Ruprecht 2009

Hüther, Gerald: Die Macht der inneren Bilder. Vandenhoeck & Ruprecht 2009

Iyengar, B.K.: Licht auf Pranayama. O. W. Barth Verlag, 2.Auflage 1992

Johari, Harish: Chakras. Kailash Verlag 1987

Johari, Harish: Das grosse Chakra-Buch. Bauer Verlag 1979

Keymer, Martin und Schmedtmann, Norbert O.: Bioenergie-Therapie. Jopp Oesch 2005

Keymer, Martin; Bressendorf, Otto von: Die Geheimnisse der Rhythmik des Lebens und des Universums. Dermatologisches Privatinstitut Martin Keymer 2006

Kindersley, Dorling: Der menschliche Körper. Ravensburger Verlag Otto Maier 1993

Klivington, Kenneth A.: Gehirn und Geist. Spektrum Akademischer Verlag 1992

Knauss, Harald; Sonnenschmidt, Rosina: Homöopathische Heilungsprozesse im Spiegel des Gartens. Sonntag Verlag 2004

Knauss, Harald; Sonnenschmidt, Rosina: Die zwölf Tore der Heilung, Heilwerden und gesund bleiben im Jahreslauf. Homöopathie & Symbol Verlag 2005

Köhler, Bodo: Grundlagen des Lebens. Videel 2001

Kratky, Karl W.: Komplementäre Medizinsysteme. Ibera Verlag 2003

Leibold, Gerhard: Saftfasten macht leicht. Jopp Oesch Verlag 2005

Leisten, Michael Hrsg. Der Reihe Homöopathie: Burnett, James Compton: Die Heilbarkeit von Katarakt mit Arzneien. Laub Verlag 2009

Lippert, H.; Herbold, D.; Lippert-Burmester, W.: Anatomie. Verlag Elsevier, Urban &

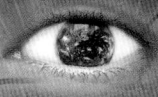

Fischer, 8. Auflage 2006

Marty, Jo: Mineralstoff-Therapie nach Dr. med. Schüssler. Contra Point Publish 2005

Mayr, Fran Xaver: Blut- und Säftereinigung. Haug Verlag, 22. Auflage 2005

Mayr, Franz Xaver: Medizin der Zukunft. Haug Verlag, 2. Auflage 2009

Naturarzt Nr. 7. Naturarzt-Verlag 2009

Oschman, James L.: Energiemedizin. Urban & Fischer 2006

Paetsch, Martin: Im Netz der Sinne. Aus „Geo kompakt" Nr.2

Pfrogner, Hermann: Die sieben Lebensprozesse. Verlag Die Kommenden 1978

Planitz, Christa von der; Lorz, Thomas: Homöopathie bei Multipler Sklerose. Verlag Urban & Fischer 2007

Putz, R. und Pabst, R. (Herausgeber): Sobotta, Atlas der Anatomie des Menschen. Band 1 und 2, Urban & Fischer, 22. Auflage 2006

Richter, Isolde: Lehrbuch für Heilpraktiker. Urban & Fischer, 4. Auflage 2000

Rieger, Berndt: Homöopathie für die Liebe. Haug Verlag 2007

Roßdeutscher, Sonja: Die Haut das sichere Symptom? Eva Lang Verlag 2007

Sacharow, Yogi-Raj Boris: Das grosse Geheimnis. Drei Eichen Verlag 1954

Schmiedel, Volker: Quickstart Nährstofftherapie. Hippokrates Verlag 2010

Schnack, Gerd: Swing & Relax. Elsevier, Urban & Fischer 2006

Schnack, Gerd: Rhythmische Meditation. Johann Brendow & Sohn Verlag 2009

Sonnenschmidt, Rosina, Czimmek, Angelika: Buchreihe „Ganzheitsmedizin in der Praxis". Amazon und Edition Elfenohr 2019

Sonnenschmidt, Rosina, Czimmek, Angelika: Band 1 „Dem inneren Arzt vertrauen". Amazon und Edition Elfenohr 2019

Sonnenschmidt, Rosina, Czimmek, Angelika: Band 2 „Der Natur vertrauen" . Amazon und Edition Elfenohr 2019

Sonnenschmidt, Rosina, Czimmek, Angelika: Band 3 „Der Kreativität vertrauen". Amazon und Edition Elfenohr 2019

Sonnenschmidt, Rosina, Knauss, Harald: Das Auto aus heiterer und homöopathischer Sicht. Narayana Verlag 2009

Sonnenschmidt, Rosina, Knauss, Harald: Die zwölf Tore der Heilung. Verlag Homöopathie & Symbol 2005

Sonnenschmidt, Rosina, Knauss, Harald: Moderne Medial- und Heilerschulung. Edition Elfenohr 2008

Sonnenschmidt, Rosina, Knauss, Harald: Tiermittel in der Homöopathie. Sonntag Verlag, Stuttgart 2007

Sonnenschmidt, Rosina, Orschitt, Bianka: Tanz ins Glück! - Gesundheit für Körper und Bewusstsein. Edition Elfenohr und Amazon 2021

Sonnenschmidt, Rosina, Titze, Michael: 5000 Jahre Kastration. Kultursystemische Betrachtung und Irrweg der Freud`schen Psychoanalyse. Edition Elfenohr 2020

Sonnenschmidt, Rosina, Titze, Michael: Paradoxie in der Spanne zwischen Unsinn und Erleuchtung. HCD Verlag 2016

Sonnenschmidt, Rosina: 7 Power-Kuren. Edition Elfenohr und Amazon 2020

Sonnenschmidt, Rosina: 7 Top-Remedien für Raum und Mensch. Edition Elfenohr und Amazon 2020

Sonnenschmidt, Rosina: 12 Tore zur Heilung. Verlag Homöopathie & Symbol 2005

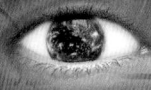

Sonnenschmidt, Rosina: Aura - und Energiearbeit mit Tieren. Edition Elfenohr 2018

Sonnenschmidt, Rosina: Bewegungskunst-mit Tanzsack und Isis-Wings. Amazon 2015 und Edition Elfenohr 2017

Sonnenschmidt, Rosina: Burnout natürlich heilen. Narayana Verlag 2012

Sonnenschmidt, Rosina: Cakra-Klang, der auditive Weg der Bewusstseinserweiterung, Edition Elfenohr 2018

Sonnenschmidt, Rosina: Corona und der Paradigmenwechsel, Krise als Chance, Edition Elfenohr und Amazon 2020

Sonnenschmidt, Rosina: Das Gesundheitsorakel.Edition Elfenohr und Amazon 2018

Sonnenschmidt, Rosina: Das homöopathische Krebs-Repertorium. Edition Elfenohr und Amazon 2021

Sonnenschmidt, Rosina: Der Miasmentest, Arbeitsbuch und 16 Testtafeln. Edition Elfenohr 2018

Sonnenschmidt, Rosina: Der Weg der Einfachheit - Bonpu-Zen. Edition Elfenohr 2017

Sonnenschmidt, Rosina: Die Atemkunst des Prānāyāma-Yoga, eine moderne Schulung von Körper und Geist. Edition Elfenohr und Amazon 2018

Sonnenschmidt, Rosina: Die große Schüßler-Hausapotheke. Narayana Verlag 2012

Sonnenschmidt, Rosina: Die Grüntee-Therapie. Narayana Verlag 2014

Sonnenschmidt, Rosina: Die Saft-Theraphie. Narayana Verlag 2012

Sonnenschmidt, Rosina: Die Schüßler-Theraphie mit 36 Mineralsalzen. Narayana Verlag, 2. Auflage 2011

Sonnenschmidt, Rosina: Die spirituelle Beduetung der Homöopathie. Edition Elfenohr 2018

Sonnenschmidt, Rosina: Die Surrogate-Balance. Edition Elfenohr 2017 und Amazon 2018

Sonnenschmidt, Rosina: Die Zeitgeistkrankheit „Krebs". Edition Elfenohr und Amazon 2021

Sonnenschmidt, Rosina: Digitale Strahlenbelastung und wie wir gesund bleiben. Edition Elfenohr und Amazon 2019

Sonnenschmidt, Rosina: Erfolg durch Präsenz - über den Mut vorne zu stehen. Edition Elfenohr und Amazon 2018

Sonnenschmidt, Rosina: Exkarnation - Der große Wandel. 3. Auflage Verlag Homöopathie & Symbol, Berlin 2019

Sonnenschmidt, Rosina: Fit und gesund mit dem E-Bike. Edition Elfenohr und Amazon 2018

Sonnenschmidt, Rosina: Ganzheitliche Vogeltheraphie. Edition Elfenohr und Amazon 2019

Sonnenschmidt, Rosina: Gesund bleiben, gesund werden - Tipps für jede Lebenslage. Edition Elfenohr und Amazon 2018

Sonnenschmidt, Rosina: Haustiere und Ziervögel ganzheitlich behandeln. Narayana Verlag 2014

Sonnenschmidt, Rosina: Heilkunst und Humor.Verlag Homöopathie & Symbol 2004

Sonnenschmidt, Rosina: Homöopathische Arzneien aus miasmatischer, konstitutioneller, organotroper Sicht. Edition Elfenohr 2019

Sonnenschmidt, Rosina: Homöopathisches Krebsrepertorium. Verlag Homöopathie & Symbol, Berlin 2015

Sonnenschmidt, Rosina: Immunkraft - dein bester Freund. Edition Elfenohr und Amazon 2020

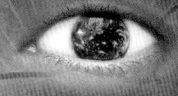

Sonnenschmidt, Rosina: Karma - der Weg des freien Willens, Cakra - das Körper Bewusstsein. Amazon 2016 und Edition Elfenohr 2017

Sonnenschmidt, Rosina: Lanthaniden und Rizole . Edition Elfenohr und Amazon 2021

Sonnenschmidt, Rosina: Lust auf Fasten, gemeinsam durch dick und dünn. Edition Elfenohr und Amazon 2018

Sonnenschmidt, Rosina: Miasmatische Krebstheraphie. Verlag Homöopathie & Symbol, 2008

Sonnenschmidt, Rosina: Miasmen und Kultur - Krankheit und Heilung aus kulturhistorischer und homöopathischer Sicht, Verlag Homöopathie & Symbol, Berlin 2007

Sonnenschmidt, Rosina: Mit 15 Mudras zu Erfolg und Gesundheit. Kartenset mit 15 Karten. Edition Elfenohr 2015

Sonnenschmidt, Rosina: Mit Homöopathie zum Idealgewicht. Narayana Verlag 2014

Sonnenschmidt, Rosina: Oleander torimaki - die Blume von Hiroshima. Edition Elfenohr und Amazon 2019

Sonnenschmidt, Rosina: Radionisch testen, balancieren, Remedien herstellen. Edition Elfenohr 2020

Sonnenschmidt, Rosina: Rhythmische Hormontherapie für Mensch und Tier mit homöopatischern Komplexmitteln. Edition Elfenohr

Sonnenschmidt, Rosina: Sauer macht lustig - die Heilkraft der Säuren. Edition Elfenohr 2019

Sonnenschmidt, Rosina: Sonnen-, Mond- und Erdatem. Edition Elfenohr 2015 und Amazon 2017

Sonnenschmidt, Rosina: Schriftenreihe „Miasmatische Heilkunst", Band 1 - 5. Narayana Verlag 2012 - 2016

Sonnenschmidt, Rosina: Schriftenreihe „Organe-Konflikt-Heilung", Band 1 - 13. Narayana Verlag, 2009 - 2011

Sonnenschmidt, Rosina: Tafelrunde - der spielerische Weg zur Integrierten Persönlichkeit Amazon 2015 und Edition Elfenohr 2017

Sonnenschmidt, Rosina: Technische Strahlenbelastung und ihre ganzheitliche Behandlung. Edition Elfenohr und Amazon 2019

Sonnenschmidt, Rosina: Tierkinesiologie. Edition Elfenohr und Amazon 2018

Thürkauf, Max: Harmonik als Grundlage einer erneuerten Naturwissenschaft. Schriften über Harmonik Nr. 8, Bern 1982

Treben, Maria: Aus meiner Hausapotheke. Wilhelm Heyne Verlag 1988

Vakil, Prakash: Krankheiten des Zentralnervensystems. Wissenschaftlicher Autorenverlag KG 2005

Volkmer, Dietrich: Homöopathie und Phytotherapie in der zahnärztlichen Praxis. Spitta Verlag 2007

Walker, Norman: Frische Frucht- und Gemüsesäfte. Goldmann Verlag 1995

Wolfrum, Christine: Weizengras. Gräfe & Unzer Verlag 1998

Yeager, Selene: Heilkraft unserer Lebensmittel. Weltbild Verlag 2009

Zee, Harry van der: die Geburt, eine Reise durch die Miasmen. Sonntag Verlag 1999

Zierden, Irmgard; Mayr, Peter: F. X. Mayr-Kur: Das Basisbuch. Haug Verlag 2005

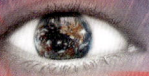

VITA VON HP DR. PHIL. ROSINA SONNENSCHMIDT

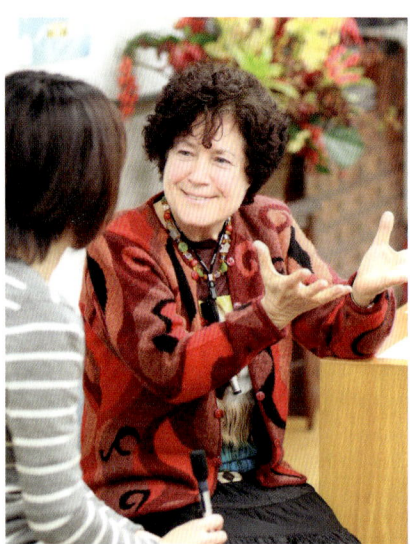

- 1965 – 1971 Musikstudium(Gesang, Trompete)
- 1972/73 und 1978/79 Feldforschung in Nordindien
- 1977 Promotion in Musikethnologie, Indologie, Ägyptologie
- 1972 – 1984 regelmässige Redaktionelle Hörfunkarbeit im WDR, SDR und SWF
- 1974 – 1979 Schulung bei von Milan Sladek im Pantomimentheater „Kefka" und diverse Auftritte
- 1972 – 1985 Schülerin der Zenmeisterin KÔun-An DÔru ChicÔ RÔshi (Brigitte D´Ortschy)
- 1980 – 1998 Sängerin des Sephira-Ensembles mit vielen CD-, Funk- und Fernsehaufnahmen.
- 1989 – 1992 Ausbildung in Kinesiologie (TFH Instructor, Three-In-One-Facilitator)
- Ab 1990 Einführung der ganzheitlichen Vogelheilkunde mit zahlreichen Fachpublikationen.

- 1994 Entwicklung und Einrichtung der WINGS° Tierkinesiologie für Tierärzte
- Seit 1996 Guest lecturer in den USA, in Kanada, England, Schweiz und Österreich für Tiermediziner (IVAS, AHVMA, BVMA)
- 1996 – 2006 Ausbildung der Tierärzte in WINGS° Tierkinesiologie unter der Schirmherrschaft der GGTM (Gesellschaft für Ganzheitliche Tiermedizin)
- Seit 1984 Medial- und Heilerschulung bei Margaret Pearson, Mary Duffy, Ray Williamson, Chris Batchelor, Tom Johanson in England und Deutschland
- 1986 – 1994 Privatstudium in Homöopathie mit dem Schwerpunkt der Miasmen
- 1994 – 1999 Ausgewählte Seminare bei Dr. Mohinder Jus in der Schweiz, Andreas Krüger und Hans-Jürgen Achtzehn in Deutschland
- Seit 1990 Erforschung der Miasmen aus kulturhistorischer Sicht
- Seit 1992 zusammen mit Harald Knauss Leitung der Medial - und Heilerschulung
- Seit 1999 Naturheilpraxis für Homöopathie und Gesundheitslehre
- Seit 2002 Leitung eigener Kurse in miasmatischer Homöopathie mit Zertifizierung für Ärzte und Heilpraktiker
- 2006, 2009, 2010, 2016, 2019 Einladung zur Japanischen Kaiserlichen Homöopathie- und Medizingesellschaft (JPHMA) nach Tokyo und London
- 2009 Ernennung zum Ehrenmitglied der JPHMA als erste Frau und einzige Deutsche für die Verdienste, japanische Patienten ganzheitlich zu behandeln
- Autorin vieler Fachbücher zum Thema Heilkunst, Humor, Gesundheit und ganzheitlicher Behandlung in der Homöopathie

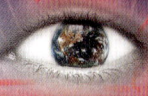

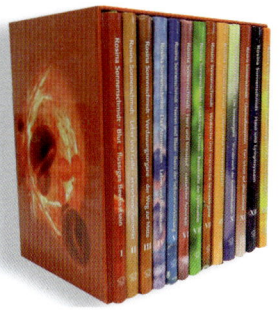

Set der Schriftenreihe Organ – Konflikt – Heilung

Das Set kostet nur € 365 (statt 12 x € 34 EUR = € 408).

Die Schriftenreihe besteht aus 12 Bänden, wobei jeder Band ein Organsystem behandelt: *Band 1:* Blut – flüssiges Bewusstsein, *Band 2:* Leber und Galle – erworbene Autorität, *Band 3:* Verdauungsorgane – der Weg zur Mitte, *Band 4:* Atemorgane – Leben und Bewusstsein, *Band 5:* Nieren und Blase – Basis der Selbstverwirklichung, *Band 6:* Herz und Kreislauf – natürliche Autorität, *Band 7:* Endokrine Drüsen – Basiskräfte der Spiritualität, *Band 8:* Weibliche und männliche Geschlechtsorgane – Selbstverwirklichung, *Band 9:* Gehirn und Nervensysteme – Blüte der Spiritualität, *Band 10:* Sinnesorgane – Wunderwerk der Kommunikation, *Band 11:* Gliedmaßensystem - Fort-Schritt auf allen Ebenen, *Band 12:* Haut und Lymphsystem – Bastionen der Immunkraft.

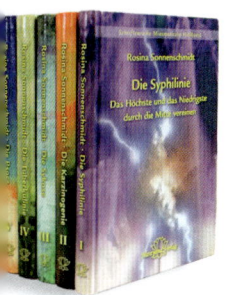

Set der Schriftenreihe Miasmatische Heilkunst

Das Set kostet € 157 statt € 170

In der neuen Schriftenreihe „Miasmatische Heilkunst" steht die praktische Umsetzung miasmatischer Erkenntnisse in den Praxisalltag im Zentrum. Bei jedem der 5 Bände steht jeweils ein Miasma im Vordergrund.

Jedes Miasma wird ganzheitlich betrachtet : Was sind seine kollektiven und individuellen Charakteristika, welche Körperzeichen sind typisch? Welche Krankheiten und Pathologien gehören zu welcher miasmatischen Schicht? Welche Therapien haben sich in einem ganzheitlichen Behandlungskonzept bewährt? Welche homöopathischen Arzneien dringen an die miasmatische Wurzel, stärken ein Organsystem und die Konstitution des Patienten? Wie erkennt man die Logik des Krankwerdens und die Logik des Heilwerdens? Jeder Buchband wird durch künstlerische Zeichnungen und Gedichte aus dem Kollegenkreis illustriert, so dass ein Zugang zu den Miasmen über alle Sinne geschehen kann.

Band 1: Syphilitisches Miasma - das Höchste und Niedrigste in der Mitte vereinen, *Band 2:* Karzinosines Miasma - den schöpferischen Selbstausdruck zulassen, *Band 3:* Sykotisches Miasma - die Mitte finden und bewahren, *Band 4:* Tuberkulines Miasma - das Echte vom Unechten unterscheiden, *Band 5:* Psorisches Miasma - die Kraft der Beziehungsfähigkeit erlangen

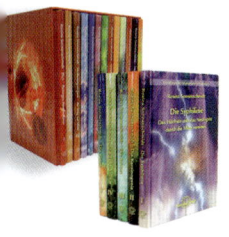

Komplettset der Schriftenreihen Organ-Konflikt-Heilung UND Miasmatische Heilkunst in 17 Bänden

Beide Schriftenreihen zusammen für nur 499.-€

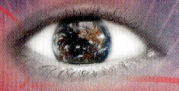

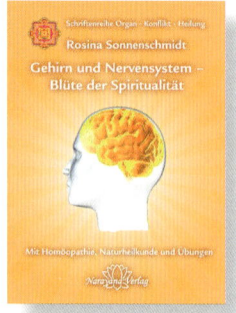

Gehirn und Nervensystem - Blüte der Spiritualität - Bd. 9

176 Seiten, geb., € 34.-

Im Zentrum stehen Kommunikation, Sprache und Selbstausdruck sowie der größte Nervenkonflikt unserer Zeit – der Stress – und deren ganzheitliche Behandlung. Besonderen Wert legt Rosina Sonnenschmidt dabei auf die Lebensrhythmen und gibt wertvolle Tipps zur Ernährung und Übungen zur Koordination, Kommunikation und Nervenstärkung. Die Autorin zeigt Wege zur Bewusstseinserweiterung auf und wie Spiritualität im Alltag praktiziert und zur vollen Blüte kommen kann.

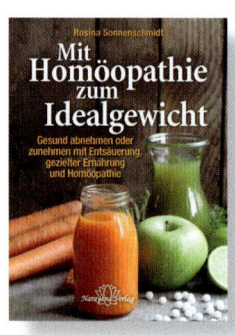

Mit Homöopathie zum Idealgewicht

Gesund abnehmen oder zunehmen mit Entsäuerung, gezielter Ernährung und Homöopathie

200 Seiten, Heft, € 34.-

Bei Übergewicht empfindet man sich unbewusst als zu leicht. Es mangelt an Erdung und man beschwert sich mit Nahrung. Bei Untergewicht nimmt man sich als zu schwer wahr und erleichtert sich durch Verzicht auf Nahrung. Eine verblüffend einfache Erklärung, die sich bei der beliebten Autorin Rosina Sonnenschmidt in ihrer Praxis vielfach bewahrheitet hat. Rosina Sonnenschmidt versteht es, eine versöhnliche Haltung des Lesers zu sich selbst anzuregen und stellt ein ganzheitliches Behandlungskonzept vor. Dabei bilden Basistherapien mit Darmsanierung, Entsäuerung, Atemübungen und Hautpflege das Fundament.

Ein bahnbrechendes Werk, das sich sowohl an Therapeuten als auch an Betroffene richtet. Es hebt sich erfrischend von bisheriger Literatur ab, geht weit über Diätempfehlungen hinaus und macht dem Leser Mut, sich selbst zu verstehen und mit Begeisterung die Heilung selbst in die Hand zu nehmen.

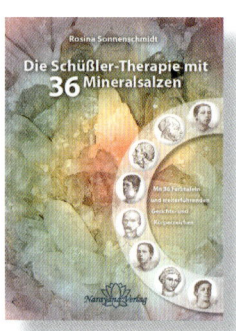

Die Schüßler-Therapie mit 36 Mineralsalzen

180 Seiten, 2 Bände (Lehrbuch mit Farbtafelnbeiheft), € 49.-

Rosina Sonnenschmidt hat langjährige Erfahrung mit den Schüßler-Salzen und vermag, diese in lebendiger und übersichtlicher Form darzustellen. Neben den klassischen Salzen 1-12 erläutert sie erstmals auch die Gesichts- und Körperzeichen der weniger bekannten Salze 13-27. Als Neuheit beschreibt sie weitere neun Salze, die sich bei ihr in der Praxis als sehr nützlich erwiesen haben und für die heutige Zeit besonders wichtig sind. Somit steht erstmals ein erweitertes Sortiment von 36 der wichtigsten Mineralsalze für eine differenzierte Therapie zur Verfügung.

Das Werk ist für die tägliche Praxis geschaffen und enthält zahlreiche Abbildungen für die Antlitzdiagnose, Bezüge zu den Miasmen und Tipps zur Beseitigung der Belastungen durch Heilnahrung und Ausleitungen.

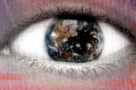

WEITERE WERKE VON ROSINA SONNENSCHMIDT

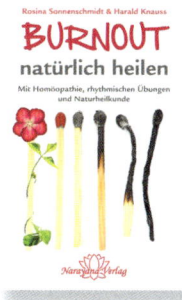

Burnout natürlich heilen

Mit Homöopathie, rhythmischen Übungen und Naturheilkunde

320 Seiten, geb., € 34.-

Burnout ist die neue Volkskrankheit. Das Verbrennen der Kräfte bis zur Erschöpfung ist ein Ausdruck unseres Zeitgeistes. Es ist menschlich, sich ganz und gar in eine Sache hineinzustürzen. Das Problem ist die Maßlosigkeit, der Kontaktverlust zu sich selbst, indem man nur noch dem Sog von „noch mehr, noch höher, noch schneller" erliegt. Das führt zur inneren Leere und Orientierungslosigkeit, weil die materiellen Werte und Ziele einen nicht mehr im Leben tragen. Durch die enorme Erschöpfung schwindet die Kraft zur Umkehr. Was man vorher unter Kontrolle hatte, entgleitet, man wird zum Spielball der abbauenden Kräfte.

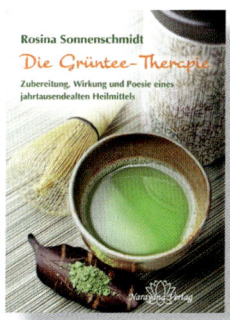

Die Grüntee-Therapie

Zubereitung, Wirkung und Poesie eines jahrtausendealten Heilmittels

128 Seiten, geb., € 29.50

Grüntee ist bekannt für seine heilkräftige Wirkung. Vor allem in der Krebstherapie spielt er eine große Rolle, weil nachweislich das Tumorwachstum unterbunden wird. Aber auch bei Autoimmunerkrankungen bis hin zur Depression erweist sich der Grüntee als ideale Unterstützung der ganzheitlichen Behandlung.

Die erfahrene Heilpraktikerin Rosina Sonnenschmidt spannt in ihrem Werk einen weiten Bogen von der Philosophie des Grünteegenusses über den wissenschaftlich erforschten Nährstoffgehalt, die homöopathische Prüfung von Thea japonica poetica bis hin seinem therapeutischen Einsatz.

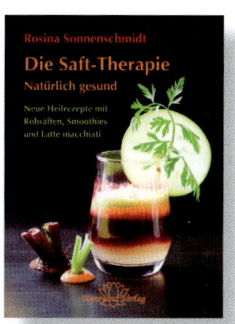

Die Saft-Therapie

Neue Heilrezepte mit Rohsäften, Smoothies und Latte macchiati

168 Seiten, geb., € 29.50

Frische Obst- und Gemüsesäfte sind gesund. Wie können wir diese jedoch gezielt als Heilmittel bei Krankheiten einsetzen?

Die beliebte Autorin und Heilpraktikerin Rosina Sonnenschmidt verfügt über langjährige Erfahrung mit der Heilkraft von Säften bei den großen Krankheiten der heutigen Zeit. In Ihrem Werk erläutert sie detailliert, wie Rohsäfte, Smoothies und die innovativen Latte macchiati optimal zur Vorbeugung und Unterstützung der ganzheitlichen Therapie eingesetzt werden können.

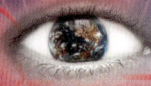

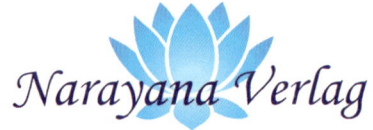

Narayana Verlag

Blumenplatz 2, D-79400 Kandern
Tel: +49 7626-974970-0, Fax: +49 7626-974970-9

info@narayana-verlag.de

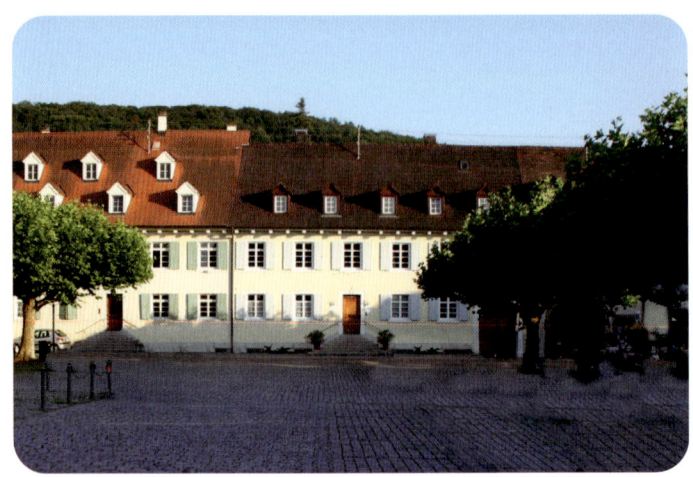

In unserem Webshop

www.narayana-verlag.de

finden Sie nahezu alle deutschen und eine umfangreiche Auswahl
an englischen Werken zu Homöopathie, Naturheilkunde und
gesunder Lebensweise.

Zu jedem Titel gibt es aussagekräftige Leseproben.

Auf der Webseite gibt es kontinuierlich Neuigkeiten zu aktuellen
Themen, Studien und Seminaren mit weltweit führenden Homöopathen
sowie einen Erfahrungsaustausch bei Krankheiten und Epidemien.

Ein Gesamtverzeichnis ist kostenlos erhältlich.